AF464409

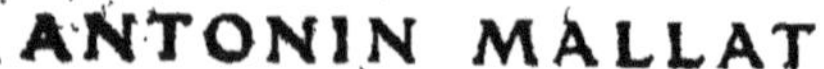

ANTONIN MALLAT

Membre correspondant de l'Académie de Médecine

HISTOIRE

DES

Eaux minérales de Vichy

TOME TROISIÈME

PREMIER FASCICULE

Livre IX : L'exploitation de l'Etablissement thermal de Vichy depuis le commencement du XVIIe siècle jusqu'à nos jours

PARIS

MASSON & Cie, ÉDITEURS

Libraires de l'Académie de Médecine

120, boulevard Saint-Germain (6e)

1925

TABLE

de "l'Histoire des Eaux minérales de Vichy"

Le tome premier (814 pages) et le tome second (1040 pages) sont en vente. Les chapitres du tome troisième marqués d'un astérisque ont paru et sont également en vente.

LIVRE IX

L'Exploitation de l'Etablissement Thermal de Vichy

depuis le commencement du XVIIe siècle jusqu'à nos jours.

CHAPITRE PREMIER

L'EXPLOITATION DE L'ETABLISSEMENT THERMAL DE VICHY

DEPUIS LE COMMENCEMENT DU XVIIe SIÈCLE JUSQU'AU 3 SEPTEMBRE 1792

Je ne saurais mieux écrire, sur les débuts de l'exploitation des Eaux minérales de Vichy au commencement du XVIIe siècle, que ce que nous avons publié, le docteur J. Cornillon et moi, dans les premières pages du chapitre 1er du livre III de l'*Histoire des Eaux minérales de Vichy*. Je copie donc, textuellement, ces premières pages :

L'Exploitation de l'Établissement Thermal de Vichy jusqu'au 3 septembre 1792

Nicolas de Nicolay est le premier des géographes du XVIe siècle qui ait parlé des *Bains de Vichy*. Nous avons déjà cité ce qu'il écrivait en 1569 sur les « Sources et fontaines chaudes » de cette ville. Nous avons également reproduit, dans un chapitre précédent, une vue cavalière de ces *Baings*, d'après un manuscrit de la Bibliothèque Mazarine. Nous n'y reviendrons donc pas. Ces *Bains* étaient certainement, sous le moyen-âge, les derniers vestiges, encore apparents de piscines gallo-romaines ; ils étaient, de cette époque lointaine, tout ce qui avait pu résister, à Vichy, soit aux invasions des barbares, soit aux destructions ou aux transformations des édifices païens par le christianisme, soit aux injures du temps.

Ces trous presque à fleur de terre ; ces mares, pleines d'eaux bouillonnantes, que rien ne séparait des terres voisines, dont les marbres anciens disparaissaient presque complètement sous les maculatures des boues et des dépôts minéraux, qui presque en tout temps étaient livrées, sans défense, aux déprédations des méchants ou aux souillures des animaux domestiques, qui n'étaient entretenues, de loin en loin, que par ceux qui, en été surtout, voulaient en user pour leur toilette ou avaient besoin de s'en servir pour leur santé, n'avaient jamais beaucoup intéressé leurs possesseurs successifs, les de Vichy d'abord, les ducs de Bourbon ensuite et, depuis la confiscation des biens du Connétable par François Ier, les rois de France à qui, maintenant, appartenait le Bourbonnais.

Les *Bains de Vichy*, comme du reste les sources minérales qui les alimentaient, n'étaient, alors, exploités par personne ; quiconque voulait, avant 1605, « prendre les eaux » de quelque manière que ce fût, pouvait le faire sans aucune entrave, et selon son bon plaisir. Certains médecins des environs, vers la fin du XVIe siècle, y amenèrent eux-mêmes leurs malades, qu'ils logeaient « dans la ville », c'est-à-dire « à plus d'une harquebusade » des anciennes piscines romaines, et quelquefois aussi, à Cusset, ville plus sûre et moins exposée que Vichy, « qui était un passage sur l'Allier », aux mille fléaux des guerres civiles, car autour de ces piscines, où la promiscuité des sexes était obligatoire, il n'y avait, alors, ni hôtellerie, ni auberge, et très peu de maisons particulières.

Les quelques auteurs du XVIe siècle qui, après Nicolas de Nicolay, ont écrit sur Vichy, parlent des *Bains* de cette ville à peu près dans les mêmes termes que l'avait fait ce « sieur d'Arfeuille, valet de chambre et géographe ordinaire » de Charles IX. François de Belleforest dit que « non loing de la ville de Vichy on voit des baings, lesquels outre leur beauté sont souverainement sains à ceux qui vont s'y baigner ès saisons propres à ce faire, à scavoir ès-mois d'avril et de may et en septembre ». Claude Champier cite également, mais plus succinctement encore, peut-être, « le bain de Vichy ». Il est donc bien certain qu'il n'y eut jamais, au XVIe siècle, un établissement thermal quelconque ; il est certain, aussi, que tous les historiens du siècle passé qui ont attribué à Henri III la construction du premier *Logis du Roy* ont commis, là, une erreur assez grave pour qu'il nous importe de la relever ici.

C'est Louis Nadeau qui, dans son *Vichy historique*, paru en 1869, a, le premier, propagé cette légende. « Henri III, y dit-il page 148, aimait beaucoup le Bourbonnais et en particulier Vichy ; il ne se contenta pas de faire reconstruire le couvent des Célestins et de combler de dons les saints religieux qui l'habitaient pour les dédommager des pertes, des ennuis, des terreurs et des déboires que leur avaient fait éprouver les protestants et leurs alliés ; il fit aussi élever, près d'une abondante source dont l'eau se perdait dans une sorte de marais, une petite maison où l'on plaça deux baignoires auxquelles on ajouta plus tard un appareil de douches. Cet établissement de bains parut si beau qu'on l'appela la *Maison du Roy*, et de nombreux malades vinrent y chercher la santé. Ce fut le commencement de la vogue de Vichy. On n'était pas encore devenu très difficile sur le confortable des eaux minérales. »

L'Exploitation de l'Etablissement Thermal de Vichy jusqu'au septembre 1792

En 1605, Jean Banc ne mentionne pas dans son livre, si précis cependant et si documenté, cette *Maison du Roy*. Le *Bain de Vichy* était alors ce qu'il était au temps de Charles IX, au temps d'Henri III, c'est-à-dire « aussi peu adjencé et encore moins à propos que la source du Puys, mesme on ne s'y baigne point ; mais on fait communément tirer l'eau pour s'en servir dans des cuves accoustumées et propres à cet effet ».

Férault Daignet, dans sa *Topographie du duché de Bourbonnoys*, datée du 1er janvier 1614, ne cite, comme de Nicolay, Belleforest, Champier et Banc, que les *Bains chauds de Vichy*, « esquels il y a deux puys dont l'un est enfermé d'ovale, de la profondeur de cinq pieds et d'une toise ou environ de long et quatre et demy de large. Il sort un bouillon dudit puys qui n'est du tout sy chaud que celui de Bourbon-l'Archambaud. L'autre est plus chaud et fort profond ».

En 1618, Jean Banc ne parle encore, comme en 1605, que des *Baings de Vichy*, et il faut arriver à 1636, c'est-à-dire à la *Physiologie des Eaux minérales de Vichy en Bourbonnois*, de Claude Mareschal, pour trouver la première notation et, aussi, la première description du « petit logis *que le Roy* a fait construire entre les deux belles et abondantes sources d'eaux chaudes situées à la portée d'une mousquetade de la ville de Vichy ».

Or, en 1636, c'était Louis XIII qui régnait ; l'on peut donc affirmer, sans crainte de se tromper, que la *Maison du Roy*, qui fut à Vichy le premier établissement thermal, fut construite seulement entre 1618 et 1636, à une date sur l'exactitude de laquelle l'on n'est pas exactement fixé.

Depuis 1869, l'attribution à Henri III de la construction du *Logis du Roy* fut souvent répétée par le plus grand nombre de ceux qui, sans être documentés, ont écrit sur l'Histoire de Vichy. M. Décoret, dans les deux volumes qu'il a intitulés *Une Page sur Vichy et ses environs*, ne s'est pas gardé de cette erreur. D'autres, avant lui, l'avaient commise ; d'autres, après lui, la commirent aussi.

Ces piscines romaines, qui constituaient, au xvie siècle, les *Bains de Vichy*, survécurent donc même à Henri IV. Elles ne disparurent complètement que sous le règne de son fils, alors qu'on édifia « par ordre du Roy », entre la Grande-Grille et le Puits Carré, « le bati-

IX. ment » dans lequel on plaça, tout d'abord et seulement, deux baignoires à eau minérale courante[1].

Il est, par conséquent, bien certain qu'après l'édit de mai 1605 et les lettres patentes du 21 décembre 1610, confirmant celles de mai 1609 qui donnaient « au sieur Aubry la charge d'Intendant des Bains et Eaux minéralles et médicinalles des provinces de Bourbonnois, Auvergne, Bourgogne et Forests », il n'y eut, à Vichy, aucune exploitation surveillée et réglementée des Eaux minérales de cette ville. Cette exploitation ne commença, en effet, comme je l'ai dit dans les lignes ci-dessus, et, non pas encore, officiellement, que lorsque la « Maison du Roy » fut construite et agencée. Mareschal, en 1636, est très affirmatif sur ce point. Il répond ainsi à la question : *Pourquoi ces eaux jusques à présent n'ont esté fréquentées ?*

Trois choses pour l'ordinaire sont causes que les eaux minérales sont fréquentées, le bon succez au restablissement de la santé de ceux, lesquels s'en servent bien à propos, leurs vertus et propriétez divulguées par les docteurs médecins fameux, et accreditez aux lieux les plus éloignez, et l'estime de leur valeur entre ceux du païs. Or il est vray que cy-devant ces fontaines n'estans proprement construites, les personnes de marque qui s'assistent de conseil en l'usage desdites eaux, n'ont pu s'en servir facilement ; ainsi se sont portez aux plus propres, et plus renommées, délaissans celles-cy au petit peuple plus nécessiteux, qui sans conduite s'en servait mal à propos, et partant, le plus souvent sans profit. Toutefois la principale cause, à mon advis, sont les médecins qui ont eu la direction et intendance des Eaux minérales d'Auvergne et Bourbonnois, lesquels habitans à Clermont et à Moulins, ont donné le crédit aux eaux qui sont plus proches de leurs villes, préférans leur commodité à celle de plusieurs malades, qu'ils ont conduit d'ordinaire aux lieux difficiles, mal propres, et aërez, boueux et marécageux, auxquels se trouvent seulement des eaux chaudes ou froides, nécessitans après ainsi les malades à se transporter avec grand peine des eaux potables froides aux bains, et des bains aux dites eaux froides, parce que ces lieux n'ont diverses sources froides et chaudes comme Vichy. Les habitans duquel n'ont pu s'imaginer que la fréquentation de

1. *Histoire des Eaux minérales de Vichy*, tome Ier, pages 367, 368, 369 et 370.

leurs eaux leur fust profitable, jusques à présent que la mode a rendu généralement parmy toute la France les eaux minérales propres à toutes maladies passées, présentes et futures : en sorte que ceux qui n'en veulent boire sont réputez pour mal sensez et ignorans ; mais plus tost les ont toujours souillées, mesprisées, même moqué et renvoyé les malades, de crainte de recevoir à ce subjiet quelques incommoditez en leurs jardins, vergiers, vignes et maisons [1].

Avec la « Maison du Roy » une ère nouvelle va commencer pour les eaux de Vichy. Claude Mareschal, docteur en médecine de la Faculté de Montpellier et médecin à Cusset, exerce, pendant les étés, depuis 1620 environ, son art à Vichy. Lorsque, en 1633, Charles de Lorme succède à Marcelin Bompart, ces Eaux de Vichy ne font pas partie de son intendance, car il n'a que « la charge d'intendant des eaux minéralles et médicinalles de France, bains et fontaines de Bourbon-l'Archambaud, Bourbon-Lancy et Auvergne ». Elles semblent, alors, être occupées, officieusement, il est vrai, mais entièrement et complètement par ce Mareschal qui, déjà, y prépare sa *Physiologie des Eaux minérales de Vichy en Bourbonnois* et qui doit régner, seul, dans ce temps, sur les Bains de cette ville. Charles de Lorme ne retire aucun profit de l'Intendance de Vichy qui ne lui appartient pas ; il est, du reste, tout à Bourbon-l'Archambault et rien qu'à Bourbon-l'Archambault.

Claude Crézol, docteur en médecine de la Faculté de Montpellier est, aussi, vers 1636, médecin à Vichy, sa ville natale. Comme son aîné Mareschal, il a l'usage, pour ses malades — moyennant le même prix que ceux-ci payent à Bourbon-l'Archambault — de la « Maison du Roy » et s'en sert librement le plus qu'il peut et au mieux de ses intérêts, jusqu'au 16 mars 1655, c'est-à-dire jusqu'à la nomination d'Antoine Griffet « à la charge d'Intendant des Eaux minéralles et médicinalles de France, ès-lieux de Vichy, Nerry et Saint-Pardoux ».

***

1. Claude Mareschal. *Physiologie des Eaux minérales de Vichy en Bourbonnois*, 2e édition, Moulins, 1648, pages 13 et 14.

Mais avant le 16 mars 1655, le grand Conseil du Roy avait enregistré, le 10 septembre 1646, les *Règlements et Statuts pour les Eaux minéralles et bains naturels de ce Royaume dressés à l'usaige des provinces d'Auvergne, Bourgogne, Bourbonnois et Forests,* règlements et statuts que je reproduis intégralement ci-dessous, car ils constituent le premier essai de réglementation particulière de l'exploitation de certaines des Eaux minérales de France. Voici ce document :

La première obligation de l'intendant des eaux minéralles est de vacquer dilligemment à la descouverte des eaux et par occasion des antiquités quy se peuvent trouver en recherchant les dites sources médicinales froides, tièdes et chaudes pour après les examiner, desmeller et espreuver et ensuite attendu que touttes les dictes eaux passent pour remèdes empiricques, le dict intendant se rendra le plus qu'il pourra cognoisssant de la nature, facultés et propriétés de chascune des dites sources, affin de se tenir aux plus innoscentes, saines et efficaces et les aplicquer judicieusement aux malades à quoy elles seront recognues propres et salutaires.

En second lieu, le dit intendant aura soing de mettre en chascun des dits lieux où il y aura des maisons royalles pour les dictes sources et baings des consierges soigneux, adroictz et fidels pour avoir l'œuil tant sur les logemens que sur les sources et bains, pour les tenir en meilleur estat que faire se pourra, pour la boisson, baings, estuves et douches des malades survenans, pour lesquels servir de tout point le dit intendant pourvoira tous les dicts lieux de bons chirurgiens, apothiquaires, baigneurs, corneteurs et autres ministres ou autres officiers subalternes de la médecine et en la quantité et de la qualité qu'il jugera proportionné à la nature du lieu.

Pour ce que le dict intendant ne peut pas estre en mesme temps en chascun des dicts lieux, il aura un soing particulier de former plusieurs jeunes médecins, les plus savans des individus qu'il pourra choisir, et les instruire fidellement de tout ce que sa longue observation et expérience lui aura acquis de cognoissance, de vertus, qualités et usaige des dictes eaux et baings, pour après les commettre et instituer et subdéléguer en son absence par tous les lieux deppendans de l'intendance, affin que tousjours et partout les malades survenans trouvent des personnes sy capables de les diriger, qu'ils ne puissent estre induictz à se commettre au hazard des empiricques et charlatans, quy soubs le nom de médecins, se fourrent en foulle es dicts lieux attirés par le concours des survenans, quoyque tous les meilleurs médecins nouvelement venus es dictz lieux, bien que d'ailleurs très savans et expérimentés, ayent besoing eux mesmes de trouver un guide fidel et clairvoyant pour les conduire en des chemins peu frayés, et des routes incognues.

L'Exploitation de l'Etablissement thermal de Vichy jusqu'au 3 septembre 1792.

En l'absence du dict intendant, il laissera un des dicts médecins ses commis, ou plusieurs sellon l'exigence des lieux pour avoir l'œuil comme luy mesme sur les sources, bastiments, concierges, chirurgiens, appothiquaires, baigneurs, cornetteurs et autres officiers deppendans de la dicte intendance, affin qu'ils se contiennent assiduement chascun en sa fonction, sans vacquer à autre employ, commerce ou négoce et pour empêcher qu'ils n'entreprenent de saigner, médicamenter, baigner, doucher ny faire aucune opération de leur mouvement, ny mesme par ordre des dicts empiricques ou médecins non gradués ou approuvés ; et pour oster toute confusion seront les dicts officiers deppendans de l'intendance distingués des autres, barbiers et apothicquaires de villaige sans adveu ny maistrize, par les tapis fleurdelizés aux armes royalles.

Lorsque quelque prince seigneur de marque ou dame de condition venans ausdicts lieux mèneront quelque médecin, domesthicque ou assistant, ou qu'un médecin surviendra pour ses propres besoins, le dit intendant ou médecins ses commis, seront tenus après avoir rendu leurs debvoirs ausdicts princes, seigneurs ou dames de conférer amiablement avec les dicts médecins assistans ou survenans, et leur communiquer charitablement la plus seure méthode que leur longue expérience leur aura acquise, et après en avoir informé les dicts médecins, laissera aux uns la santé de leur maistre, aux autres leur propre conduite, jusques à ce qu'ils soient appelés à nouveau conseil comme aussi les dits médecins externes, assistans et survenans se tiendront assidus auprès de leurs maistres, ou travailleront à leur propre santé, sans faire estat de visiter d'ordinaire les autres malades externes, pour lesquels le dict intendant ou ses commis sont institués et se rendent assidus ausdits lieux, aussi bien lorsqu'ils sont peu fréquentés que lors du grand concours et afluence des malades.

Le dict intendant ou médecins ses commis, se rendront dilligemment avec les dicts chirurgiens appothicquaires, baigneurs, corneteurs et autres officiers de l'intendance, depuis le XXII de mars, quy est le plus tost, jusques à la Saint-Martin inclusivement, quy est le plus tard, sy ce n'est que beau temps favorisast extraordinairement les malades, ou qu'ils fussent nécessités malgré les injures de la saison, quy seule en empesche le fruit, pour ce que les corps ny sont pas sy bien disposés, quoyque les eaux principalement chaudes et les baings soient tousjours tempérés esgalement, voire plus chaudes au fort de l'hiver, que durant la canicule.

Durant le dict temps du commancement du printemps, qu'il y aura moings de presse des malades, le dict intendant faira les reveues en tous les dicts lieux, tant sur les intendans particuliers, que médecins ses commis, concierges et officiers subalternes de l'intendance, et surtout aura soing de faire garnir les apoticquaireries royalles de l'intendance destinées au service des malades survenans et autres, des drogues simples et des compositions quy seront par luy ordonnés non seulement sur l'antidotaire, qu'il leur aura proposé, mais des remèdes espécificques particulièrement apropriés aux maladies pour lesquelles les dictes eaux et baings sont singulièrement renommés et fréquentés.

Un des baigneurs sera ordonné chasque sepmaine par l'intendant, ou médecins commis, pour tempérer les baings où il y aura commodité pour cela, et pour empescher qu'aucune personne n'entre dans les dicts baings sans ordre, très exprès du dict intendant, médecin commis ou autre approuvé comme dict est actendu que la boisson des eaux, pourvu qu'on les rendent, est toujours innocente, mais le bain estuve à la douche, s'ils ne profitent, peuvent beaucoup nuire, et sellon la disposition des malades catareux ou débiles, il en arrive des inconvéniens soudains et inopinés, voire souvent calamiteux et funestes, ce qui obligera le dict intendant et médecin commis, d'advertir sérieusement tous les seigneurs et dames, d'empescher leurs suivans, pages, valetz, cochers et lacquais de se précipiter inconsidérement dans les dicts bains, à contre temps, sans besoing et sans préparation, asseurer que de sains, ils y deviendront malades ; et le dict baigneur en chassera absolument tous galleux, escrouelleux et généralement tous infectz de viande cuir, non seulement contagieux et communicquables, mais orribles et odieux à la veue, et empeschera d'y laver aucuns linges, soient savonnés ou lessivés, ny aucuns vaisseaux ou il y aye eu des liqueurs, par lesquelles l'eau puisse estre en aucune façon altérée ou corrompue.

L'heure d'entrer au baing, pour les malades a quy il est ordonné, sera aux plus grandz jours depuis trois heures du matin, jusques à neuf du soir au plus tard, et toute personne y entrant, et en sortant, aura tousjours devant soy, un linge blanc, pour garder en tout la pudeur et modestie, et se baignera sans bruit, attouchement, parole ou contenance desoneste bien loing de la passer, jusques aux cris, juremens, blasphèmes, ou propos injurieux et scandaleux, sans se débattre,

L'Exploitation de l'Etablissement Thermal de Vichy jusqu'au 3 septembre 1792.

agiter ou troubler l'eau aux autres, gardant en tout le respect deub aux personnes de qualité, et considération, principalement aux femmes et filles, et la vénération aux relligieuses, quoyque cela se fit par manière de passe temps, renvoyant ailleurs touttes actions en commun quoy qu'innocentes, puisque on ne va là, que pour travailler chacun à sa santé.

Les dicts baigneurs des lieux, demeurans proche, et autour des bains, seront tenus chacun en droit soy de faire desgorger les canaux, aqueducs et esgouts destinés à la décharge des bains, et tous en général, de recevoir les externes malades survenans sellon leurs conditions, les grands avec respect, les médiocres avec esprit d'hospitalité, et les pauvres avec des entrailles de charité, et puisqu'ils en tirent la principale utilité, d'empescher les enfans, domestiques, fénéans, vagabons et malfaisans d'aller à toutes les heures, faire des sauts et culbutes indescentes dans les bains, avec deffence très expresse de souffrir dans l'enclos des dicts lieux des bestiaux immondes, capables d'altérer la pureté de l'air, limpidité des eaux, et salubrité des lieux, ny mesme des chiens et oyseaux, quy interrompent le sommeil des malades, esloignant surtout les tueries des bœufs et autres animaux du voisinage des baings, et finalement touttes assemblées et cacquetz immodestes des dicts lieux, lorsqu'ils sont en effet une infirmerie d'honnestes gens, quy ne peuvent recouvrer tant de santé, par l'usaïge des eaux qu'ils en perdroient par la privation de leur repos.

Faits et arresté par nous, Charles Delorme, conseiller médecin ordinaire du Roy, trésorier général de France à Bourdeaux, et intendant des Eaux minérales et médicinales de France. DELORME [1].

Ce Règlement devenait obligatoire, pour Vichy « en Bourbonnois », dès son enregistrement ; mais il ne le fut, cependant, qu'après que Griffet eut « sous-commis » son Intendance des Eaux de Vichy à l'apothicaire Pierre Fouët qui le représentait, en tout et pour tout, dans cette ville, et qui recevait, pour lui, le peu que rapportaient, alors, les « franchises, libertez, gages, droictz, fruictz, profictz, revenus et esmolumens » appartenant à cette Intendance, consistant, surtout, et presque exclusivement, dans le payement, comme à Bourbon-l'Archambault, de *vingt sols* par jour et par malade prenant des bains ou des douches dans la « Maison du Roy ».

1. *Archives Nationales* V[5] 1233, f° 141 v°.

Car toutes sortes de personnes pouvaient, à cette époque, je le note sans plus attendre, puiser, librement et sans payer aucun droit, dans n'importe quels vaisseaux et à quelque heure que ce fût, des eaux minérales de Vichy, aux sources mêmes, pour les boire sur place ou les porter n'importe où ; pour les utiliser, à Vichy ou hors de Vichy, en boissons, bains ou douches, selon que cela convenait et allait le mieux.

L'Intendant de ces Eaux minérales devait livrer les clefs des sources qui pouvaient se fermer, à tous ceux qui les lui emdandaient, que ceux-ci fussent de Vichy, comme Gilbert Torterat, le principal marchand et transporteur d'Eaux minérales de cette époque, ou qu'ils fussent étrangers à cette ville. Cet Intendant ne recevait donc, comme émoluments de sa charge, que les gages qui y étaient attachés par le Roy et ce qu'il pouvait tirer des malades qui voulaient bien se servir de la « Maison du Roy » dont il devait, en tous cas, assurer l'exploitation, l'entretien et la propreté.

Dans les quinze dernières années de l'Intendance de Griffet, deux médecins de Cusset, les docteurs Anthoine Jolly et Jean de la Ville, en même temps que Claude Fouët, fils du « Directeur de cette maison royale des Bains », qui, depuis la mort de son père, c'est-à-dire depuis le 16 octobre 1671, lui avait très vraisemblablement succédé dans cette direction, étaient, pendant les étés, presque à demeure à Vichy et y soignaient, concurremment avec leurs confrères que certains personnages de marque avaient coutume d'amener avec eux [1], les malades qui, vers la fin du xviie siècle, formaient la clientèle de cette ville. Cette clientèle, encore fort modeste, commençait cependant, depuis la venue de Mme de Sévigné, à se dessiner et à s'affirmer, malgré la grande vogue de Bourbon-l'Archambault, cette station de

1. Durant les deux saisons qu'elle fit à Vichy, la première en 1676 et la seconde en 1677, Mme de Sévigné fut assistée, pendant la douche principalement, par Vincent, médecin de Gannat, que Mme de Noailles « emmenait à toutes ses eaux » et qu'elle avait envoyé à la belle et bonne marquise « par pure et bonne amitié ». (Voir les lettres du 28 mai 1676, 4 et 7 septembre 1677).

L'Exploitation de l'Etablissement Thermal de Vichy jusqu'au septembre 1792

Mme de Montespan, la station à la mode pendant toute la longue durée du siècle de Louis XIV.

Tel était l'état précaire et, pour ainsi dire, embryonnaire, de l'exploitation de l'Etablissement Thermal de Vichy — si l'on peut appeler, déjà, ainsi, le *Logis du Roy* du XVIIe siècle — à la mort d'Antoine Griffet, alors que, sur la présentation de Daquin, premier médecin du roy et surintendant général des Bains et Fontaines minérales de France, le Docteur Claude Fouët va être appelé, par Lettres Patentes du 10 juillet 1684, « à la charge d'Intendant et Maître des Eaux minérales et médicinales, Bains et Fontaines de Vichy ».

∴

Avec Claude Fouët, vieux Vichyssois d'origine, qui ne quittait sa ville ni l'hiver ni l'été, et qui déjà avait publié, en 1679, « *le Secret des Bains et Eaux minérales de Vichy en Bourbonnois* », l'administration et les affaires de la nouvelle Intendance vont prendre une tout autre allure que celles qu'elles avaient jusque là. Il faut, tout d'abord, dans l'intérêt de tous, aussi bien dans l'intérêt des malades que dans celui de l'Intendant, qu'on apporte certaines restrictions aux libertés de puiser gratuitement aux Sources, libertés dont on abusait au point de souiller de toutes sortes de manières les eaux de ces Sources.

Soutenu par Dacquin, le nouvel Intendant des Eaux minérales de Vichy présentait, dès la fin de l'année 1684, une requête au Conseil du Roi, sur laquelle ce Conseil, statuant par arrêt-règlement du 18 avril 1685 :

Faisait deffenses à toutes personnes d'enlever ou transporter des dites eaües loin du lieu de Vichy sans la permission dudit Fouët et les avoir fait cacheter et certiffier véritables par luy, et fait marquer le jour qu'elles ont été puisées ; deffenses de transporter desdites eaux dans d'autres vaisseaux que de verre ou de gréz et de prendre par ledit Fouët, ses concierges ou fonteiniers d'autre droit pour leur inspection certifficat et fourniture que douze deniers pour chaque bouteille de trois chopines mesure de Paris pour les eaües qui se transporteront en cette ville de Paris et autres lieux, sans préjudice de la liberté de tous e IX. les malades qui seront sur les lieux d'en boire, user, se baigner et faire doucher. A permis et permet audit Fouët de visiter les bureaux et boutiques de ceux qui transporteront ou débiteront desdites eaües à Paris ou ailleurs pour reconnoistre si elles seront bien qualifiées. Fait deffense à toute personne de puiser desdites eaües que depuis dix heures du matin jusque à trois heures après-midy, et laver aucune chose plus près de vingt pas des bassins, de rompre ny endommager la closture et fermeture desdites fontaines ny jeter aucune ordure et immondices dans leurs sources et canaux à peine de trois livres d'amandes pour la première fois dont les chefs de famille seront responsables pour leurs enfans et domestiques sauf a les répéter contre lesdits domestiques et en cas de rescidive d'estre procédé extraordinairement [1].

Dès que cet arrêt fut lu, publié et affiché à Vichy, tous ceux qu'il atteignait quelque peu, tous ceux dont il lèsait les habitudes ou les intérêts, soit en restreignant la durée d'ouverture des Sources pour le puisement de l'eau, soit en donnant une suprématie et une autorité incontestables, sur ses confrères de la Station thermale ou d'ailleurs, au médecin Intendant des Eaux de cette station ; soit en obligeant ceux qui, jusque là, avaient fait le commerce des Eaux minérales de Vichy sans être surveillés, sans avoir à acquitter aucun droit, aucun prix d'achat pour une matière première qu'ils revendaient relativement très cher après l'avoir transportée hors Vichy, à compter dorénavant avec ce médecin Intendant ou ses fontainiers, tous ceux-là appelèrent de cette décision au Grand Conseil du Roy.

L'arrêt contradictoire de cette juridiction suprême, rendu le 26 mars 1686, est tellement intéressant et tellement important pour toute la suite de l'histoire de l'exploitation de ces Eaux minérales de Vichy; il pose de tels principes, encore en vigueur à ce jour, comme ceux, par exemple, de l'obligation du certificat de puisement pour les eaux embouteillées et transportées, et, aussi, du droit des habitants de Vichy à l'usage gratuit de ces Eaux minérales, pour leur utilité seulement, qu'il me paraît indispensable et

1. Voir cet arrêt du 18 avril 1685 dans l'*Histoire des Eaux minérales de Vichy*. Tome II. Note pages 146 et 147.

L'Exploitation de l'Etablissement Thermal de Vichy jusqu'au 3 septembre 1792.

nécessaire, malgré sa longueur, de le publier ici, tout entier. Je le copie donc, ci-dessous, sans y rien changer :

Louis, par la grâce de Dieu Roy de France et de Navarre : A tous ceux qui ces présentes lettres verront, salut.

Sçavoir faisons, comme par arrest ce jourd'hui donné en nostre Grand Conseil, entre nos bien amez Jean de la Ville et Anthoine Jolly, docteurs en médecine de l'Université de Montpellier, demeurans en la ville de Cusset proche Vichy, opposans à l'arrest de notre Conseil du 18 avril 1685, obtenu par le deffendeur cy-après nommé, et à la qualité qu'il prend de Conseiller et médecin ordinaire de Nous, suivant l'exploit fait à leur requeste le 4 mars dernier, et controllé à Vichy ledit jour, d'une part ;

Et Maistre Claude Fouët, docteur en médecine, nostre Conseiller et médecin ordinaire, Intendant et maistre des Bains et Eaux minéralles de Vichy, deffendeur et requérant suivant l'exploit d'assignation donnée à sa requeste à nostre Conseil le 23 may audit an, controllé à Vichy ledit jour, en vertu dudit arrest de nostre Conseil dudit jour 18 avril, que lesdits de la Ville et Jolly soient déboutez de l'opposition par eux formée à l'exécution dudit arrest, avec despens, dommages et intérêts, d'une part ;

Et entre Gilbert Torterat, marchand voiturier par eaüe de la Ville de Vichy, aussi opposant à l'exécution dudit arrest de nostre Conseil, suivant sa requeste par luy présentée à notre Conseil le 16 mars 1686, et requérant que faisant droit sur son opposition deffenses soient faites audit Fouët et tous autres de mettre aucun tribut sur les Eaux minérales de Vichy, ny de les vendre directement ny indirectement, sous peine de cinquante livres d'amende, qu'il sera libre à un chacun d'en prendre de toutes les fontaines selon leur besoin et qu'il leur sera conseillé par des médecins, soit pour les boire sur les lieux, soit pour les transporter où besoin sera pour les malades, et qu'à cet effet ledit Fouët et ses préposez seront obligez d'ouvrir les fontaines fermantes à clef, aux réquisitions qui leur seront faites, sous les mêmes peines ; qu'il en sera libre aux pauvres gens de se baigner gratis dans les bains desdits lieux, et que ledit Fouët satisfaisant au dû de sa charge, sera tenu de tenir les fontaines et les bains en bon état pour l'utilité publique, et enfin que l'arrest qui interviendra soit commun et que nul n'en prétende cause d'ignorance, qu'il sera leu, publié et registré en l'audience au greffe de la Chastellenie royalle de Vichy, à la diligence du substitut de nostre procureur général, et au prosne de la messe de paroisse, à ce faite le curé contraint par saisie de son temporel, et affiché au coing des carrefours de ladite ville de Vichy, et enjoint aux juges des lieux d'y tenir la main à l'exécution de l'arrest, et d'informer en cas de contravention, et en attendant le jugement de ladite opposition, que deffenses soient faites d'exécuter ledit arrest, et par provision permis à toutes sortes de personnes de prendre desdites Eaux minérales sans payer aucunes choses audit Fouët et à ses preposez, comme il en a toujours esté usé, d'une part : Et ledit Fouët, deffendeur, d'autre ;

Et entre ledit Fouët demandeur en requeste par luy présentée à nostre conseil le 23 juillet 1685, tendante à ce qu'acte lui soit donné de la démonstration par luy faite par acte de la procuration dudit Torterat du 26 dudit mois de may, et du désaveu de la personne de maistre Estienne Ravereau, procureur en nostre Conseil, et de tout ce qu'il auroit fait, soit sous son nom au sujet de ladite opposition cy-dessus, ne luy en ayant jamais donné aucune charge, et en conséquence que ledit Ravereau soit condamné de se désister de sa poursuite sur ladite opposition fausse et opposée, sinon qu'il soit condamné en son propre et privé nom aux dommages et intérest dudit Fouët, d'une part : Et ledit Ravereau, deffendeur, d'autre ;

Et entre lesdits de la Ville et Jolly, encore opposans audit arrest de nostre Conseil dudit jour 18 avril, suivant la requeste par eux présentée à nostre Conseil le 27 juillet 1685, et requérant que faisant droit sur leurs dites oppositions, il soit ordonné qu'il soit libre à toutes sortes de personnes de puiser à toutes heures sans la permission dudit Fouët, desdites Eaux minérales de Vichy sans rien payer, et de les porter ou bon leur semblera en toutes sortes de vaisseaux, comme il en a été usé de tout temps ; qu'il sera aussi libre à toutes sortes de personnes qui en auront besoin, de se doucher et baigner dans les bains, prendre et porter des eaux ou bon leur semblera pour ce sujet, sans que ledit Fouët puisse refuser ou son concierge, l'ouverture desdites eaux des fontaines, et à ce faire en cas de refus contraindre, et pour rendre l'arrest qui interviendra public, qu'il soit ordonné qu'il sera leu et publié en l'audiance de la chastellenie royalle de Vichy, et enregistrés ès-registres d'icelle pour y avoir recours quand besoin sera, leu et publié à la messe de paroisse de Vichy et autres lieux circonvoisins, et affiché aux coins et carrefours et vers les fontaines dudit Vichy et celles circonvoisines, et en cas de contestations qu'il en sera informé par devant les juges des lieux ; comme aussi qu'il soit ordonné que ledit Fouët sera tenu de tenir toutes choses en estat pour le service public, suivant et conformément à notre déclaration de 1605 et à ses lettres de provision du 10 juillet 1684, sous telles peines qu'il plaira à

L'Exploitation de l'Etablissement Thermal de Vichy jusqu'au 3 septembre 1792.

nostre Conseil, et que deffenses soient faites audit Fouët de prendre la qualité de Conseiller et médecin ordinaire de Nous, ce faisant qu'il ne pourra avoir aucuns privilèges ny sur ses collègues ny sur les charges publiques, et qu'il soit condamné en leurs dommages et intérest et despens, sauf à nostre procureur général pour l'intérest public à prendre telles conclusions qu'il advisera bon estre, d'une part : Et ledit Fouët, deffendeur, d'autre ;

Et entre les habitants des villes de Cusset et Vichy demandeurs en requeste par eux présentée à notre Conseil le 27 dudit mois de juillet, aux fins d'estre reconnues parties intervenantes en l'instance d'entre ledit Fouët et lesdits Jolly et de La Ville, et pareillement opposans à l'exécution dudit arrest dudit jour 18 avril, et requerant faisant droit sur lesdites interventions et oppositions, qu'ils seroient maintenues et gardez en la possession et jouissance de prendre et puiser à telle heure que bon leur semblera user et disposer desdites Eaux minérales de Vichy, sans en payer aucuns droits ny tribut, ainsi qu'ils ont fait par le passé et que ledit Fouët soit condamné en tous leurs dépens, dommages et intérests, d'une part : Et ledit Fouët, deffendeur, d'autre ;

Et entre ledit Fouët demandeur en requeste du 8 aoûst audit an 1685 tendante à ce qu'en conséquence de la dénonciation faite audit Ravereau dudit désaveu, faute par luy d'avoir justifié de son pouvoir, qu'il soit condamné, en son propre et privé nom en tous les dommages, intérest et despens dudit Fouët et en tous ses frais de voyage et séjour en cette ville, d'une part : Et ledit Ravereau, deffendeur, d'autre ;

Et entre maistre Antoine Dacquin, conseiller en nostre Conseil et premier médecin de Nous, sur-intendant des Bains, Eaux et Fontaines minéralles de France, demandeur en requeste par luy présentée à nostre Conseil le 3 août 1685, aux fins d'estre receu partie intervenante en l'instance cy-dessus, et faisant droit sur son intervention que lesdits de la Ville et Jolly et habitans des villes de Cusset et Vichy, soient déboutez de leurs oppositions, fins et conclusions, et en conséquence qu'il soit ordonné que les provisions données par ledit sieur Dacquin audit Fouët, ensemble l'arrest de nostre Conseil dudit jour 18 avril seront executez selon leur forme et teneur, ce faisant que ledit Fouët soit maintenu dans la qualité de conseiller médecin ordinaire dans les rang, préséance et autres privilèges, droits et autres prééminences dépendantes de son dit estat et office, et que deffenses soient faites aux parties d'y contrevenir ny troubler ledit Fouët et que lesdits Jolly, de la Ville et habitans de Cusset et Vichy, soient condamnez aux dommages, interest et despens, d'une part : Et lesdits de la Ville, Jolly et habitans de Cusset et Vichy deffendeurs d'autre ;

3

Et entre ledit Fouët, demandeur en autre requeste par luy présentée à nostre Conseil le 29 dudit mois d'aoust 1685 à ce qu'acte luy soit donné des offres et déclarations qu'il a faites par ladite requeste, que jamais ny luy, ny les fonteiniers, particulièrement depuis le susdit arrest de règlement, n'ont rien pris des pauvres tant réguliers que séculiers, soit pour les eaux, soit pour les fournitures, pas même pour les bains, où il fournit des lits, matelats, plusieurs draps et serviettes pour essuyer, fagots et gros bois pour chauffer les draps et les lits, le tout aux frais dudit Fouët et qu'il n'a jamais eu l'intention que ses preposez ayent pris un denier, et de donner des Eauës cachetées et sur certificat gratuitement aux pauvres, tant réguliers que séculiers et justifiant, par eux d'un certificat de leurs supérieurs que c'est pour leur usage seulement en ce qui regarde les réguliers et par les séculiers de leurs curés comme ils sont pauvres, et en outre de continuer ses soins et donner ses conseils aux pauvres qui viennent sur les lieux pour user desdites eauës, leur fournir des bains avec les lits, matelats, bois, draps et baignieurs le tout gratuitement, comme il a esté toujours fait ; ce faisant qu'il soit ordonné que ledit arrest de nostre Conseil dudit jour 18 avril 1685 sortira son plein et entier effet et qu'il jouira du contenu en icelluy, et au surplus que lesdits de la Ville, Jolly et habitans de Vichy et Cusset, et autres opposans, seroient deboutez de leurs oppositions et interventions, que deffenses leur soient faites de plus troubler ny inquieter ledit Fouët dans l'exercice et fonction de sa charge, sous telles peines qu'il plaira à notre Conseil, d'une part : Et lesdits La Ville et Jolly et habitans de Cusset et Vichy, deffendeurs, d'autre ;

Et entre ledit Fouët, demandeur en autre requeste du 13 septembre 1685 aux fins d'estre receu opposant à l'exécution de l'arrest de nostre Conseil suspris sur requeste sous le nom des habitans de Vichy et Cusset du 11 dudit mois de septembre, au préjudice de l'instance liée contradictoirement à nostre Conseil, et faisant droit sur ladite opposition qu'il soit ordonné que les parties viendroient plaider sur l'opposition formée par lesdits habitans et autres parties, ensemble les autres demandes, fins et conclusions desdites parties, et que lesdits habitans soient condamnez aux depens de l'incident, d'une part : Et lesdits habitans de Vichy et Cusset, deffendeurs, d'autre ;

Et entre lesdits sieurs Dacquin et Fouët, opposans suivant la requeste par eux présentée à nostre Conseil le 4 janvier 1686 à l'arrest suspris par deffaut par lesdits La Ville et Jolly, et habitans de Vichy et Cusset, le 15 novembre 1685, et requérant faisant droit sur leurs oppositions, que les fins et conclusions par eux prises leur soient faites et adjugées et que lesdits Jolly, La Ville et habitans de Vichy et Cusset

L'Exploitation de l'Etablissement Thermal de Vichy jusqu'au 3 septembre 1792.

soient condamnez aux despens, d'une part : Et lesdits Jolly, La Ville et habitans de Cusset et Vichy, deffendeurs, d'autre ;

Et entre ledit sieur Dacquin, demandeur en requeste par luy présentée à nostre Conseil le 29 dudit mois de janvier 1686 aux fins d'estre receu opposant, en tant que de besoin à l'exécution de l'arrest de nostre Conseil du 30 janvier 1670, communiqué par lesdits Jolly et de la Ville, en ce qu'on en pourroit tirer advantage contre les droits dudit sieur Dacquin et les intendants desdites Eauës mineralles par luy commis, et faisant droit sur son opposition, qu'il soit ordonné qu'il jouira des privilèges et prééminences attribuées à sa charge d'intendant desdites Eauës au surplus que lesdites conclusions luy soient adjugées d'une part : Et lesdits de la Ville et Jolly, deffendeurs, d'autre ;

Veu par nostre Conseil, les escritures et productions desdites parties ; ledit arrest de nostre Conseil du 18 avril 1685 de réception dudit Fouët comme intendant des Eauës mineralles de Vichy ; de prestation de serment et enregistrement de ses lettres portant ledit arrest règlement pour la distribution des Eauës minéralles de Vichy ; lesdits exploits et requeste des 4, 16 et 23 may 1684, 8 et 27 aoust et 13 septembre 1685, 4 et 29 janvier 1686 ; ladite procuration du 26 may 1685 par ledit Torterat portant désaveu de maistre Ravereau, procureur en nostre Conseil, de tout ce qu'il avait fait sous son nom autant de l'opposition à l'arrest de nostre Conseil du 18 avril 1685 ; ledit acte du 25 juillet audit an, de dénonciation dudit désaveu audit Ravereau à la requeste dudit Fouët ; Arrest de nostre Conseil obtenu sur requeste par lesdits La Ville et Jolly le 15 novembre audit an 1685 portant opposition à l'execution de celuy du 18 avril et deffense de l'exécuter ; ledit arrest de nostre Conseil du 30 janvier 1670 rendu entre maistre Jean Claude Moufteau et maistre Robert Guyot, docteur en médecine, par lequel il est ordonné que ledit Guyot précédera ledit Moufteau en toutes assemblées ; actes d'assemblées desdits habitans de Vichy et Cusset pour s'opposer à l'exécution dudit arrest de nostre Conseil du 18 avril 1685, des 7 et 15 juillet rendus en 1685 ; nostre dite déclaration du mois de may 1605 portant création de la charge de sur-intendant des Eaux mineralles de France en faveur de nos premiers médecins, et pouvoir de nommer à Nous des intendants particuliers ; lesdittes lettres du 16 juillet 1684, par lesquelles ledit Fouët est pourveu de l'Intendance des Eauës mineralles de Vichy ; copie de nos provisions de la charge de sur-intendant des Eauës mineralles de France en faveur de nostre premier médecin, du dernier mars 1657 ; autre copie de nos provisions de ladite charge de sur-intendant des Eauës minéralles de France en faveur dudit sieur Dacquin du 20 juillet 1671 ; lettre missive dudit sieur Dacquin auxdits Jolly et de La Ville du 10 septembre 1684 ; ordonnance du sieur Decreil, maistre des requestes, commissaire, par Nous departy en la province de Bourbonnois, rendue par défaut contre ledit Fouët, par laquelle il est ordonné qu'il sera imposé au rolle des tailles du 10 décembre 1685 ; certificats dudit Fouët qu'il a fait délivrance à plusieurs particuliers des bouteilles d'Eauës mineralles dudit Vichy, cachetées et receu les rétributions y esnoncées, des 28 may, 3, 6 et 24 juin 1685 ; actes de refus faicts par les preposez dudit Fouët, de donner desdites Eauës de Vichy à boire qu'en payant, des 15 et 16 septembre 1685 ; traité fait entre ledit feu sieur Vallot, premier médecin, Louis Barail et Arthur Filesac, chirurgiens, pour faire venir à leurs frais et despens, en cette ville de Paris, telles quantités qu'ils voudront d'eauës des fontaines minéralles de Sainte-Reyne, Spa, Saint-Myon et Forges, moyennant cent livres par chacun an, du 7 décembre 1666 ; acte de consentement donné par ledit Filesac et le nommé Carrier au nommé Payen de débiter desdites Eauës minérales à Paris du 10 mars 1667 ; copie collationnée d'une requeste présentée à nostre Conseil par la dame duchesse de Longueville, afin d'être maintenue au droit et propriété, usage et liberté d'user des Eauës de ladite Fontaine de Forges comme elle advisera bon estre du 13 juin 1670 ; exceptions dudit Fouët contre l'opposition dudit Torterat du 15 dudit mois de juin ; copie imprimée et collationnée des statuts qui ont été dressez pour les bains, eaux et fontaines minéralles du Royaume, registrez à nostre Conseil par arrest du 10 septembre 1646 ; Lettres données par ledit sieur Dacquin au nommé Becardy, concierge, garde et conservateur des Fontaines minéralles et médecinalles de Forges, pour boucher et cacheter sur liège toutes les bouteilles qui se transportent, desdites eauës de Forges, pour quoy il avoit pour tous droits et despense un sol pour chacune bouteille de trois chopines du 22 janvier 1685 ; copie collationnée d'un arrest de nostre Conseil privé, donné en faveur du curé de la paroisse d'Allye ou Sainte-Reyne, par lequel il est attribué dix-huit deniers pour chacune bouteille d'eaux de ladite Fontaine de Sainte-Reyne et son augmentation en faveur du curé pour son entretien, desquels dix-huit deniers il est destiné partie pour l'entretien et payement des gages des fontainiers, ainsi qu'il est porté par ledit arrest du 15 décembre 1673 ; autre copie collationnée d'un brevet dudit sieur premier médecin de Nous, par lequel il est permis aux dits administrateurs de Sainte-Reyne, à l'exclusion de tous autres sans pouvoir estre transportées dans des bouteilles de verre bleu, du 4 octobre 1676 ; arrest de nostre Conseil contradictoirement rendu entre ledit deffunt sieur Vallot, nostre premier médecin, et le nommé

L'Exploitation de l'Etablissement Thermal de Vichy jusqu'au 3 septembre 1792.

Jean Payen de s'immiscer en quelque façon que ce soit, de faire venir vendre et débiter aucunes Eaux mineralles et médecinalles sans la permission dudit sieur Vallot, et sans avoir esté par luy préposé, et lesdites eaux préalablement par luy veuës et visitées ou autres personnes par luy à ce commises, du 15 juin 1668 ; certificat des Doyen et Docteurs en médecine de l'Université de Paris que lesdites eauës de Vichy ne doivent être transportées que dans des vaisseaux de verre ou de grez seulement, et point dans le bois où elles se corrompent très promptement, du 27 janvier 1686 ; copie collationnée des Lettres de provisions par Nous accordées à maistre Antoine Griffet, sur la nomination dudit sieur premier médecin, dudit estat et office d'intendant et maistre des Bains et Eaux mineralles et médecinalles de Bourbon, Vichy, Néry et Saint-Pardoux, du 16 mars 1655 ; commission obtenue de nostre Conseil par ledit Griffet ès-mêmes qualitez que la précédente, du 26 may 1656 ; arrests de nostre Conseil privé et de nostre Conseil, rendus au profit dudit Griffet, par lesquels la mesme qualité luy est donnée, des 11 décembre 1656 et 14 décembre 1657 ; extrait de l'estat des finances de la généralité de Moulins, expédié pour l'année 1684 et arresté à nostre Conseil royal des finances, par lequel l'intendant des Eaux minéralles de Bourbon et Vichy est employé pour 300 livres de gages, du 10 juin 1684 ; copie d'un arrest de nostre Conseil d'Estat, rendu au profit du sieur Moufteau, nostre conseiller et médecin ordinaire, Intendant des Eauës mineralles de Bourbon-Lancy, par lequel il est conservé dans les privilèges et exemptions de ladite charge avec deffenses de luy envoyer des gens de guerre en sa maison, ny en celle des Bains, à peine de 3.000 livres d'amende, du 23 novembre 1672 ; requeste par ledit Fouët présentée au sieur intendant de la province de Bourbonnois à ce que deffenses fussent faites aux consuls de ladite ville de Vichy de l'imposer en leur rolle des tailles et de luy envoyer aucuns gens de guerre ; ensuite est l'ordonnance dudit intendant portant deffenses auxdits consuls de cotiser ledit Fouët au rolle des tailles, et de luy donner aucun logement de gens de guerre, tant et si longuement qu'il sera pourvu dudit estat et office, du 8 novembre 1684 ; acte de la délibération desdits habitans de Vichy au sujet de l'ordonnance dudit sieur intendant, par laquelle tous d'un commun consentement auroient délibéré que ladite ordonnance dudit sieur intendant seroit exécutée, du 3 décembre 1684 ; acte en forme de déclaration et certifficats par devant nottaires de ce qui se perçoit à Saint-Myon et Forges pour le transport des Eauës desdits lieux des 19 et 22 février 1686 ; requeste de production nouvelle desdits deux certifficats du 9 mars dudit an ; procès verbal fait par devant le chastellain lieutenant général de Vichy sur la plainte dudit Torterat, qu'on luy avoit voulu faire payer des droits pour le transport qu'il vouloit faire desdittes eauës, du 24 mars 1685 ; acte de déclaration faite par ledit Torterat qu'il n'a fait ledit désaveu de ce qui a esté fait sous son nom que sur les menaces qui luy avoient esté faites par ledit sieur Fouët, du 12 aoust 1685 ; deffenses dudit Ravereau contre les requestes dudit Fouët et dénonciation dudit désaveu du 15 janvier 1686 ; arrest de nostre Conseil, contradictoirement rendu entre lesdites parties par lequel il est ordonné que sur lesdites demandes et requestes des 4, 16, et 23 may, 23 et 27 juillet, 3, 8 et 27 aoust et 13 septembre 1685, 4 et 29 janvier 1686, elles écriroient et produiroient, dans huitaine, ce que bon leur sembleroit, du 7 février 1686. Signifié audit Ravereau tant en son nom que comme procureur desdits Jolly, La Ville et habitans de Vichy et Cusset le 3 février 1686. Contredits et salvations respectivement fournies par lesdites parties, fors par ledit Torterat qui de sa part n'a pas produit. Actes de produit et de distribution. Conclusions de nostre Procureur général.

Tout considéré, Iceluy nostre grand Conseil, faisant droit sur les instances, ayant aucunement esgard à l'intervention dudit Dacquin et des habitants des villes de Vichy et Cusset, et aux oppositions respectivement formées par les parties aux arrests de nostre Conseil des 30 janvier 1670, 18 avril, 11 septembre et 15 novembre 1685, a maintenu et gardé, maintien et garde ledit Fouët en la qualité d'Intendant des Eaux minéralles de Vichy, et au rang et préséance sur les autres médecins dans ledit Vichy, et autres privilèges, droits et prééminences attribuez audit office, deffenses de l'y troubler. Et pour ce qui concerne la qualité de notre Conseiller médecin ordinaire, ordonne que ledit Fouët se retirera par devers Nous pour luy estre pourveu.

A fait et fait deffenses à toutes personnes d'enlever ny transporter les Eaux minéralles des fontaines hors le lieu de Vichy, que dans des bouteilles de verre ou grez, cachetées du cachet dudit Fouët, et par luy certifiées véritables par un certificat qui marquera le jour qu'elles avaient esté puisées. Et sera tenu ledit Fouët ou ses fontainiers et concierges, de livrer telle quantité de bouteilles d'eau requises par ceux qui en voudront faire le transport, après néanmoins qu'elles auront esté cachetées dudit cachet et certifiées. A cet effet que les fontaines seront ouvertes depuis dix heures du matin jusque à trois heures après-midy, sans qu'on en puisse prendre dans un autre temps pour ledit transport : A permis et permet néanmoins aux habitans dudit lieu de Vichy et autres qui se trouveront sur les lieux d'en prendre à toutes heures du jour pour leur utilité seulement, et qu'à cet effet les fontaines leur seront ouvertes à toutes heures, et d'en boire aux fontaines, user, se baigner et faire doucher.

L'Exploitation de l'Etablissement Thermal de Vichy jusqu'au 3 septembre 1792.

Et pour tout droit de l'inspection, cachet et certificat desdites bouteilles, nostre Conseil a permis et permet audit Fouët de prendre douze deniers par bouteilles de trois chopines chacune mesure de Paris, des Eauës qui se transporteront en ladite ville de Paris ou autres lieux, sans que ledit Fouët, ses concierges et fontainiers, puissent exiger ledit droit de douze deniers de ceux qui sont sur les lieux et qui prennent des Eauës pour leur utilité particulière. Et ayant esgard aux offres dudit Fouët, a ordonné et ordonne qu'il ne prendra rien des pauvres tant réguliers que séculiers qui iront sur les lieux, soit pour les eaux, fontaines, douches et bains, pour lesquels il fournira des lits, matelats, draps, serviettes pour essuyer, fagots et gros bois : Et à l'esgard desdits pauvres qui envoyeront quérir des Eauës, qu'il leur en fera donner cachetées et certiffiées gratuitement, en rapportant à l'esgard des pauvres réguliers un certificat de leur supérieur portant que c'est pour leur usage seulement, et des pauvres séculiers un certificat de leur curé comme ils sont pauvres. A permis et permet audit Fouët de visiter les bureaux de ceux qui transporteront ou débiteront desdites Eauës de Vichy à Paris ou ailleurs, pour connoistre si elles sont de bonne qualité, ou en cas d'absence dudit Fouët, ne pourra faire faire ladite visite par autre que par le médecin de nostre Conseil, sans que pour ce il puisse prendre aucun droit ny salaire.

Sera tenu ledit Fouët de tenir les fontaines et bains en bon estat. A fait et fait deffenses à toutes personnes de laver aucunes choses plus près de vingt pas des bassins, de rompre ny endommager la closture et fermeture desdites fontaines, ny jeter aucunes ordures et immondices dans leurs sources et canaux, à peine de trois livres d'amende pour la première fois, dont les chefs de famille seront responsables pour leurs enfans et domestiques, et en cas de récidive d'estre procédé extraordinairement.

A ordonné et ordonne que le présent arrest sera leu, publié et enregistré en l'audience et greffe de la Chastellenye royalle de Vichy, à la diligence du substitut de nostre Procureur général sur les lieux, et affiché aux carrefours de ladite ville aux endroits les plus apparents proches desdites fontaines. Enjoint audit substitut de tenir la main à l'exécution du présent arrest, et en cas de contravention d'en informer nostre Conseil. Et sur le désaveu dudit Raveneau, procureur, et surplus des autres demandes, fins et conclusions des parties, les a mis hors de cour et de procès, tous despens entre toutes les parties compensez.

Si donnons en mandement au premier des huissiers de nostre dit Conseil en ce qui est exécutoire en nostre cour et suite, et hors d'icelle au premier desdits huissiers ou autre nostre huissier ou sergent sur ce requis, qu'à la requeste dudit Fouët, le présent arrest il mette à exécution nonobstant oppositions ou appellations quelconques, outre faire pour l'exécution des présentes, tous exploits et actes requis et nécessaires. De ce faire te donnons pouvoir sans pour ce demander placet ny pareatis.

Donné en nostre dit Conseil, à Paris, le vingt sixième mars, l'an de grâce mil six cent quatre vingt six, et de nostre Règne le quarante troisième. Collationné.

Signé : Par le roy à la relation des gens de son grand Conseil,

LE NORMAND [1].

Ainsi donc, à partir de 1686, l'exploitation des Eaux minérales de Vichy se précise et s'organise. Dès lors, l'Intendant est le maître de ces eaux, comme il est également le maître de la « Maison du Roy ». Il ne peut cependant pas s'opposer à ce que les habitants du lieu et les malades étrangers qui se trouvent à Vichy, puissent prendre de ces eaux sans aucune rétribution, à toutes les heures du jour mais pour leur utilité seulement. C'est déjà le principe de la gratuité des Eaux minérales de Vichy, consommées sur place, qui est ainsi posé, et c'est, là, la seule restriction apportée au pouvoir absolu de l'Intendant.

Donc, dès les dernières années du XVIIe siècle, on ne peut embouteiller de l'eau aux Sources minérales de Vichy, pour les transporter hors de cette ville, qu'à certaines heures du jour, dans des vaisseaux de grès ou de verre, et sous la surveillance de l'Intendant ou de son préposé qui doit cacheter à la cire chaque bouteille et délivrer un certificat de puisement portant la date de ce puisement. Il ne peut percevoir, pour ce travail, lorsqu'il ne fournit ni la bouteille, ni le liège pour la boucher, que *douze deniers* par bouteille de *trois chopines* mesure de Paris, c'est-à-dire *un sou* par

1. *Archives Nationales.* V[5] 936 f° 299. — *Archives Hospitalières de Vichy* A 2 (liasse) pièce papier imprimée.

quinze cents centimètres cubes environ (1 litre 396827 exactement) d'eau minérale.

L'Exploitation de l'Etablissement thermal de Vichy jusqu'au 3 septembre 1792.

Il avait également la jouissance de la « Maison du Roy » pour laquelle il devait fournir des lits, des matelas, des draps, des serviettes et ce qu'il fallait pour en assurer le chauffage. Un baigneur et un concierge formaient le personnel de ce primitif établissement de bains et de douches où l'on se faisait aussi « cornetter ». L'Intendant était chargé des réparations d'entretien, grosses et petites, à cette « Maison du Roy » et aux fontaines minérales, et il devait gratuitement baigner et doucher les pauvres tant réguliers que séculiers qui venaient se soigner à Vichy, et leur délivrer des eaux à transporter.

Ce médecin-intendant avait chez lui, dès cette première époque de son administration, un stock assez considérable de bouteilles vides en grés ou en verre et quantité de bouchons. Il tenait cela à la disposition des malades qui voulaient, en quittant Vichy, emporter des eaux minérales avec eux. Il leur fournissait également des caisses et de la paille pour emballer ces bouteilles. Son fontainier remplissait et manutentionnait complètement ces bouteilles et les livrait aux clients toutes cachetées et prêtes à être chargées sur leurs voitures. Mais, dans ce cas, au sou que lui attribuait l'arrêt du 26 mars 1686 s'ajoutaient le prix du verre ou du grès et le coût de la manutention complète de ce verre ou de ce grès. De là, encore, — et c'est le cas le plus habituel, — l'Intendant retire un assez gros bénéfice.

Mais si ses confrères Jean de la Ville et Anthoine Jolly, de Cusset, ne sont plus, pour lui, des concurrents redoutables depuis, surtout, qu'il a la haute main sur les eaux et le « Logis du Roy » qu'il administre, le « voiturier par eau » Gilbert Torterat continue toujours son commerce. Lui aussi, il a des bouteilles qu'il remplit et bouche lui-même sans rien payer — puisque l'eau minérale est gratuite à Vichy — et qu'il fait seulement, pour pouvoir les transporter hors Vichy, cacheter à la cire par le fontainier de Claude Fouët, moyennant le droit de douze deniers par unité, la contenance de cette unité ne devant pas dépasser trois chopines. Gilbert

Torterat est encore, est toujours le seul « transporteur » de ces Eaux. L'Intendant est donc forcé de se servir de lui pour alimenter les bureaux de Paris et d'ailleurs où se débitent les Eaux de Vichy en même temps que les autres eaux minérales du Royaume. Fouët, du reste, surveille très régulièrement ces bureaux. Il fait, pour cela, chaque année, un long séjour à Paris où s'impriment et se vendent ses livres scientifiques et médicaux. Car, déjà, il y a dans la capitale un dépôt autorisé d'Eaux minérales et c'est Jean Leblond qui depuis 1682 le tient et l'exploite.

Quel prix ce Jean Leblond payait-il les eaux de Vichy à l'Intendant Fouët ou à Gilbert Torterat ? Combien lui coûtait leur transport ? Quel prix les vendait-il au public ? Toutes questions auxquelles, dans l'état actuel de la documentation historique de Vichy, il est, aujourd'hui, d'autant plus impossible de répondre que le « Brevet pour Jean Leblond »[1] n'indique pas, comme ceux que l'on trouve au XVIIIe siècle, par exemple, les prix de vente imposés dans les bureaux de Paris pour chacune des Eaux minérales qui s'y débitaient. Il serait donc téméraire d'être, sur ce point, quelque peu affirmatif; aussi je me garderai bien de faire à ce sujet une supposition quelconque.

Ce que l'on sait c'est que la coutume, en 1686, était

1. *Brevet pour Jean Leblond, pour la vente des eaux minérales à Paris.* — Antoine Daquin, conseiller ordinaire du Roy en ses conseils d'estat et privé, premier médecin de Sa Majesté, surintendant général des bains; eaux et fontaines minéralles et médicinalles de France, à tous ceux qui ces présentes lettres verront scavoir faisons qu'estant bien et duement informé des bonnes vies et mœurs, probité, fidélité et expérience, connoissance particulière en la bonté des eaux minéralles que s'est acquise ledit sieur Jean Leblond, lui avons permis et permettons de faire transporter à Paris y débiter pour le bien du public toutes les espèces d'eaux minéralles qui y peuvent être transportées, des sirops de Capilaires du Canada et eaux de la Reyne de Hongrie pour le soulagement des malades.

En tesmoing de quoy nous avons signé ces présentes et fait contresigner par nostre secrétaire et a icelles apposé le cachet de nos armes, à Saint-Germain-en-Laye, le Roy y estant, le vingt huitième jour de février mil six cent quatre vingt deux. *Signé :* Daquin.

Enregistré ès-registre du Grand Conseil du Roy pour jouir par ledit Leblond de l'effet et contenu en iceluy suivant l'arrest dudit Conseil du vingt cinq may 1682. (*Archives Nationales*, V[5] 1244 f° 299).

L'Exploitation de l'Etablissement Thermal de Vichy jusqu'au 3 septembre 1792.

qu'on fit un grand usage des eaux minérales transportées. Claude Fouët, malgré le droit qu'il percevait sur les expéditions comme « *Maître des Fontaines* », n'hésite cependant pas à écrire contre cette coutume, quoiqu'il soit sûr de convaincre bien peu de gens. Il démontre que le *nitre*, étant tenu en dissolution par la chaleur et l'eau, doit se séparer lorsque la chaleur n'existe plus, comme cela a lieu dans le transport. L'eau chauffée à domicile ne peut pas non plus acquérir l'action qu'elle a aux sources mêmes, car la chaleur artificielle ne peut en rien être comparée à la chaleur de la nature. On n'embouteillait, ni ne transportait alors les eaux froides des Célestins ; il n'en est donc pas question dans l'œuvre de Fouët [1].

Que rapportait au Roy, dans le temps de Claude Fouët, l'Intendance des Eaux minérales de Vichy? Rien, car la Couronne, pendant toute la durée de la monarchie, ne reçoit rien du produit de ces Eaux minérales qui lui appartiennent cependant, si ce n'est le droit perçu lors de l'octroi des Lettres Patentes de nomination de l'Intendant lui-même. Quant à cet Intendant, quant à Claude Fouët, il n'est pas possible, de fixer, même très approximativement, le revenu qu'il tirait annuellement de sa charge. On ne sait, en effet, sur ce revenu, qu'une chose d'à peu près certaine, c'est qu'à sa mort le droit de *douze deniers* qu'il percevait sur chaque bouteille d'eau transportée hors de Vichy produisait, au plus, cinq cents livres par an [2], ce qui représentait, à *un sou* par bouteille, une expédition annuelle de *dix mille* bouteilles de trois chopines ou de *quinze mille* bouteilles d'un litre.

Mais on ne sait pas combien de malades venaient, chaque année, se soigner à Vichy pendant la saison propice, et quelle était la recette totale pendant cette saison de la « Maison du Roy ». On ne sait pas davantage à quelle somme annuelle s'élevaient les frais généraux d'exploitation et d'entretien auxquels était tenu le médecin des Eaux.

1. *Nouveau système des Bains et Eaux minérales de Vichy*, par M. Claude Fouët, Conseiller médecin ordinaire du Roy, Intendant et maître de ces Eaux, Paris, 1686. Nouvelle édition en 1696.

2. Voir plus loin, p. 29 et suivantes, les *Lettres Patentes* du 23 mars 1716.

Il est donc, je le répète, très difficile de fixer le chiffre des bénéfices nets produits, dans les premières années du XVIII° siècle, par la charge d'Intendant des Bains et Eaux minérales et médicinales de Vichy. Néanmoins on peut supposer que cette charge devait être d'un bon rapport si l'on en juge par la fortune qu'amassa Claude Fouët pendant ses trente et un ans d'Intendance. Certes, il n'était pas pauvre lorsqu'il commença, vers 1670, à exercer la médecine à Vichy ; certes, il jouissait d'une certaine aisance, surtout après son mariage, le 25 décembre 1677, avec Anne Sicauld ; mais à sa mort, le 26 novembre 1715, il était riche et laissait un bien considérable à ses deux fils et à ses quatre filles.

⁂

Lorsque, le 8 février 1716, Jacques-François Chomel fut nommé Intendant des Eaux minérales de Vichy en remplacement de Claude Fouët, les négociations entreprises par Mme la duchesse de Grammont auprès du Régent en faveur de l'Hôpital de Vichy étaient achevées et l'heure des signatures des actes qui vont doter cet hôpital d'un droit sur les Eaux minérales qui se transportent hors de Vichy était imminente. On peut même dire que, pour ces signatures, on n'attendait plus, depuis la mort de Fouët, que la nomination officielle de son successeur, car celui-ci devait être partie à ces actes. Dès la fin de novembre 1715, en effet, il était entendu entre le premier médecin du Roi, Louis Poirier, et son ami et confrère Jean-Baptiste Chomel, que le fils de ce dernier, Jacques-François Chomel, aurait l'Intendance des Eaux de Vichy. Et, depuis cette fin de novembre 1715, Jacques-François Chomel intriguait, à Paris, avec son protecteur Louis Poirier, en faveur de sa nouvelle charge et contre les demandes pressantes de la duchesse de Grammont, qui, elle, ne pensait qu'aux pauvres. Enfin, le 23 mars 1716, des Lettres Patentes étaient expédiées, lettres patentes qui, non seulement donnaient satisfaction aux administrateurs de l'Hôpital de Vichy, mais encore apportaient des

L'Exploitation de l'Etablissement Thermal de Vichy jusqu'au 3 septembre 1792.

modifications très importantes aux *statuts*, si je puis dire ainsi, de l'Intendance des Eaux minérales de Vichy.

Ces Lettres Patentes dont le texte se suffit à lui-même, car il dépeint admirablement la situation des thermes de Vichy au début du règne de Louis XV, étaient ainsi conçues :

Louis, par la grâce de Dieu, Roy de France et de Navarre, A nos amez et féaux conseillers les gens tenans notre Cour de Parlement à Paris et à tous autres nos officiers et justiciers qu'il appartiendra : salut. Nos chers et bien amez les directeurs et administrateurs de l'Hopital de Vichy et le sieur Chomel, docteur en médecine, qui nous a été présenté par le sieur Poirier, notre premier médecin pour notre Conseiller médecin ordinaire, Intendant des Eaux, Bains et Fontaines minérales et médicinales de la ditte ville de Vichy, Nous ont très humblement fait représenter que le sieur Fouet, dernier titulaire et paisible possesseur de la charge d'intendant desdites Eaux, jouissoit du droit de douze deniers par chaque bouteille de trois chopines d'eau mesure de notre bonne ville de Paris, prise audit lieu de Vichy et qui se transportoit tant à Paris que dans les autres endroits de notre royaume, à la charge par luy d'entretenir la maison et les bains, circonstances et dépendances en bon état de toutes réparations ; que ledit Fouet étant décédé sans avoir fait plusieurs réparations qui sont à faire, tant à ladite maison qu'aux souterrins qui servent à donner la douche, il est nécessaire non seulement d'y faire travailler incessamment, mais même qu'attendu le grand nombre de personnes de l'un et de l'autre sexe qui affluent de toutes parts pour prendre lesdites eaux, et le peu de commodité qu'il y a pour les recevoir dans lesdits bains dans lesquels il n'y a que deux caveaux pour donner la douche, dont l'un sert au public et l'autre aux pauvres, il seroit très à propos d'augmenter ces bains d'un second caveau et d'une chambre pour le public, en sorte que les personnes des deux sexes pussent se baigner et se faire doucher en même temps, sans aucune communication, pour éviter l'indécence ; que pour la commodité des pauvres qui s'y rendent aussy en grand nombre, il conviendroit de bâtir encore une petite chambre attenant à la chambre et au bain qui leur est destiné, qui serviroit aux sœurs de la charité qui sont dans ledit hôpital, à mettre les linges et autres choses nécessaires à l'usage des pauvres, même faire creuser de deux ou trois pieds les anciens caveaux où sont les douches et les caneaux qui leur servent de décharge, et que d'un autre côté il seroit d'une grande commodité tant pour le service du public que pour le soulagement des pauvres, que l'intendant desdites Eaux eût son logement proche des bains pour pou-

Livre IX. voir ordonner les Eaux à propos aux malades et visiter les pauvres ; faire au besoin touttes lesquelles augmentations, jointes aux réparations indispensables qui seroient à faire, couteroient des sommes considérables que n'y ledit hôpital n'y ledit sieur Chomel ne sont point en état de fournir, et lesdits directeurs et administrateurs voulant de leur part contribuer de tout leur pouvoir au soulagement des pauvres et à l'utilité publique, auroient en ladite qualité et sous notre bon plaisir, par contrat passé devant Paletant et son confrère, notaires audit Vichy, le huit Mars dernier, donné, ceddé, quitté et transporté audit sieur Chomel audit nom d'intendant desdites Eaux, tant pour lui que pour ses successeurs à perpétuité, une maison à porte cochère de valeur de deux mille livres, située en la place des bains dudit Vichy, consistant en deux corps de logis, cour, jardin, remize, écurie, ainsi qu'elle se consiste et comporte et qu'il est plus au long énoncé audit contrat, appartenant audit hôpital suivant l'adjudication qui lui en a été faitte par sentence du chatelain de Vichy le dix-huit Juillet 1715, pour servir doresnavant de logement audit sieur Chomel et ses successeurs, à ladite intendance ; et pour en jouir par eux comme de chose à eux appartenante, lesquels don, cession et transport ledit sieur Chomel audit nom, tant pour lui que pour ses successeurs, auroit accepté sous notre bon plaisir, par acte passé devant Guesdon et son confrère, notaires au Chatelet de Paris, le 24e Mars dernier, aux charges, clauses et conditions portées audit contrat, et se seroit même par ledit acte obligé de faire touttes les réparattons et augmentations ci-dessus exprimées, mais comme au moïen de ce don et du rétablissement desdits bains, il surviendra une plus grande quantité de pauvres, ce qui causera une dépense plus considérable que par le passé, à laquelle l'hôpital ne pourra suffire sans secours, n'étant point doté ; que de sa part ledit sieur Chomel, en acceptant la cession de ladite maison et faisant les augmentations convenables, qui monteront au moins à cinq ou six mille livres, ne se trouvera pas en état de fournir cette somme, attendu que le droit de douze deniers qu'il a à prendre sur chaque bouteille d'eau produit au plus cinq cent livres de revenu annuel, sur quoi il est obligé de prendre les gages des fontainiers et concierges et de faire touttes les réparations auxquelles son prédécesseur étoit tenû et obligé.

Lesdits directeurs et administrateurs et ledit sieur Chomel nous auroient très humblement fait suplier pour leur donner moïen de rendre au public et aux pauvres tous les services qui dépendront d'eux, de leur permettre de lever et percevoir à l'avenir deux solz par chacune bouteille d'eau de trois chopines mesure de Paris, qui sera prise audit lieu de Vichy et qui se transportera tant dans la ville de Paris que dans les autres endroits de notre royaume, outre et au pardessus des douze deniers qui ont toujours été perçus par les intendants desdites eaux, desquels deux sols d'augmentation il en appartiendra dix-huit deniers audit hôpital, tant pour l'indemnisé du don et cession de ladite maison et ses dépendances que pour lui tenir lieu de dotation et lui servir à subvenir aux dépenses qu'il sera obligé de faire pour le soulagement des pauvres qui prendront doresnavant lesdits bains et dont ledit hôpital jouira à perpétuité, francs et quittes de touttes réparations, entretiens et autres charges et contributions générallement quelconques, pour raison desdites maisons, bains, caveaux, caneaux, payements de fontainiers et concierges et autres choses dépendantes desdits bains, dans l'un desquels destiné pour les pauvres ils seront baignés et douchés gratuitement et dont l'hôpital aura la pleine et entière disposition sous la direction desdits intendants, à la charge seulement par ledit hôpital de fournir pour l'usage des pauvres les lits, linges, bois et autres choses nécessaires aux bains ; et les six autres deniers seront et appartiendront audit Chomel, à la charge, suivant ses offres, d'augmenter lesdits bains, sçavoir le bain public d'une chambre et d'un caveau, en sorte que les personnes de différent sexe puissent se baigner et se faire doucher en même temps sans aucune communication, et le bain des pauvres d'une petite chambre attenant de celle qui leur est destinée, pour servir aux sœurs de la charité à mettre les linges et autres choses nécessaires à l'usage des pauvres ; et faire creuser de deux ou trois pieds les anciens caveaux et les caneaux qui leur servent de décharge ; lesquelles augmentations seront néanmoins faittes annuellement jusqu'à la concurrence de ce qui proviendra desdits six deniers, à moins que ledit sieur Chomel ne juge à propos de faire les avances pour les faire achever de suitte ; or en ce cas il lui sera permis d'emprunter les sommes nécessaires et d'affecter et hypotéquer lesdits six deniers par prefférance et privilège à tous autres créanciers, pour la sûreté de ceux de qui on aura fait des emprunts.

Et attendu que lesdites augmentations demanderont un entretien plus considérable que par le passé et que les personnes qui iront dorénavant en plus grand nombre auxdites Eaux donneront plus d'occupation audit intendant ; après que lesdites augmentations auront été faittes et les deniers empruntés remboursés, ledit sieur Chomel et ses successeurs jouiront à perpétuité tant de l'ancien sol que desdits six deniers qui y seront joints et unis, à la charge par luy et sesdits successeurs d'entretenir les maisons, bains, caveaux, caneaux et autres choses en dépendantes en bons pères de familles, payer les fontainiers et concierges et acquitter touttes les charges et contributions dont lesdites maisons et bains pourroient être tenües, de quelque nature qu'elles puissent être, sans que ledit hôpital en puisse être tenü, troublé, ny inquietté, pour quelque cause et sous quelque prétexte que ce soit.

Et voulant contribuer en tout ce qui peut être avantageux au public et particulièrement aux pauvres, nous aurions fait rendre, aujourd'hui, un arrest en nostre Conseil d'Etat, nous y étant, par lequel nous aurions expliqué nos intentions et pour l'exécution duquel nous aurions ordonné que toutes Lettres patentes nécessaires seraient expédiées.

Pour ces causes et autres à ce nous mouvant, après avoir fait voir en notre Conseil, nos Lettres patentes du mois de Décembre dernier portant union de la surintendance générale des Eaux minérales de notre royaume à la charge de notre premier médecin ; la nomination qui nous a été faite par notre premier médecin de la personne dudit Chomel pour notre médecin ordinaire intendant des Eaux dudit Vichy, le 8 Fevrier dernier ; le contrat de don et cession de ladite maison du 8 Mars dernier ; l'acte d'acceptation dudit don par ledit Chomel du 24 dudit mois ; copie des provisions dudit Fouët du 10 juillet 1684 ; deux arrêts de notre grand Conseil des 18 Avril 1685 et 26 Mars 1686 servant de règlement pour lesdites eaux cy avec ledit arrêt attachez sous le contre scel de notre Chancellerie ; de l'avis de notre très cher et très amé oncle le duc d'Orléans, régent, de notre très cher et très amé cousin le duc de Bourbon, de notre très cher et très amé oncle le duc du Maine, de notre très cher et très amé oncle le duc de Toulouse, et autres pairs de France, grands et notables personnages de notre royaume et de notre grâce spéciale, pleine puissance et autorité royale, nous avons confirmé, approuvé et autorisé, et par ces présentes signées de notre main, confirmons, approuvons et autorisons ledit contrat de don qui sera exécuté selon sa forme et teneur, et en conséquence avons ordonné et ordonnons qu'outre et au pardessus de l'ancien droit de douze deniers que les intendants desdites Eaux ont perçu jusqu'à présent par chaque bouteille de trois chopines d'eau mesure de Paris, prise audit lieu de Vichy et qui se transporte tant à Paris que dans les autres endroits du royaume, il sera doresnavant perçu sur chaque bouteille de pareille mesure desdites Eaux deux sols, desquels il en appartiendra dix-huit deniers audit hôpital à perpétuité, francs et quittes de touttes réparations, augmentations et autres charges et contributions pour raison desdites maisons, bains, caveaux, caneaux, payements des fontainiers et concierges, et touttes autres choses générallement quelconques, en fournissant seulement par ledit hôpital pour l'usage des pauvres, les lits, linges, bois et autres choses nécessaires dans le bain qui leur est destiné, dont ledit hôpital aura seul la disposition entière

L'Exploitation de l'Etablissement Thermal de Vichy jusqu'au 3 septembre 1792.

sous la direction desdits intendants, lesquels dix-huit deniers tiendront lieu de dotation audit hôpital ; et pour lui donner moïen de soulager les pauvres qui iront doresnavant auxdits bains, avec plus de commodité qu'ils ne l'ont été par le passé, ordonnons pareillement que les six deniers restants seront perçus par ledit Chomel, à la charge par lui d'augmenter lesdits bains, sçavoir le bain public d'une chambre et d'un caveau, en sorte que les personnes de différent sexe puissent se baigner sans aucune communication ; de faire faire une petite chambre attenant de celle qui est destinée pour les pauvres, pour servir aux sœurs de la charité à mettre les linges et autres choses nécessaires à l'usage des pauvres, et de faire creuser de deux ou trois pieds les anciens caveaux et les caneaux qui leur servent de décharge ; lesquelles augmentations seront néanmoins faites annuellement jusqu'à la concurrence de ce qui proviendra desdits six deniers, à moins que ledit sieur Chomel ne juge à propos de faire les avances pour les faire achever de suite, auquel cas nous lui permettons d'emprûnter les sommes nécessaires et d'affecter et hypotéquer lesdits six deniers par prefference et privilèges à tous autres créanciers pour la sureté de ceux de qui on aura fait des emprunts ; et attendu que lesdites augmentations demanderont un entretien plus considérable que par le passé et que les personnes qui iront doresnavant en plus grand nombre auxdites Eaux donneront plus d'occupation audit intendant, nous voulons et entendons qu'après que lesdites augmentations auront été faites et les deniers emprûntés remboursés, ledit sieur Chomel et ses successeurs jouissent à perpétuité tant de l'ancien sol que desdits six deniers qui y seront joints et unis, à la charge par lui et sesdits successeurs d'entretenir lesdites maisons, bains, caveaux, caneaux et autres choses en dépendantes en bon état, payer les fontainiers et concierges et acquitter toutes les charges et contributions dont lesdites maisons et bains pourroient être tenûes de quelque nature qu'elles puissent être, sans que ledit hôpital en puisse être tenu, poursuivy ny inquietté pour quelque cause et sous quelque prétexte que ce soit ; sy vous mandons que ces présentes vous ayez à faire enregistrer et du contenu en icelles jouir et user ledit hôpital et ledit sieur Chomel et ses successeurs, pleinement, paisiblement et perpétuellement, cessant et faisant cesser tous troubles et empêchements nonobstant toutes choses à ce contraire, car tel est notre plaisir.

Donné à Paris, le vingtroisième Mars de l'an de grâce mil sept cent seize et de notre règne le premier.

Signé : Louis.

Par le Roy :

Le Duc d'Orléans, *régent, présent.*

Et plus bas :

Signé : Phelypeaux.

Registrées, ouy le Procureur général du Roy, pour être exécutées selon leur forme et teneur, et jouir par les impétrants de leurs effets et contenu suivant l'arrest de ce jour.

A Paris, en parlement, le trentième Aout mil six cent dix sept.

Signé : GILBERT [1].

Ainsi donc, dorénavant, le médecin-intendant des Eaux de Vichy, sera logé dans une maison cédée, par l'Hôpital, à cet Intendant, pour lui et ses successeurs, maison voisine de ce « logis des Bains » qu'il va réparer et augmenter et qu'il devra, à l'avenir, entretenir, ainsi que toutes les fontaines minérales, en bon état de réparations. Moyennant ces obligations, il percevra, maintenant, *dix-huit deniers* par chaque bouteille d'eau de trois chopines, mesure de Paris — soit *un sou* par litre — qui se transportera hors de Vichy, à la condition de cacheter à la cire du sceau de son intendance toutes ces bouteilles une fois remplies et de délivrer, pour chaque transport, un certificat de puisement portant la date exacte de l'embouteillage.

Il n'apparaît pas que Claude Fouet ait affermé, à une époque quelconque de sa primauté, tout ou partie de l'exploitation des Eaux minérales dont il avait l'administration. Vivant toute l'année à Vichy, dans sa grande maison près de l'église Saint-Blaise, il pouvait, sans difficulté, se procurer de la main-d'œuvre et, très facilement, la surveiller. Jean Langlois, son chef baigneur, dressé par lui et bien au courant de son service, le déchargeait de tout souci relativement à la « Maison du Roy ». Il avait aussi un fontainier de confiance qui surveillait de très près ses intérêts, tout en satisfaisant le mieux possible aux modestes exigences de la clientèle thermale d'alors.

Avec Chomel les choses ne vont pas aller de la même façon. Il habite Paris où il a toutes ses relations, toute sa famille qui y occupe un rang assez élevé dans le monde scientifique et médical. Chaque année, il n'arrive, à Vichy, qu'au printemps et en repart aussitôt après l'été, générale-

1. *Archives Hospitalières de Vichy.* A. 2 Liasse, pièce parchemin avec sceau.

ment dans le courant d'octobre. Aussi, dès 1716, il afferme à François Beaume, jusqu'au 31 décembre 1717, son droit de *dix-huit deniers* à percevoir sur les Eaux minérales qui se transportent hors de Vichy [1] et ne conserve, pour lui, que l'exploitation de la « Maison des Bains » à laquelle il commence à faire faire les augmentations et les réparations dont il est tenu.

L'Exploitation de l'Etablissement Thermal de Vichy jusqu'au 3 septembre 1792.

Pendant la saison de 1717, il s'entend avec ses collègues de l'administration de l'Hôpital et il est, alors, convenu que cette administration affermera, à partir du 1er janvier 1718, le droit de trois *sols* à percevoir par chaque bouteille de trois chopines transportée hors de Vichy et que, sur le prix de cet affermage, la moitié reviendra à l'Intendant et l'autre moitié à cet hôpital.

Et c'est ainsi que, le 6 février 1718, intervient, en l'absence de Jacques-François Chomel, le bail à ferme qui suit :

Par devant les notaires royaux résidant en la ville de Vichy, en Bourbonnois, soussignés, furent présents en leur personne M. Joseph Mareschal, docteur en théologie, abbé commandataire de l'abbaye royalle de Notre-Dame de Montpéroux, curé de cette ville de Vichy ; M. Jacques Forissier, Conseiller du Roy, châtelain, lieutenant général de la chatellenie royale dudit Vichy, et Geoffroy Sicauld, seigneur de la Ramas, tous demeurant audit Vichy, directeurs et administrateurs de l'Hôpital dudit lieu, audit nom es-qualités, d'une part ;

Et M. Alexandre Paletant, greffier en chef au grenier à sel dudit Vichy, au nom et comme fondé de procuration de noble Jacques-François Chomel, Conseiller médecin ordinaire du Roy, Intendant des Bains et Eaux minérales dudit Vichy, reçue devant les notaires soussignés le dix-sept octobre dernier, laquelle il a certifié véritable et signé : *ne varietur*, qui demeure annexé à ces présentes, d'autre part ;

Lesquels sieurs Directeurs et ledit sieur Paletant, es-nommé es-qualité, ont par ces présentes fait bail pour trois années qui ont commencé au premier janvier dernier et finiront à pareil jour de l'année mil sept cent vingt et un, avec promesse de faire jouir au preneur de droit, à Jean Langlois, ancien baigneur, demeurant audit Vichy, prenant et acceptant, à scavoir les droits de trois sols sur chacune par trois

1. *Archives communales de Vichy* II 1 (registre). Répertoire des Actes reçus par Alexandre Paletant, notaire royal.

chopines des eaux minérales dudit Vichy qui se puiseront dans les fontaines pendant le courant du présent bail pour être transportées hors de la ville et paroisse de Vichy partout où besoin sera, à quelle fin le preneur en fera la vente et distribution en percevra les droits attribués par les Lettres Patentes de Sa Majesté et arrêt du Conseil privé, le tout enregistré au besoin, dont en appartient la moitié aux pauvres dudit hôpital et l'autre moitié audit sieur Chomel, et pour ladite exploitation le preneur sera tenu, outre le prix ci-après stipulé, de fournir le liège, ficelle, goudron, peaux et cire d'Espagne pour boucher les bouteilles sans que pour raison de ce qu'il puisse prendre ni exiger plus grand droit que les trois sols pour chacune trois chopines des eaux et outre sera tenu de délivrer gratis des eaux minérales aux religieux mandiant comme Capucins, Cordeliers, Recolets et religieuses de Sainte-Claire et autres mendiants suivant l'ancien usage, sur les certificats qui seront rapportés en forme comme lesdites eaux sont destinées pour l'usage des mendiants et suivant les ordres qui leur seront donnés par les sieurs directeurs et ledit sieur Chomel, le preneur laissera l'usage des habitans de Vichy de prendre desdites eaux sans néanmoins qu'ils en puissent abuser directement ni indirectement pour les transports hors dudit Vichy, fera aussi la distribution sur les fontaines desdites eaux à ceux tant des lieux étrangers qui en viendront boire sans pouvoir rien exiger pour raison de ce que ce qu'ils voudront lui bailler gratuitement ; sera tenu le preneur de tenir toutes lesdites fontaines dans toute la propreté possible et de fermer à cadenas les grilles desdites fontaines en sorte qu'il ne soit commis aucune fraude, et pendant le cours du présent bail le preneur aura la jouissance de la Chambre des bains joignant le grand Puy-Carré pour boucher et cacheter les bouteilles et pour y loger pour la conservation des fontaines, à la charge néanmoins qu'il y aura deux lits de libres pour servir aux pauvres qui se doucheront.

Le présent bail ainsi fait, aux charges, clauses et conditions ci-dessus et encore moyennant le prix et somme de 1.116 livres pour chacune des trois années, payable par le preneur audit sieur bailleur, savoir : 558 livres au 1er juin et pareille somme 558 livres au 1er novembre de chaque année, dont par chacune il appartiendra aux sieurs Directeurs 279 livres et pareille somme audit sieur Chomel payable comme dessus dans cette ville de Vichy; donnera le preneur deux expéditions des présentes à ses frais, l'une auxdits sieurs directeurs et l'autre audit sieur Chomel, car ainsi les parties l'ont voulues. A l'entretiennement elles ont obligé savoir lesdits sieurs administrateurs tous les biens et revenus dudit hôpital, ledit sieur Paletant, ceux dudit sieur

L'Exploitation de l'Etablissement Thermal de Vichy jusqu'au 3 septembre 1792.

Chomel, et ledit preneur sa personne et biens comme pour fait de ferme, etc., etc...

Fait et passé à Vichy dans la salle dudit hôpital en présence et par devant les notaires soussignés avec lesdits sieurs bailleurs, le preneur ayant déclaré ne savoir signer, de ce enquis, l'an mil sept cent dix-huit et le 6 février après-midi. Ainsi signé à la minute des présentes : MARÉCHAL, curé, SICAULD, PALETANT, FAULCONNET et GUÉRIN, notaires royaux ; et à côté est écrit : Enregistré à Vichy le 6 février 1718, reçu cinq livres, signé : DESBRET, commis [1].

Donc, d'après ce bail, le fermier de l'embouteillage des eaux minérales qui doivent être transportées hors de Vichy a deux charges de plus que celles qui étaient imposées à l'Intendant par les arrêts de 1685 et 1686. Il doit, d'abord, fournir le liège pour boucher les bouteilles qu'il lui faut sceller à la cire avec le cachet de l'Intendant ; et, ensuite, il doit avoir, près des sources, des préposés s'il ne veut y être lui-même, pour distribuer l'eau gratuitement à tous ceux, étrangers ou autres, qui veulent la boire sur place. On lui concède, par contre, à certaines conditions, un grand local dans la « Maison du Roy » pour y loger et manutentionner les bouteilles remplies aux fontaines ; mais il doit surveiller ces fontaines et veiller à leur conservation et à leur propreté. L'intendant, en tous cas, se réserve l'entière exploitation de la « Maison du Roy », car l'Hôpital n'a rien à percevoir sur le produit de cette « Maison du Roy ».

Les bouteilles d'Eaux minérales qui, en 1719, étaient emportées par le malade en quittant Vichy ou qui étaient expédiées directement, par le fermier des Eaux, à ce malade ou à un particulier quelconque, étaient toujours accompagnées d'un certificat officiel de puisement qui en attestait l'âge et la provenance. Pour les bouteilles débitées au public dans les bureaux de Paris ou d'ailleurs, il en allait, alors, autrement. J'ai dit qu'au temps de Fouët c'était Jean Leblond qui avait le privilège de cette vente et j'ai même publié, en entier, le brevet qui lui avait été délivré, à ce sujet, en 1682, par Daquin. Le 29 octobre 1719, Claude-Jean-

1. *Archives Hospitalières de Vichy*, B. 12 (liasse).

Livre IX. Baptiste Dodart, Conseiller ordinaire du Roy en ses Conseils d'Etat et privé, premier médecin de Sa Majesté, Surintendant général des Eaux, Bains et Fontaines minérales et médicinales de France, continue et confirme le privilège « pour faire le transport, vente et débit et distribution des Eaux minérales et médicinales » déjà accordé aux sieurs Jacques du Hamel père ; Jacques-Louis Alleaume ; Jacques-Jean du Hamel fils et Jean-Baptiste-Alexandre Daumont, mais à condition qu'ils ne vendent aucune bouteille sans le cachet de ses armes appliqué sur la feuille du bouchon, autour duquel sera marqué le nom du lieu de l'Eau minérale et qu'ils mettent sur cette bouteille une étiquette conforme à ce cachet. Il était, en outre, fait défense de vendre les bouteilles d'eau minérale plus d'un prix déterminé et ce prix maximum, pour celles de Vichy, était fixé à une livre la *pinte* [1]. Enfin ce brevet se terminait ainsi :

Prions Messieurs les lieutenants-généraux, gouverneurs des provinces, villes, baillifs, seneschaux, maires, eschevins et autres officiers à qui les présentes seront montrées de laisser aller et venir les susdits nommés, leurs serviteurs et autres personnes par eux commises pour l'exécution d'icelles, sans qu'il leur soit fait aucun trouble ni empêchement ; enjoignons aux Intendants, concierges, gardes et autres officiers desdites eaux de tenir la main pour que lesdits du Hamel père, Alleaume, du Hamel fils, Daumont et les sieurs Alleaume et Daumont ou leurs gens puisent dans les fontaines au moment qu'ils se présenteront sans pouvoir faire ni souffrir aucun obstacle ni empeschement [2].

1. La *pinte*, mesure de Paris, avait une capacité représentée aujourd'hui par o litre 93.

2. *Archives Nationales* V[5] 1252 f° 169 v°.

Il existe d'autres brevets pour le transport et la vente des Eaux minérales en France. Ils sont généralement tous accompagnés d'un « Règlement pour les Eaux minérales ». Je citerai, parmi ces Règlements, celui de Pierre Chirac, du 28 février 1731 (*Archives Nationales* V[5] 1255 f° 68), qui fixe, pour Paris, le prix des *cinq* pintes d'Eaux minérales de Vichy à *cinq* livres ; et défend la vente d'aucune bouteille qui ne sera pas cachetée des armes du Surintendant général des Eaux minérales sur l'attache du bouchon, et celui de François Chicoyneau du 16 juillet 1732 (*Archives Nationales* V[5] 1256 f° 7 et 8), qui, entre autres obligations, ajoute, à ce qu'avait prescrit son prédécesseur, celle de transporter l'eau minérale dans des bouteilles de verre ; celle pour l'Intendant local des Eaux minérales de prévenir l'Inspecteur des privilégiés de

L'Exploitation de l'Etablissement Thermal de Vichy jusqu'au 3 septembre 1792.

Après Jean Langlois, c'est Philibert Guillermin qui, de 1721 à 1726, est fermier des Eaux minérales de Vichy pour le compte de l'Hôpital de cette ville et de l'Intendant de ces eaux et moyennant douze cents livres par an, dont moitié pour cet hôpital et moitié pour Jacques-François Chomel [1] ; puis c'est Jean Langlois et sa femme Anne Saulnier qui reprennent, de 1726 à 1733, cette ferme pour le prix de sept cent cinquante livres seulement à partager par égales parts entre l'Intendant et l'Hôpital [2]. Enfin, le 12 janvier 1733, intervient le bail suivant qui comprend, comme on va le lire, non seulement l'exploitation de l'expédition des Eaux minérales hors de Vichy, mais encore l'exploitation des bains et douches dans la « Maison du Roy » :

Furent présents en leur personne MM. Pierre Delarbre, docteur en théologie, prêtre curé de Vichy ; Jacques Forissier, conseiller du Roy, chatelain, lieutenant général dudit Vichy ; et Geoffroy Sicaud, écuyer, seigneur de la Ramas et de la Guillermie, tous demeurant audit Vichy, et Directeur de l'hôpital dudit lieu, lesdits sieurs administrateurs fondés de procuration de M. Jacques-François Chomel, conseiller, médecin ordinaire du Roy, intendant des bains et eaux minérales dudit Vichy, aussi Directeur dudit hôpital, ladite procuration sous seings privés, en date du premier Décembre dernier, duement contrôlée, laquelle demeurera annexée à la minute des présentes après avoir été certifiée véritable par lesdits sieurs administrateurs, lesquels de leur gré et bonne volonté et dites qualités ont, par les présentes, fait bail à titre de ferme et prix d'argent pour le temps et espace de six années entières et consécutives qui ont pris leur commencement au premier jour du présent mois de Janvier et finiront à pareil jour, avec promesse de faire jouir à Philibert Guillermin [3], marchand voiturier par eau, demeurant en cette ville de Vichy, et à Anne Soalhat, sa femme, laquelle il a duement autorisée pour l'effet des présentes, et à Jacques Colas [4], le

tous les envois d'eau qui leur sont faits ; celle de « charger » les bouteilles vendues d'une étiquette sur laquelle doivent être écrit le nom des eaux, le prix de chaque bouteille et le jour de la vente, le tout signé de deux des privilégiés.

1. *Archives communales de Vichy*, II 1 (registre). Répertoire des actes reçus par Alexandre Paletant, notaire royal.

2. *Archives communales de Vichy*, II 1 (registre). Répertoire des actes reçus par Alexandre Paletant, notaire royal

3. Mort à Vichy le 11 novembre 1735, âgé de 68 ans,

4. Mort à Vichy le 18 mai 1740, âgé de 68 ans.

jeune, aussi voiturier par eau, demeurant audit Vichy, et à Françoise Guillermin, sa femme, laquelle il a de même autorisée pour la validité desdites présentes, tous cy présents et acceptant solidairement l'un pour l'autre, et seul pour le tout sans division ni dissentions à quoi ils renoncent, savoir les droits de trois sous pour chacun pot de trois chopines des Eaux minérales dudit Vichy qui se puiseront dans les fontaines pendant le cours du présent bail pour être transportées hors de la ville et paroisse dudit Vichy, partout où besoin sera, à laquelle fin les preneurs en feront la vente et distribution et percevront lesdits droits de trois sous, conformément aux lettes patentes de Sa Majesté et arrêt du Conseil privé, le tout enregistré partout où besoin a été, et pour ladite exploitation les preneurs seront tenus, outre le prix stipulé, de fournir tout le liège, ficelle, gauderon, paux et cire d'Espagne pour boucher les bouteilles sans que pour raison ils puissent prendre ni exiger plus grands droits que lesdits trois sous pour chacun pot de trois chopines desdites Eaux, et outre seront tenus de délivrer gratis desdites Eaux minérales aux religieux mandiant comme Capucins, Cordeliers, Recollets, religieuses de Sainte-Claire et autres mendiantes, sur le certificat des supérieurs et médecins desdites communautés, visé par lesdits administrateurs, dans lesquels certificats il sera fait mention des noms des religieux ou religieuses pour lesquelles elles seront destinées ; laisseront lesdits preneurs l'usage des habitans dudit Vichy ; les preneurs demeureront déchargés des douches, les pauvres dudit hôpital seront douchés aux frais dudit hôpital et dudit sieur Chomel ; feront lesdits preneurs la distribution sur les fontaines desdites Eaux à ceux, tant des lieux qu'étrangers, qui en voudront boire, sans pouvoir rien exiger pour raison que ce qu'ils voudront leur bailler gratuitement, et à cet effet seront tenus d'ouvrir lesdites fontaines toutes les fois qu'il se présentera des personnes pour boire les Eaux en quelque saison que ce puisse être.

Les preneurs seront encore tenus de tenir toutes lesdites fontaines, caveaux et canaux dans toute la propreté possible, de les nettoyer en dedans et autour d'icelles toutes les fois qu'elles en auront besoin, faute de ce sera libre audit sieur Chomel de les faire nettoyer aux frais et dépens des preneurs, qui tiendront les grilles desdites fontaines fermées à cadenas, pour éviter qu'il ne soit commis aucune fraude ; tiendront aussi les chambres des bains bien propres et balayées, sans y pouvoir mettre aucune bouteille, gauderon, attraits ni cuve et autre chose, afin qu'elles demeurent libres pour la commodité publique et des preneurs ; et seront enfin tenus les preneurs de louer ailleurs des

L'Exploitation de l'Etablissement Thermal de Vichy jusqu'au 3 septembre 1792.

chambres ou autres bâtimens pour loger et placer leurs dites bouteilles, attraits, cuves et bacholles.

Le présent bail ainsi fait, aux charges, clauses et conditions cy dessus, et encore moyennant le prix et somme de dix sept cent vingt livres pour chacune desdites six années, suivant et conformément à l'adjudication faite au bureau dudit hôpital, payable moitié audit sieur Chomel et l'autre moitié auxdits sieurs administrateurs, en deux termes égaux, le premier au premier jour de Juin et le second au premier novembre de chaque année, dont les premiers payemens commenceront au premier juin et premier novembre prochain, et ainsi continuer d'année en année et de terme en terme jusqu'en fin du présent bail ; et par ces mêmes présentes lesdits sieurs administrateurs, en vertu de la procuration dudit sieur Chomel cy dessus datée et annexée à ces présentes, ont aussi fait bail auxdits Guillermin, Soalhat, Colas et Guillermin, sa femme, acceptants sollidairement comme dit est, pour pareil temps et espace de six années qui ont pris leur commencement au premier jour dudit présent mois de Janvier, savoir les bains, tant dans les chambres des bourgeois et autres particuliers que les bains dans la maison du Roy, ensemble les douches, pour par les preneurs faire lesdits bains et douches de tout leur mieux, en sorte que le public soit content ; et percevront les droits accoutumés desdits bains et douches avec condition expresse qu'il sera libre audit sieur Chomel de choisir telles personnes qu'il jugera à propos, pour baigner et doucher, qui seront payées par les preneurs, si mieux n'aime ledit sieur Chomel se servir desdits preneurs, lesquels seront tenus de laisser les bains et douches libres pour le service des pauvres aux heures qui seront convenues entre ledit sieur Chomel et les sœurs de l'hôpital. Les preneurs seront tenus de fournir dans la maison des bains les cuves et bois nécessaires pour les bains et douches, et chez les bourgeois et particuliers les cuves et autres instruments nécessaires.

Sera tenu ledit sieur Chomel, bailleur, de faire entretenir des réparations nécessaires, tant grosses que petites, aux bâtiments des bains, ferrement de grilles grandes et petites, même du Gros Boulet, et de faire griller de fer la fontaine d'Eau minérale appelée des Célestins, qui est dans le rocher, sur le bord de la rivière d'Allier, et de fournir les cadenas nécessaires pour fermer lesdites fontaines, afin qu'il ne soit commis aucune fraude, comme aussi sera tenu de faire nettoyer les conduits et canaux d'icelles eaux pour que leur écoulement soit libre.

Le présent bail ainsi fait, aux charges, clauses et conditions cy dessus et encore moyennant la somme de cent cinquante livres pour chacune desdites six années, payables par les preneurs audit sieur

Chomel, savoir moitié au premier juin et l'autre moitié au premier novembre de chacune année, à commencer à chacun desdits jours prochains et ainsi continuer d'année en année et de terme en terme jusqu'en fin du présent bail, duquel les preneurs bailleront deux expéditions à leurs frais, savoir l'une auxdits sieurs administrateurs et l'autre audit sieur Chomel. Ainsi lesdites parties l'ont voulu, qui ont obligé à l'entretenement savoir les sieurs bailleurs tous les biens dudit hôpital et les preneurs audit payement, leurs personnes et biens sollidairement comme pour fait de ferme de la campagne soumise sous toute Cour royalle, vue, exécution, non cessante pour l'autre, n'être admis, renonçant à toutes choses contraires à ces présentes.

Fait et passé à Vichy, en présence de M. Pierre Desbret, contrôleur des actes des notaires auditVichy, et de M. Pierre Jacques Lemaire, praticien dudit lieu, qui ont signé avec lesdits sieurs bailleurs et lesdits Guillermin, Colas et Guillermin, sa femme, et a, ladite Soalhat, déclaré ne savoir signer, de ce enquis, l'an mil sept cent trente-trois et le douze janvier après midi.

Signé à la minute des présentes : DELARBRE, curé, FORISSIER, SICAULD, Jacques COLAS, Philibert GUILLERMIN, DESBREST, LEMAIRE, et GUÉRIN, notaire royal.

Controllé à Vichy, le treize Janvier mil sept cent trente-trois ; reçu vingt-deux livres seize sous. Signé : DESBRET, commis.

Expédié auxdits sieurs administrateurs ce requérant. Signé : GUÉRIN, notaire royal[1].

Par ce bail Jacques-François Chomel se déchargeait complètement de l'exploitation des bains, des douches et des Eaux minérales qui lui incombait ; il consentait un affermage complet de l'Etablissement thermal de Vichy à des professionnels du transport des bouteilles de ces eaux qui, pendant la saison thermale, c'est-à-dire pendant le chômage de la navigation, étaient ses employés aux sources, aux bains ou aux douches. Il ne se réservait que la nomination des baigneurs et doucheurs dans le cas où il aurait eu des raisons de ne plus employer, pour ces services, Guillermin, Collas et leurs femmes. En fait, il n'usa jamais de cette réserve. Guillermin et Collas, avant 1733, baignaient et douchaient de leur mieux, pour le compte de Chomel, à la

1. *Archives Hospitalières de Vichy*. B. 12 liasse.

L'Exploitation de l'Etablissement thermal de Vichy jusqu'au 3 septembre 1792.

« Maison du Roy ». Ils continuèrent, en 1733, et pendant les années suivantes, à doucher et baigner pour leur propre compte, mais toujours sous la surveillance et suivant les ordres de l'Intendant.

Il n'est pas inutile, je crois, d'indiquer, ici, les précautions recommandées, en 1734, pour le transport des Eaux minérales de Vichy hors de cette ville par Helvétius [1]. Ceux, dit-il, qui ne peuvent venir à Vichy et qui ont besoin de ses eaux, pourront en faire venir chez eux et les boiront en observant les mêmes règles que s'ils les buvaient aux fontaines elles-mêmes. Ils devront s'adresser, à Vichy, à un correspondant sérieux qui les puisera à la source, le soir, dans un temps froid et serein. Elles devront être mises non dans des bouteilles ordinaires, mais dans des carafons bouchés avec la *palette* [2] et cachetés. Enfin on devra les transporter rapidement et cela pendant la nuit seulement. Si ces conditions ne sont pas fidèlement observées, les eaux perdent beaucoup de leurs vertus.

Après Philibert Guillermin et Jacques Collas, c'est Gaillard Duranton, « hoste de Saint-Georges » [3], qui prend, dans les mêmes conditions qu'eux, à partir de 1739, et pour six années consécutives, la ferme totale de l'expédition des Eaux minérales de Vichy et de la « Maison royale des Bains ». Il exploite cette ferme pendant la courte intendance de Charles Bouérot (1739-1742) ; mais il l'abandonne à l'arrivée de François-Hubert Chapus à cette intendance (8 juin 1742).

Le nouvel intendant régit lui-même, pendant ce qui reste à courir du bail de Duranton, les eaux minérales, les bains et les douches de Vichy auxquels, par lettres patentes du 11 novembre 1742, on a joint les fontaines d'Hauterive ; et

1. *Traité des maladies les plus fréquentes et des remèdes propres à les guérir*, par M. Helvétius, conseiller du Roy, médecin inspecteur général des Hôpitaux de Flandre, Paris, Le Mercier, 1734.

2. Une *palette* était un morceau de bois mince, taillé en rectangle et muni d'un manche dont on se servait pour enfoncer les bouchons dans les bouteilles en tenant celles-ci d'une main et en frappant de grands coups sur le liège jusqu'à ce qu'il ait suffisamment pénétré dans le goulot.

3. Mort à Vichy le 9 juin 1765, âgé de 75 ans.

c'est lui qui, chaque année, verse, à l'Hôpital, les huit cent soixante livres qui lui sont dues en vertu de ce bail. Au cours de cette régie, qu'il a voulue et qu'il s'est imposée, il est frappé des difficultés qu'il rencontre chaque jour. Il veut bien faire, il veut innover ; il ne le peut pas parce que les règlements passés sont ignorés ou méconnus. Il s'en plaint au Surintendant général des Eaux minérales de France ; il lui demande de l'aider, de le protéger contre le laisser-aller et la fraude qui règnent en maîtres à sa station et il obtient enfin, en 1745, pour la vente et la distribution des Eaux minérales de Vichy, le Règlement spécial qui suit :

François Chicoyneau, conseiller ordinaire du Roy en ses Conseils d'Etat et privé, premier médecin de Sa Majesté, surintendant général des eaux, bains et fontaines minérales et médicinales de France ; ayant plû au Roy par ses lettres patentes du 28 septembre 1733, enregistrées au Grand Conseil le 7 décembre de la même année, confirmer en notre faveur l'union de la surintendance générale des Eaux à notre charge de son premier médecin, et nous donner pouvoir de lui nommer et présenter des intendants de capacité requise dans les lieux du Royaume où il se trouve desdits bains et fontaines minérales et médicinales, d'y établir des concierges, baigneurs et baigneuses, gardes et autres officiers, tant pour la conservation et entretient desdits bains et fontaines que pour la distribution fidelle de leurs Eaux, et de commettre de nouveau des personnes de probité et capacité suffisantes pour faire le transport, la vente et le débit desdites Eaux où besoin sera ;

Nous, en vertu dudit pouvoir et sur les représentations qui nous ont été faites par le sieur François-Hubert Chapus, docteur en médecine de l'Université de Montpellier, conseiller et médecin ordinaire du Roy, par nous nommé à l'Intendance des Eaux minérales et médicinales, bains et fontaines de Vichy, par nos lettres du 8 juillet 1739, et provisions du Roy données en conséquence le 23 audit mois et an, au sujet des abus qui se sont glissés dans l'usage et administration des Eaux qui lui ont été confiées, ce qui les a fait jusqu'ici négliger et les a empêché de jouir de la réputation qu'elles méritent.

Nous avons, sous le bon plaisir du Roy, notre seigneur et maître, donné le présent règlement, pour être, par ledit Hubert Chapus, mis en exécution, après qu'il aura été enregistré au Grand Conseil.

Premièrement, comme l'objet le plus important est d'empêcher que gens ignares et inexpérimentés s'immiscent d'ordonner l'usage des

L'Exploitation de l'Etablissement Thermal de Vichy jusqu'au 3 septembre 1792.

Eaux de Vichy, il convient, pour parer aux inconvénients fâcheux qui pourroient en résulter et pour la seureté du public, que nul ne prenne ni Eaux ni Douge *(sic)* que sur l'avis dudit intendant des Eaux, préposé et institué *ad hoc* pour être les baigneurs et doucheurs payés suivant l'usage des bains de Bourbon-l'Archambault, à raison de vingt sols par chaque malade par jour.

Deuxièmement, Vichy est d'autant plus digne de notre attention qu'il a, par dessus les autres lieux du Royaume, l'avantage de posséder dans son territoire un nombre plus considérable de fontaines riches et abondantes et de qualités différentes, à cause de leurs différents degrés de chaleur, et la différente proportion de leurs minéraux, toujours spécifiquement les mêmes.

Les six fontaines qui sont dans la banlieue de Vichy sont, les unes, chaudes, les autres tièdes ou dégourdies, et les autres froides.

Les chaudes sont le Grand Puits Quarré, dont l'eau s'employe seulement pour les bains et les douches ; il communique avec la fontaine Chomel ou le Petit Bourbon, ainsi dit parce qu'on se sert de son eau pour les maladies auxquelles l'eau de Bourbon convient, dans les tempéramens délicats auxquelles on ordonne les Eaux thermales, et parce que l'on voit nâger sur leur superficie une crême onctueuse comme dans celles de Bourbon ; il y a encore l'eau de la Grande-Grille, qui est d'une chaleur moyenne, que l'on boit plus communément.

L'eau du Gros Boulet est tiède, celle du Petit Boulet est simplement dégourdie, et la sixième fontaine, appelée des Célestins, est acidule, ainsi que les deux nouvellement réunies par nos lettres du 2 novembre 1742, et les provisions de Sa Majesté dudit mois et an : on les appelle les fontaines d'Hauterive.

Toutes ces fontaines ont fait et refait preuve de bonté et d'efficacité, et leur eau s'ordonne avec succès relativement aux différentes maladies et à la variété des tempéramens.

Mais la liberté que tout le monde a eu jusqu'ici d'y puiser indifféramment, les plus riches comme les plus pauvres, dont la plûpart sont extrêmement dégoûtants par la misère et toutes sortes de maladies, les uns dans des vaisseaux de verre, les autres dans de la terre ou du bois, et causent par là une répugnance qui fait que plusieurs s'en retournent sans boire.

Pour y obvier, nous statuons par le présent Règlement que le susdit intendant des Eaux de Vichy établira des serviteurs qui se tiendront toute la matinée, pendant tout le temps qu'il y aura des malades, sur chacune des fontaines de la Grille, des Gros et Petit Boulet et du Petit Bourbon, pour verser de l'eau à chacun des bûveurs et empêcher qu'on ne jette des ordures dans lesdites fontaines, comme cela arrive assez souvent.

En outre, lesdits serviteurs seront tenus de fournir des Eaux à ceux auxquels il sera ordonné de la fontaine des Célestins qui est creusée dans un rocher sur le bord de la rivière d'Allier, ce qui la rend presque inaccessible et où peu de gens ne vont qu'en tremblant, et de fournir aussi de celles des fontaines d'Hauterive, qui sont éloignées d'environ une lieuë de la ville de Vichy au delà de la rivière d'Allier, pareillement à ceux à qui il en est ordonné, sans que lesdits serviteurs puissent exiger d'autre payement pour leurs peines que six sols par jour pour chacun des bûveurs.

Sera tenu ledit sieur Chapus, intendant des Eaux minérales et médicinales de Vichy, de tenir la main à l'exécution du présent Règlement, de faire distribuer les Eaux gratis aux habitans de ladite ville de Vichy, de même qu'à tous les pauvres indifféremment de quelque endroit du Royaume qu'ils viennent audit lieu de Vichy, pour y prendre les bains, la douche, ou y boire les Eaux des fontaines ci-dessus énoncées, de même que les pauvres religieux.

Au surplus, ledit intendant se conformera à tous les règlements faits ci-devant par nous ou nos prédécesseurs sur les Eaux minérales de Vichy, et notamment à celui fait pour les Eaux minérales des provinces d'Auvergne, Bourgogne, Forest et Bourbonnois, enregistré au Grand Conseil le 10 septembre 1646.

Ledit intendant des Eaux minérales de Vichy continuera de faire fisceler et cacheter les bouteilles des Eaux qu'on transportera ailleurs, selon l'usage des autres fontaines du Royaume, et ne pourra exiger que deux sols par chaque pinte d'Eau.

En foi de quoi, nous avons signé le présent Règlement et fait apposer le scel de nos armes, et contresigné par notre secrétaire ordinaire.

Donné à Versailles, le Roy y étant, le 28 janvier 1745.

Signé : Chicoyneau. Et plus bas, par M. le Surintendant des Eaux minérales et médicinales du Royaume :

Signé : Bouniol, médecin de l'Université de Montpellier.

Enregistré ès Registre du Grand Conseil du Roi pour être exécuté selon sa forme et teneur, suivant l'arrest dudit Conseil de ce jourd'hui trois février mil sept cent quarante-cinq. Signé : Verduc [1].

1. *Archives Nationales.* Série AD croix 876.

L'Exploitation de l'Etablissement Thermal de Vichy jusqu'au 3 septembre 1792.

Ce Règlement innovait en ce sens qu'il défendait aux buveurs d'eaux de puiser eux-mêmes aux fontaines comme cela se faisait auparavant, le plus souvent au grand dommage de la propreté et de la pureté de la source ; qu'il obligeait l'Intendant a faire distribuer l'eau à ces fontaines par des serviteurs sûrs et gagés et cela gratuitement, pour toutes les Sources à l'exception de celles des Célestins et d'Hauterive ; que pour ces deux fontaines il frappait d'un droit de six sols par chaque jour les malades qui voulaient en boire ; enfin qu'il portait *d'un* sol à *deux* sols le dû à l'Intendant pour chaque bouteille qui se transportait hors de Vichy et qu'il devait, avant ce transport, faire ficeler et cacheter.

Jacques Foucaud, marchand à Vichy, avait fait, vers la fin de l'année 1744, à l'Hôpital de Vichy et à l'Intendant des Eaux, la proposition de prendre la ferme du transport de ces eaux moyennant le payement d'une somme annuelle de dix-huit cents livres, dont, comme précédemment, la moitié devait revenir à l'Hôpital et l'autre moitié à Chapus. Mais, lorsqu'il avait fallu passer acte de ces conventions verbales, Foucaud s'y était absolument refusé, et, sommé plusieurs fois de s'exécuter, il avait finalement déclaré ne pas pouvoir tenir les engagements qu'il avait pris. Force fut donc à l'Intendant de continuer, à partir du 1er janvier 1745, comme il l'avait fait depuis 1742, l'exploitation du transport des Eaux aussi bien pour son compte que pour celui de l'Hôpital en même temps qu'il régissait la « Maison du Roy », où son baigneur, Antoine Sornin, époux de Marie Breton, le suppléait de son mieux. Et comme personne n'avait voulu accepter le prix de ferme offert, un peu à la légère peut-être, par Jacques Foucaud, François-Hubert Chapus, dans l'intérêt des pauvres, s'engagea vis-à-vis de l'Hôpital, par traité du 17 septembre 1745[1], à continuer seul la régie complète de l'Etablissement de Vichy pendant six années consécutives et à lui verser, pour sa part dans le transport et la distribution de ces Eaux, les neuf cents francs, primiti-

1. *Archives Hospitalières de Vichy*. B. 12 (liasse).

vement promis par Foucaud. Ce traité, qui se terminait le 1er janvier 1751, fut à cette date renouvelé moyennant le prix de mille francs par an. Mais la mort de Chapus, survenue inopinément le 31 décembre 1751, l'interrompit et l'annula.

*
* *

Dès son arrivée à Vichy, dans la première quinzaine de janvier 1752, le Dr Emmanuel Tardy, de Saint-Germain-des-Fossés, qui succédait, comme Intendant, à François-Hubert Chapus, déclara à l'administration de l'Hôpital, que, comme son prédécesseur, il exploiterait par lui-même les Eaux minérales qui lui étaient confiées, mais qu'il ne voulait, en rien ni pour rien, avoir des intérêts communs avec cet Hôpital. Il refusait donc d'une façon absolue de verser, pour 1752 et les années suivantes, les mille livres promises par Chapus. Ainsi dit fut fait et l'Hôpital dut se résigner à organiser un contrôle et un receveur pour percevoir, chaque jour, aux Sources mêmes, les *dix-huit deniers* qui lui revenaient par bouteille de trois chopines qui se transportait hors Vichy.

Cette perception faite par Françoise Collas [1], femme de Pierre Guillermin [2], marchand demeurant à Vichy [3], produisit, déduction faite du vingtième abandonné à cette Françoise Collas comme rémunération ne son emploi, du 1er janvier 1752 au 17 janvier 1755, la somme de 5.967 livres, 9 sous, 6 deniers [4], ce qui représente, comme produit brut de la redevance due à l'Hôpital pour une durée de trois années, la somme de 6,281 livres 11 sous.

On peut, grâce à cette donnée, connaître, presque exactement, le nombre de bouteilles d'Eaux minérales de Vichy exportées, annuellement, hors de cette ville, en 1752, 1753

1. Morte à Vichy le 12 décembre 1755, âgée de 38 ans.

2. Mort à Vichy le 13 novembre 1753 âgé de 55 ans. Il était l'époux en secondes noces de Françoise Collas.

3. *Archives Hospitalières de Vichy*. B. 13 (registre).

4. *Archives Hospitalières de Vichy*. B. 13 (registre). B. 11 (registre). B 15. (liasse).

L'Exploitation de l'Etablissement Thermal de Vichy jusqu'au 3 septembre 1792.

ou 1754. Il suffit pour cela de réduire en deniers les 6.281 livres 11 sous ci-dessus, de diviser ce nombre de deniers par 18 et ce quotient par 3 pour connaître le nombre moyen de bouteilles de trois chopines de ces Eaux minérales qui sortaient annuellement de Vichy pour être transportées dans les diverses villes de France au milieu du XVIIIe siècle. En faisant ce calcul facile on trouve que cette exportation moyenne annuelle se chiffrait par *29.251* bouteilles de trois chopines soit *43.876* de nos litres d'aujourd'hui. En comparant ces deux nombres à ceux de 1715 que j'ai notés dans les pages précédentes on peut voir que, depuis Claude Fouët, la vente des bouteilles des Eaux minérales de Vichy avait presque triplé ; elle était exactement 2,92 fois plus importante que trente-sept ans plus tôt.

En examinant les registres de Françoise Collas où l'on trouve l'indication journalière de la vente et le nom des acheteurs, on peut facilement établir qu'à cette époque les deux tiers des bouteilles transportées s'en allaient par eau au bureau de Paris ou ailleurs en France et que le dernier tiers était livré à des voituriers par terre pour les villes du Bourbonnais, de l'Auvergne, du Limousin, de la Bourgogne ou pour le bureau de Lyon.

Le prix de la bouteille d'Eau de trois chopines, prise à Vichy, verre et emballage compris, était en 1747, pour vingt-quatre bouteilles, de 24 livres soit une livre par bouteille [1] ; ce prix est, en 1755, de trente livres pour deux caisses de chacune douze bouteilles [2].

Pendant toute la longue durée de son intendance, Tardy s'occupa, surtout, de faire produire à sa charge le maximum de ce qu'il en pouvait espérer. Il comprit, dès sa venue à Vichy, que la vente de l'eau minérale était la chose la plus intéressante pour lui et il s'adonna, surtout, à pousser cette vente le plus qu'il put. Le premier il osa publier, sous son nom et son titre, une réclame sur le transport des Eaux de Vichy, à peine dissimulée par une forme scientifique, où on

1. *Archives Hospitalières de Vichy.* H 3 (liasse). — Lettre de Mlle du Houlley.
2. *Archives Hospitalières de Vichy.* H 5 (liasse). — Lettre de Mlle du Houlley.

lit qu'on peut facilement avoir de ses Eaux minérales « en les envoyant chercher à Vichy, où on délivre un certificat qui constate la source où on les a puisées et la fidélité du commissionnaire ». Et il ajoute :

Mais si on est trop éloigné pour envoyer à Vichy un exprès qui coûteroit beaucoup, on peut s'adresser par la poste au Médecin Intendant de ces eaux ; il est exact à envoyer la quantité de la source qu'on lui demande, par le carrosse, par la rivière ou par d'autres commodités. Celles qu'on envoye au Bureau de Paris, où on en consomme beaucoup, n'y peuvent pas vieillir : on les renouvelle tous les mois ; ainsi le public ne doit point avoir de répugnance d'en faire usage : on prend toutes les précautions possibles pour qu'elles ne s'évantent pas et arrivent en bon état. Les personnes qui y sont préposées à la vente et distribution de ces eaux, sont d'une probité reconnüe. Ceux qui s'adressent au médecin pour avoir de ces eaux, ou des éclaircissements sur leur nature et leurs propriétés *sont priés d'affranchir les lettres dont le port lui coûte cher*[1].

Dans son livre, Tardy, qui ne veut parler que du transport et des moyens de tirer avantage de ce remède qu'est l'eau minérale de Vichy, dit qu'il faut les boire, loin de la source, pour avoir le maximum d'effet, au degré de chaleur qu'elles ont à leur griffon. Et il donne pour chacune des sept sources de Vichy ce degré de chaleur pris au thermomètre de Mr Réaumur.

Généralement, en dehors de Vichy, ajoute-t-il, on se contente de consommer l'eau de la *Grande-Grille*. On en fait une panacée : c'est un tort immense. Dans bien des cas, il faut aider l'action de l'eau de la Grande-Grille par celle du Gros Boulet. Quelquefois, il faut qu'elle purge beaucoup ; d'autres fois très peu. Cela ne peut pas s'obtenir qu'avec une seule eau. *Au reste, il est nécessaire que les malades boivent l'eau qui leur va le mieux ;* or, il en est qui ne peuvent boire qu'aux *Célestins ;* d'autres qui n'affectionnent que le

1. *Dissertation sur le transport des Eaux de Vichy, avec la manière de se conduire avec succès dans leur usage,* par M. Emmanuel Tardy, conseiller, médecin du Roy, intendant des Eaux de Vichy et d'Hauterive, Moulins, Jean Faure, 1755, pages 146 et 147.

Puits Chomel; d'autres qui ne veulent boire qu'au *Petit Puits Carré*. En tous cas, il faut craindre la fraude. Dans bien des villes on fabrique l'Eau de Vichy; il faut y prendre garde. Il y a aussi à considérer que les Eaux de Vichy sont, le plus souvent, transportées dans des cruches de terre, de grès ou dans des vaisseaux de bois. Il n'y a que les bouteilles de verre qui peuvent les contenir d'une façon à peu près propre.

L'Exploitation de l'Etablissement Thermal de Vichy jusqu'au 3 septembre 1792.

Enfin, dit-il, il y a lieu de poser les questions qui suivent et d'y répondre sur le champ:

1° Peut-on boire les Eaux de Vichy au repas, mêlées avec le vin? *Oui.*

2° Peut-on les mêler avec le lait? *Oui.*

3° Peut-on allier le sel des Eaux de Vichy avec le quinquina, les amers, les opiates fondantes et apéritives? *Oui.*

4° Peut-on, le matin, en guise de thé, boire un gobelet ou deux d'eau de Vichy? *Oui.*

5° Peut-on boire l'après dîner? *Non,* en général.

6° Lorsqu'on les a bues une fois, est-on obligé de les boire tous les ans? *Oui.* On ne doit cesser que lorsqu'on est guéri.

7° Peut-on les boire impunément, sans être malade, étant même en bonne santé? *Oui,* pour prévenir les maladies.

8° Se conservent-elles longtemps transportées? *Lorsqu'elles sont bien embouteillées et tenues au frais, elles se conservent des années entières*[1].

1. Sur une des feuilles de garde de l'exemplaire de son livre qui se trouve, maintenant, à la *Bibliothèque des sciences médicales de Vichy,* Tardy a écrit de sa main ce qui suit:

« Les eaux de Vichy se conservent une année entière dans des flacons de verre bien bouchés, mais dans un lieu ni chaud, ni froid, par exemple à la cave, sur des planches élevées de terre.

« Ces eaux se décomposent lorsqu'elles font un dépôt trouble et blanchâtre,

« Il y a sept sources à Vichy. Les plus fortes sont celles du Gros et du Petit-Boulet; ensuite celle de la Grande Grille; ensuite les autres qui sont pour les tempéramens délicats.

Livre IX. Quelle est l'ancienneté des Eaux de Vichy ? *De temps immémorial on les a fréquentées.*

Désireux de se décharger sur un jeune confrère de la partie purement médicale de sa fonction, partie qui ne semble pas l'avoir jamais intéressé beaucoup, Tardy, prétextant qu'il était fatigué et couvert de douleurs — il était goutteux à l'excès,— se fit adjoindre, le 5 septembre 1766, comme intendant *en survivance,* le docteur Robert-Antoine Giraud, de Cusset.

Plus libre dorénavant, il se donne tout entier à la vente et au transport des Eaux minérales de Vichy.

Mécontent, à juste titre, de l'attitude provocante à son égard des sieurs Alleaume et Barreau, *privilégiés* pour la vente et la distribution à Paris des Eaux minérales et médicinales de France, il n'hésite pas à attaquer de front leur monopole. Il se plaint que ces privilégiés se sont avisés, « sans doute dans la vüe de faire un grand gain », de charger un voiturier de puiser des Eaux de Vichy et de les leur conduire à Paris sans sa participation qui est obligatoire d'après l'arrêt du grand Conseil du 18 avril 1685 ; il se plaint encore que, depuis plusieurs mois, il n'a pas été puisé à Vichy une pinte d'eau pour le Bureau de Paris et que, malgré cela Alleaume et Barreau en débitent tous les jours et il demande au Roy en son Conseil de l'autoriser à tenir lui-même un bureau de ses eaux de Vichy à Paris, s'engageant à le pourvoir tous les quinze jours de bouteilles nouvelles, offrant de vendre ces bouteilles d'eaux moins cher que ne le font les privilégiés actuels, et d'entretenir, à ses seuls frais, et à la décharge du Roy, les sources, bains et douches de Vichy dépendant de son Intendance.

Par arrêt du 16 May 1771 [1], il obtient gain de cause et le 13 Juillet de la même année le Roy lui délivre, sans autre formalité, les Lettres patentes qui suivent :

« Les eaux du Gros et Petit Boulet se boivent moins chaudes que celles de la Grande-Grille ; elles sont un peu plus que tièdes à leurs sources.

« Vichy, le 5 avril 1757.

« TARDY. »

1. Voir cet arrêt, tome II, page 148, note.

L'Exploitation de l'Etablissement Thermal de Vichy jusqu'au 3 septembre 1792.

Louis par la grâce de Dieu Roy de France et de Navarre, à nos amès et féaux conseillers les gens tenant notre cour de Parlement à Paris, et à tous autres nos officiers et justiciers qu'il appartiendra ; Salut. Par arrêt de notre Conseil de ce jour, ayant jugé de permettre au sieur Tardy médecin et intendant des Eaux minérales de Vichy, d'établir à Paris un bureau pour la distribution desdites eaux, à la charge d'en faire arriver tous les quinze jours à Paris une quantité suffisante de chaque Source, d'en débiter au public des bouteilles de quatre pintes et demy, moyennant quatre livres, même d'en tenir et débiter des bouteilles de pinte à raison de vingt sols, y compris le coût de la bouteille, nous avons pareillement voulu qu'après le sieur Tardy, les sieurs Emmanuel-Joseph et Antoine-Amable Tardy, ses enfants, continuent à jouir du droit de tenir ledit bureau de distribution desdittes eaux aux mêmes prix ; avons fait deffenses tant aux sieurs Alleaume et Barreau qu'à tous autres de troubler ledit sieur Tardy dans le droit de faire lesdits envois, vente et distribution sous quelque prétexte que ce soit, même sous celui de prétendus privilèges pour le débit des Eaux minéralles, et ce à peine de mille livres d'amende, et de tous dépens, dommages et intérêts ; avons fait pareillement deffenses à toutes personnes de quelque état et condition qu'elles soient de tirer directement desdittes Eaux minéralles de Vichy, pour être transportées et conduites à Paris ou ailleurs, sous quelque prétexte que ce soit même pour leur propre consommation sinon en s'adressant audit Intendant desdittes eaux, pour être lesdittes bouteilles ou caisses contenant lesdittes eaux par luy visitées, cachetées et certiffiées par écrit véritables, conformément à l'arrêt du 18 avril mil six cent quatre-vingt-cinq, avons ordonné que le prix des caisses contenant cinquante quatre bouteilles de pinte ou douze grosses bouteilles de quatre pintes et demy prises à Vichy seront définitivement taxées et payées audit sieur Intendant desdittes eaux à raison de vingt-six livres laditte caisse, la caisse, verres, bouchons et emballage demeurant à la charge dudit Intendant, et en outre à la charge par ledit Intendant et ses successeurs à l'avenir d'entretenir à ses frais en bon état les bains, fontaines, canaux, douches et batimens, et d'y faire faire toutes les réparations nécessaires, qui jusqu'à présent ont été à notre charge. Et comme sur ledit arrêt nous avons ordonné que toutes lettres nécessaires seroient expédiées, ledit Tardy nous a très humblement fait supplier de vouloir bien les lui accorder. A ces Causes, de l'avis de notre Conseil qui a vu ledit arrêt rendu en iceluy ce jourd'huy cy attaché sous le Contre-scel de notre Chancellerie, nous avons à iceluy en interprétant en tant que de besoin l'arrêt rendu en notre Conseil le 16 may dernier, permis, et par ces présentes signées de notre main permettons au sieur Tardy, médecin et Intendant des Eaux minérales de Vichy, d'établir à Paris, un bureau pour la distribution desdittes Eaux, à la charge d'en faire arriver tous les quinze jours à Paris une quantité suffisante de chaque Source, d'en débiter au public des bouteilles de quatre pintes et demy moyennant quatre livres, même d'en tenir et débiter des bouteilles de pinte à raison de vingt sols y compris le coût de la bouteille, voulons qu'après le sieur Tardy, les sieurs Emmanuel-Joseph et Antoine-Amable Tardy ses enfants continuent à jouir du droit de tenir le bureau de distribution desdittes Eaux aux mêmes prix, faisons deffenses tant aux sieurs Alleaume et Barreau qu'à tous autres, de troubler lesdits sieurs Tardy dans le droit de faire lesdits envoys, vente et distribution sous quelque prétexte que ce soit, même sous celui de prétendus privilèges pour le débit des Eaux minérales, et ce à peine de mille livres d'amende, et de tous dépens, dommages et intérêts ; faisons pareillement deffenses à toutes personnes de quelque état et condition qu'elles soient de tirer directement desdittes Eaux minérales de Vichy pour être lesdittes bouteilles ou caisses contenant lesdittes Eaux par luy visitées, cachetées et certiffiées par écrit véritables conformément à l'arrêt du dix-huit avril mil six cent quatre vingt-cinq ordonnons que le prix des caisses contenant cinquante quatre bouteilles de pinte ou douze grosses bouteilles de quatre pintes et demy prises à Vichy, seront deffinitivement taxées et payées audit sieur Intendant desdittes eaux, à raison de vingt-six livres, laditte caisse, la caisse, verres, bouchons et emballages demeurant à la charge dudit Intendant et en outre à la charge par ledit Intendant et ses successeurs à l'avenir d'entretenir à ses frais, en bon état, les bains, fontaines, canaux, douches et batimens, et d'y faire faire toutes les réparations nécessaires qui, jusqu'à présent, ont été à notre charge. Si vous Mandons que ces présentes vous ayez à faire registrer, et le contenu en icelles garder, observer et exécuter selon sa forme et teneur, cessant et faisant cesser tous troubles et empeschemens contraires ; car tel est notre plaisir. Donné à Versailles le vingtième jour de juillet l'an de grâce mil sept cent soixante et onze, et de notre règne le cinquante sixième. Signé : Louis : Plus bas : Par le Roy, Phelippeaux. Et scellé du grand sceau de cire jaune.

Registrées, ce consentant le procureur général du Roy pour jouir par l'impétrant de leur effet et contenu, et être exécutées selon leur forme et teneur aux charges, clauses et conditions y portées ; comme aussy les dites lettres patentes et arrêt d'enregistrement imprimés, publiés et affichés partout ou besoin sera à la charge par l'impétrant de rapporter l'approbation et le consentement de la faculté de médecine suivant l'arrêt de ce jour. A. Paris en parlement le trente et un aoust mil sept cent soixante et onze. Signé : VANDIVE [1].

L'Exploitation de l'Etablissement Thermal de Vichy jusqu'au 3 septembre 1792.

Les Eaux minérales de Vichy devenaient donc, de par ces Lettres Patentes, *privilégiées* sur les autres eaux minérales de France. Elles étaient, en effet, les *seules*, à cette époque, à avoir, à Paris, un dépôt spécial où *seules* elles pouvaient être vendues. Ce nouveau Bureau eut, tout d'abord, un succès considérable, dû, surtout, à la baisse assez sensible du prix de la bouteille d'eau et, aussi, à l'avantage qu'avait l'acheteur de pouvoir n'acheter qu'une pinte d'eau à la fois et de se faire remettre, en apportant une bouteille vide, les *cinq* sols qu'elle coûtait, soit vingt-cinq livres le cent.

Il est intéressant de constater que le prix de 26 livres les 54 bouteilles pleines *d'une pinte* chacune — car à partir de 1771 on ne vendit plus les eaux de Vichy que par bouteille d'une pinte — portait le prix de la pinte, prise à Vichy, à 9 sous 5 deniers seulement. Cette pinte se vendant *vingt* sols à Paris et le prix de transport par eau étant, alors, en moyenne, de 4 livres 10 sous par caisse de 54 bouteilles de pinte, soit de 1 sou 8 deniers par bouteille de pinte ; il en résulte que les frais du Bureau de Paris, en y comprenant le bénéfice réalisé par ce Bureau, devait être de 8 sous et 1 denier, de 9 sous en chiffre rond, par bouteille de pinte.

Le 13 janvier 1780, Emmanuel Tardy affermait, par bail sous-signatures privées, passé à Vendat près de Vichy, pour trois, six ou neuf années, à partir du 1er mai 1781, à Etienne Sornin, l'aîné [2], et à son frère Quintien Sornin, le jeune [3], tous les deux voituriers par eau ou maîtres de marine, à Vichy, tout le produit lui revenant, en sa qualité d'Intendant, dans l'exploitation des Eaux minérales, des Bains et des Douches de Vichy. Les deux frères Sornin devaient, d'après les clauses de leur contrat, se conformer aux

1. *Archives Nationales.*, X1A 8795, f° 264 r° à 266 v°.
2. Né à Vichy le 21 juillet 1756. d'Antoine Sornin et de Philippine Moulin ; mort à Vichy le 13 avril 1818.
3. Né à Vichy le 23 novembre 1757 ; mort à Vichy le 9 août 1832.

volontés du Docteur Giraud, Intendant en survivance, et garantir; aussi bien ce docteur Giraud que Tardy lui-même, contre toutes plaintes ou reproches du public, tenir les fontaines, bains et canaux dans un état constant de propreté, fournir les bouteilles, bouchons, goudrons, planches, clous, emballages, bateaux et tout ce qui serait nécessaire pour le transport des eaux. Le prix annuel de cette ferme générale était de 7.000 livres par an payables par quartier de trois mois. Sur cette somme il devait être payé 1.000 livres à M. Emmanuel-Joseph Tardy, un des fils du bailleur, à chacun des paiements de Noël et de Saint-Jean-Baptiste, et le surplus au bailleur lui-même, qui recevait, en outre, chaque année, au mois de mai, « un quart » de vin de Bourgogne ou l'équivalent en autres vins à son choix. Les bouteilles à remplir d'eaux minérales ne devaient, en aucun cas, contenir plus d'une pinte.

Les fermiers ne pouvaient les vendre plus de 26 livres la caisse de 54 pintes prise à Vichy. Ils devaient les conduire à Orléans pour 3 livres 10 sols et à Paris pour 4 livres 10 sols la caisse. Tardy se réservait, enfin, pour son usage personnel, 50 bouteilles de ces eaux par an et en outre d'en donner gratuitement à ses amis et à ses parents [1].

Les frères Sornin accomplirent les neuf années de ce bail qui, ainsi, se termina le 31 décembre 1789. Mais avant cette date, Tardy, alors âgé de 85 ans, redoutant cette échéance qui pouvait lui créer d'assez grandes difficultés alors qu'il allait falloir organiser et meubler le nouvel Etablissement thermal de Janson qui s'achevait, demanda instamment à son adjoint d'accepter qu'il lui abandonnât tout le produit de sa charge moyennant le paiement d'une somme de 14.000 livres, se réservant seulement la jouissance annuelle de 150 livres de gages pour lesquelles le médecin-intendant des Eaux de Vichy était porté sur les états du roi. Robert-Antoine Giraud se prêta gracieusement à cette combinaison et, dès le 1er janvier 1790, il prit en mains l'exploita-

1. Une copie de ce bail provenant des papiers de Quintien Sornin le jeune, mon trisaïeul, se trouve dans mes archives personnelles.

tion complète des Eaux minérales de Vichy et de son Etablissement Thermal.

L'Exploitation de l'Etablissement Thermal de Vichy jusqu'au 3 septembre 1792.

*
* *

Le 19 novembre 1790, dans sa séance de l'après-midi, l'assemblée administrative du département de l'Allier, entendait un de ses membres rendre compte « que le Médecin des Eaux thermales de Vichy en faisait la ferme moyennant une somme considérable de 9, 10 ou 12.000 livres ; que le fermier distribuait, en conséquence, ces mêmes eaux à tous les étrangers à qui elles sont favorables pour le rétablissement de leur santé, que tout privilège étant actuellement détruit, il paraissait convenable d'appliquer ce bénéfice à l'utilité du département ».

Sur cette matière, après avoir ouï le procureur général, le département arrêtait que la municipalité de Vichy fournirait des renseignements sur la ferme des Eaux minérales de cette ville[1].

Ce n'est que le 5 mars 1791 que cette délibération arriva au Directoire du District de Cusset. Il la passa sur le champ à la municipalité de Vichy pour avis. Celle-ci ne sut mieux faire que de confier à l'Intendant lui-même le soin de la défense de son privilège et c'est ainsi que, dans sa séance de l'après-midi du 30 novembre 1791, le Conseil général de l'Allier, sur le rapport de son bureau des Travaux publics qui avait reçu de Robert-Antoine Giraud un long *mémoire* sur sa charge, décidait que le Directoire solliciterait auprès du Roi le changement du régime de l'Intendance des Eaux minérales de Vichy s'il le trouve défectueux et sans profit pour le département [2].

Ce *mémoire* de Giraud, rédigé en 1791, sur lequel l'administration départementale avait discuté, et qui l'avait amenée à ne prendre, personnellement, aucune décision contraire aux intérêts de l'Intendance de Vichy, résumait d'une façon assez précise l'histoire de l'exploitation des Eaux minérales

1. *Archives Départementales de l'Allier*. L. 54 (registre f° 30).
2. *Archives Départementales de l'Allier*. L. 54 (registre f° 71 v°).

Livre IX. de cette ville depuis 1684 jusqu'à la Révolution. Il était ainsi conçu :

Nommer les Eaux minérales de Vichy, c'est parler d'un remède qui a le succès le plus décidé dans un grand nombre de maladies. Leur réputation méritée s'étend dans tout le royaume et même chez l'Etranger. Les personnages distingués par leur naissance et leur dignité y accourent, et s'il est des empêchements au voyage, ils se les procurent chez eux, avec l'empressement que donne l'espérance de la guérison.

D'après cet exposé, il est naturel de penser que dans tous les temps le Gouvernement s'est occupé des moyens de conserver, dans toute sa pureté, une ressource aussi précieuse pour le soulagement de l'humanité souffrante, et pour en diriger l'usage, tant en boisson qu'en bains et douches, il y a établi un médecin sous le titre d'intendant des Eaux minérales.

Lorsqu'en 1684 il fut reconnu que ces eaux transportées au loin conservoient une partie de leurs propriétés, il ne manqua pas de prendre les précautions convenables pour empêcher les fraudes, qu'à l'occasion du transport, le désir du gain pouvoit occasionner ; en conséquence, par arrêt du Grand Conseil, tribunal alors désigné pour connoître de ces matières, il fut deffendu de puiser ces eaux sans la permission du sieur Fouët, alors médecin inspecteur, qui fut chargé de certifier le puisement, et de veiller à ce qu'il fut fait avec le plus grand soin et de visiter les bureaux et boutiques de ceux qui en transporteroient ou débiteroient à Paris et ailleurs, il fut accordé un droit de douze deniers par chaque bouteilles contenant trois chopines d'eau mesure de Paris, avec deffenses de percevoir un plus grand droit, tant pour lui que pour les fonteniers et concierges qu'il auroit établi.

Au mois de septembre 1715, le sieur Poirier premier médecin du roi, obtint des lettres patentes vérifiées au parlement le 9 janvier suivant, par lesquelles il fut nommé surintendant des Eaux minérales de tout le royaume, avec le privilège exclusif d'établir des bureaux pour la distribution des eaux, partout où il jugerait convenable. L'inspection sur le débit lui fut attribuée exclusivement, il obtint également le droit de nommer, lorsqu'il le croiroit nécessaire, les médecins dans les endroits où il y avoit des sources d'eaux minérales.

En 1716, le sieur Chomel, médecin, nommé pour les Eaux de Vichy, exposa que le bâtiment servant à donner les douches et les bains étoit devenu insuffisant à raison du grand nombre de personnes qui affluoient de toute part, et particulièrement des pauvres placés à l'Hôpital, qu'il falloit augmenter ce bâtiment de plusieurs pièces, afin que les personnes de différents sexes eussent la facilité de recevoir des bains et des douches, sans aucune communication, qu'il en étoit de même de l'emplacement destiné aux pauvres, auquel il étoit besoin de joindre au moins une grande chambre, qui faciliteroit aux sœurs de la Charité qui les soignent, le placement des linges et des autres objets nécessaires à leur service, qu'enfin il étoit de l'intérêt général que le médecin eut un logement près des Bains et Fontaines, pour visiter les pauvres et indiquer aux autres malades les eaux convenables à leur état.

L'Exploitation de l'Etablissement Thermal de Vichy jusqu'au 3 septembre 1792.

Dans ces circonstances les administrateurs de l'Hôpital offrirent, pour le logement du médecin, une petite maison située auprès des fontaines, et de son côté, le sieur Chomel, médecin, s'obligea de faire toutes les réparations et augmentation dont on vient de parler.

Pour indemniser l'hôpital de la cession de cette maison, pour augmenter son revenu, afin de le mettre en état de soulager un plus grand nombre de pauvres, enfin pour lui tenir lieu de dotation, par lettres patentes du 23 mars 1716, enregistrées au Parlement le 30 août 1717, il fut accordé un sou par chaque pinte d'eau minéralle, mesure de Paris, qui seroit transportée hors de Vichy, ce produit devant être franc et quitte de toute charge, même des réparations de la partie du bâtiment des douches et bains destinée aux pauvres.

La même loi accorde au médecin pour lui et ses successeurs, à perpétuité, un autre sou par chaque pinte d'eau, à la charge par eux d'entretenir en bon état les maisons, bains, caveaux, caneaux, fontaines, et tout objet en dépendant, de payer les fontainiers, concierges, enfin d'acquitter toutes les charges et contributions dont tous ces bâtiments pourroient être tenus, de quelque nature qu'elles puissent être, sans que ledit Hôpital puisse être recherché, inquietté et poursuivi à cet égard, pour quelque cause et sous quelque prétexte que ce soit.

Par lettres patentes du 13 juillet 1771, vérifiées en Parlement, le 31 août suivant, le médecin des Eaux de Vichy fut autorisé à établir un bureau à Paris, pour leur distribution. Le prix de la caisse contenant cinquante-quatre bouteilles de pinte, fut fixé à vingt-six livres, le verre des bouchons et emballage demeurant à la charge du médecin, et encore sous l'obligation d'entretenir à ses frais et en bon état les bains, fontaines, canaux, douches et bâtiments, deffenses furent faites à toute personne de tirer directement de ces eaux pour être transportées à Paris ou ailleurs, sous quelque prétexte que ce fut, même pour son usage particulier, à moins de s'être adressé audit médecin, pour, lesdittes caisses et bouteilles contenant lesdittes eaux, être par lui visitées, cachetées et certifiées par écrit véritable, conformément à l'arrêt du 18 avril 1685. Au mois d'août 1778, le roi jugea à propos d'établir une Société royalle de Médecine qui fut spécialement chargée de l'inspection des eaux minéralles et du droit d'établir des bureaux pour leur distribution, dans toutes les villes où ils seroient jugés également nécessaires et avantageux [1]. Le 5 mai 1781, intervint un arrêt du Conseil, en forme de règlement, pour l'examen et la distribution de toutes les eaux minérales et médicinalles [2].

Entre autres dispositions il est dit par l'article 4 que les malades qui se proposeront de faire usage des eaux minéralles, soit en boisson, soit en bains et douches, en préviendront le médecin des eaux afin qu'il puisse indiquer à chacun l'heure à laquelle ces remèdes leur seront administrés et qu'ils soient servis avec la plus grande exactitude.

Par l'article 5 il est dit que les douches et autres opérations propres à favoriser le succès des eaux minérales dans le traitement des différentes maladies, seront dirigées par le médecin des eaux, qui en fixera la méthode et la durée.

Par l'article 6, le médecin choisira et nommera les baigneurs et autres personnes destinées au service des eaux minéralles parmi lesquels il entretiendra le bon ordre.

Suivant l'article 7, il doit tenir un état exact des traitements qui auront été faits chaque année, avec ou sans succès, il en enverra le résultat à la Société Royale de Médecine.

Par l'article 8, le médecin doit être présent, lorsque les eaux destinées à quelque envoi seront puisées à leur source, il indiquera l'heure la plus convenable et il certifiera par écrit sa présence.

L'article 9 exige qu'immédiatement après que les bouteilles auront été remplies à la source elles soient exactement fermées et que sur le bouchon on y appose l'empreinte d'un cachet envoyé par la Société Royale de Médecine, qui en fera remettre un pareil aux différents commissaires inspecteurs chargés de vérifier l'état des bouteilles, soit à Paris, soit dans les provinces.

Il paraît par le détail ci-dessus, que le Gouvernement n'a cessé de prendre les précautions les plus précises pour assurer aux malades qui font usage des eaux minéralles, tant à leur source que transportées, le succès qu'on en doit attendre [3]. Tout changement opéreroit

1. Voir tome II, page 167, les *Lettres Patentes du Roy du mois d'août 1778, portant Etablissement d'une Société royale de Médecine.*

2. Voir tome II, page 182, l'*Arrêt du Conseil du Roy du 5 mai 1781 concernant l'examen et la distribution des Eaux minérales et médicinales du Royaume.*

3. Voir tome II, pages 125 et suivantes, *La législation des Eaux minérales sous l'ancien régime, de 1605 à 1789.*

des inconvénients dangereux, tant sur le bon ordre que sur la décence.

L'Exploitation de l'Etablissement thermal de Vichy jusqu'au 3 septembre 1792.

En récapitulant ce qui vient d'être dit, il en résulte que dans l'origine, l'efficacité des eaux de Vichy ayant excité les soins de l'administration, le premier médecin à qui le roi avoit donné la surintendance des eaux minérales du royaume, avoit jugé nécessaire d'établir un intendant particulier, médecin des eaux à Vichy ; que pour l'indemniser de toutes les peines et les soins nécessairement attachés à cet état, il lui avoit été accordé d'abord un sou par bouteille de trois chopines, que l'intendant médecin ayant besoin d'un logement, les administrateurs de l'Hôpital de Vichy firent l'offre, qui fut agréée, d'un petit bâtiment, près des fontaines et douches, à condition que l'hôpital percevroit un sou par pinte d'eau qui seroit transportée hors de Vichy, et par le même arrangement, le traitement du médecin des eaux fut définitivement fixé à un sou par pinte, et il resta seul chargé de tous les frais de bouchons, de poix, résine et autres dépenses accessoires ensemble de toutes les réparations nécessaires aux bâtiments, canaux et fontaines.

Une charge extrêmement fatigante par son détail fut encore imposée au médecin intendant des eaux, c'est le service des pauvres malades ; pendant la saison de printemps et de l'automne, on reçoit à l'Hôpital cinq cents pauvres pour y faire usage des eaux, des bains et des douches, et dans le reste de l'année, il y a communément plus de cent malades et cinquante enfants ou vieillards hors d'état de travailler, tous ces individus sont servis par huit sœurs de la charité et exigent des soins assidus de la part du médecin qui indique tous les jours les remèdes à prendre, la quantité et qualité d'eau à boire et la douche à recevoir.

Tous ceux qui font puiser des eaux prennent, conformément au règlement, un certificat du médecin, pour éviter la fraude que pourroient commettre des commissionnaires ; une grande partie envoie un mémoire qui contient le détail de leur incommodité et demande au médecin de faire puiser l'eau à la fontaine qu'il croira convenable ; souvent encore il faut prescrire le régime à garder. Tout cela exige une correspondance très multipliée, qui nécessite des frais assez considérables et notamment les salaires d'un écrivain.

Les faits ci-dessus énoncés sont de la plus grande notoriété, mais pour connoitre l'indemnité accordée au médecin intendant des eaux, il convient de répéter qu'il reçoit, comme l'Hôpital, un sou par pinte d'eau transportée hors de Vichy ; que les administrateurs de cette maison ont, par bail du 2 février 1786 [1], affermé ce produit moyennant deux mille quarante-cinq livres par an ; que ces fermiers perdent sur ce marché au moins trois cents livres par année, l'envoi des eaux ayant baissé considérablement, soit par la diminution des fortunes des particuliers, soit par d'autres causes inconnües.

Que le médecin est tenu de toutes les dépenses préalables à l'envoi ; qu'on peut sans indiscrétion arbitrer cet objet à plus de trois cents livres par an ; qu'en admettant comme on vient de le dire à l'article des fermiers, pareille somme en perte sur la portion de produit attribuée au médecin, la sienne se trouvera réduite à environ quatorze cent livres, sur laquelle il faudra encore défalquer la dépense pour les réparations aux bâtimens, bains, fontaines douches, canaux, etc. ; qu'au moyen de la construction entière qui vient d'être faite d'un grand bâtiment, qui comprend ces objets, il n'est pas possible de déterminer quant à présent à quoi montera annuellement cet article, mais qu'en le fixant à environ trois cents livres par chaque année, il lui restera environ onze cents livres pour le service le plus détaillé et le plus fatiguant.

On objectera peut-être qu'il bénéficie sur chaque caisse contenant cinquante quatre bouteilles d'eau qui a été fixée à vingt-six livres ; mais il seroit facile de montrer que les acheteurs ne sont pas maltraités par ce prix, si l'on fait attention que les bouteilles employées sont de première qualité pour qu'elles résistent mieux au transport, que lors du remplissage et lorsqu'on les bouche, plusieurs éclatent, que les planches, les bouchons, les cordes et le goudron, et la main d'œuvre pour l'encaissement, sont d'un prix bien plus élevé qu'autre fois, qu'enfin il y a pour environ six francs d'eau.

Au surplus le privilège exclusif de l'envoi ayant été aboli et chacun ayant la faculté de former des caisses d'eau cet article ne doit plus être pris en considération pour établir une augmentation de produit à la place de médecin des eaux ; il ne lui restera au contraire que la charge de soigner le puisement ainsy que l'envoi et de certifier l'un et l'autre conformément aux règlements.

Sans doute qu'il lui sera permis d'avoir à Paris et dans les principales villes du royaume, un commissionnaire pour le débit de ces eaux. Le sieur Giraud ne peut ni ne veut s'opposer à ce que chacun ait la même faculté en se conformant cependant aux règlements rendus pour éviter sa contrefaçon et toute espèce de fraude.

L'on pourroit croire que la rétribution de vingt sous par bain et

1. Voir ce bail dans *Vichy à travers les siècles*, par A. Mallat, tome II, page 321.

L'Exploitation de l'Etablissement Thermal de Vichy jusqu'au 3 septembre 1792.

douche que perçoit le médecin des eaux augmente considérablement son revenû, si l'on ne faisoit pas attention que la fourniture des bois, des baignoires, chaises à porteur, etc., et les gages des baigneurs et baigneuses absorbent, et au-delà, ce produit.

L'exposé qui vient d'être fait établit d'une manière également précise et satisfaisante, d'un côté le produit de la place de médecin intendant des eaux de Vichy et de l'autre les obligations et les dépenses accessoires à cet état ; il en résulte encore positivement l'indemnité la plus faible, relativement au service et aux charges dont il est tenu ; il est d'ailleurs des considérations particulières qui militent en faveur du sieur Giraud et qu'on ne peut se dispenser d'admettre en partant des principes d'équité et de raison.

En 1766, le sieur Tardy, médecin, ayant exposé que ses infirmités ne lui permettoient plus de remplir seul les fonctions de son état, demanda un adjoint. Le sieur Giraud qu'il avoit indiqué, fut choisi et nommé pour lui succéder à titre d'adjoint et de survivance. Les provisions lui en furent expédiées, scellées et enregistrées en la chambre des comptes de Paris au mois de septembre 1766. Par une suite de conventions avec le sieur Tardy, et pour frais des titres et enregistrement, il fut obligé de dépenser au moins six mille francs ; il a travaillé en conséquence conjointement avec le sieur Tardy pendant plusieurs années ; mais les infirmités du dernier l'ayant obligé de se retirer à la campagne, le sieur Giraud a fait seul le service pendant plus de quinze ans ; il ose se flatter et il ne craint pas de le dire, qu'il a mérité l'approbation générale tant par son exactitude que par son désintéressement, puisque le sieur Tardy jouissait seul de tous les droits et émolumens appartenant à sa place.

Au mois de mars 1789, le sieur Tardy, âgé de quatre-vingt-sept ans, accablé des infirmités de la vieillesse, détermina, par ses instances, le sieur Giraud à accepter l'abandon qu'il lui fit de tous les produits attribués au médecin des eaux moyennant la somme de quatorze mille livres se réservant seulement, ledit sieur Tardy, la jouissance pendant sa vie, de la somme de cent cinquante livres de gages pour laquelle le médecin est porté sur les états du roi. Le sieur Giraud se livra à cet arrangement infiniment plus par reconnaissance que par intérêt, cela démontré par le détail des produits ; il ne jouit que depuis fort peu de tems de l'objet dont il s'agit et cependant il s'est occupé de suite des moyens de se procurer les bouteilles, les bois et autres objets nécessaires pour l'envoi des eaux, il a fait avec les fournisseurs les traités d'usage, il y a ajouté l'achat des baignoires, les rideaux à placer sur les fenestres et portes vitrées, des endroits servant à prendre les bains, dans le nouveau bâtiment, enfin des autres meubles indispensables pour procurer aux malades la facilité, la propreté et toutes les aizances qui peuvent leur être commodes et utiles.

Pour ne rien laisser à désirer, le sieur Giraud a l'honneur d'observer que la facilité du transport des eaux dispense la plus grande partie des malades de les prendre sur les lieux et qu'en conséquence, l'honoraire qu'il reçoit pour les conseils de ceux qui se transportent à Vichy, doit être regardé comme un objet de la plus médiocre valeur.

En terminant, enfin, il dira que depuis vingt-cinq ans, il fait le service presque gratuitement ; qu'il a dépensé vingt mille francs pour son état qu'il a acheté sur la foi publique et qu'il a été pourvu de titres pareils à ceux auxquels il en a été précédemment expédié pour la perception d'un revenu attaché à des fonctions ou publiques ou particulières.

GIRAUD [1].

Certes, il y avait exagération dans l'affirmation de l'administration du département qui avait prétendu, le 19 novembre 1790, que les Eaux s'affermaient de 9 à 12.000 livres. Le bail des frères Sornin du 13 juin 1780 est là pour le prouver. Mais n'y avait-il pas, aussi, de la part de Giraud une tendance intéressée à diminuer l'importance du produit de son intendance ? N'y avait-il pas contradiction entre ses dires de 1791 et le prix qu'il avait payé à Tardy pour prendre sa place, étant donné surtout qu'il était assuré de la survivance de son Intendant en titre et que cet Intendant était déjà âgé de plus de quatre-vingts ans ? Ce qu'il y a de certain, cependant, c'est qu'il disait vrai lorsqu'il affirmait que le fermier du droit *d'un sou par pinte d'eau*, qui revenait à l'Hôpital, fermier qui, depuis le 2 février 1786, payait pour cette ferme 2.045 livres par an, perdait de l'argent chaque année. La preuve en fut que ce prix de ferme tomba à la somme de 1.240 livres seulement lors de la nouvelle adjudication de la perception de ce droit, le 15 avril 1792.

On n'a aucune donnée précise qui permette de calculer le nombre de bouteilles d'eaux minérales exportées, par eau

1. *Archives départementales de l'Allier*. Série C. 284.

ou par terre, hors de Vichy, pendant l'année 1789, par exemple. Cependant je crois qu'on peut admettre que le prix du bail du 2 février 1786 consenti à Joseph Morignat, traiteur, par l'Hôpital, pour la perception du *sou par bouteille*, peut être pris comme base d'un calcul, fatalement approximatif, pour connaître ce nombre de bouteilles. Si l'on veut bien admettre que ces 2.045 livres représentaient exactement en 1789 le produit de ce sou par bouteille, le fermier perdant seulement alors les frais de son contrôle et de sa perception, ce qui me paraît fort plausible, il en résulte que, pendant cette année 1789, il était parti de Vichy *40.900* bouteilles d'une pinte chacune, chiffre inférieur à celui des années 1752, 1753 ou 1754.

L'Exploitation de l'Etablissement Thermal de Vichy jusqu'au 3. septembre 1792.

Il n'est pas inutile, je crois, de noter, ici, qu'en 1792 le bureau des Ponts et Chaussées du Directoire du département de l'Allier reconnaissait les droits de l'intendant Giraud sur l'exploitation des Eaux minérales de Vichy et le mettait très justement en demeure d'exécuter des réparations aux canaux des bains, réparations qu'il réclamait, si mieux n'aimait voir faire celles-ci aux dépens même de ces droits. La délibération sur ce sujet du 22 mai 1792, « l'an quatre de la Liberté », vaut d'être citée tout entière. Je la reproduis dans les lignes qui suivent :

Vu la pétition présentée par le médecin des eaux thermales de Vichy, exposant qu'il est urgent de faire des réparations aux canaux et autres objets nécessaires aux bains, l'avis du district de Cusset et pièces jointes à la dite pétition ;

Nous, administrateurs composant le Directoire du département de l'Allier, attendu que par lettres patentes en faveur de l'Hôpital de Vichy, du 23 mars 1716, il a été attribué au sieur Chomel et ses successeurs, la jouissance à perpétuité, tant d'un ancien sol que de six deniers par chaque bouteille de trois chopines d'eau, mesure de Paris, prise à Vichy, et qui se transporteroit tant à Paris que dans les autres endroits du royaume, à la charge par lui et ses successeurs d'entretenir les maisons, bains, caveaux, canaux et autres choses en dépendantes, en bon état ; que toutes les réparations, réclamées par l'exposant et nécessaires, à faire au canal pour procurer aux eaux leur écoulement, ne peuvent être qu'à sa charge aux termes des dites lettres patentes ;

après avoir consulté et entendu le procureur général sindic, arrêtons que par ledit exposant à ses frais et sous la surveillance de la Municipalité de Vichy, il sera procédé à la confection de toutes réparations d'entretien nécessaires aux canaux pour donner aux eaux leur libre cours, de manière à ce que l'usage des bains et des douches devienne facile, si non et à défaut de ce faire par l'exposant, il sera pourvu aux dites réparations ainsy qu'il appartiendra, et le prix dy celles acquitté sur les six sols par pinte par lui perçus ou à percevoir en vertu desdites lettres patentes ; à l'effet de quoi la Municipalité sera tenue d'informer le Directoire du district de Cusset, des démarches qui seront faites par l'exposant pour la confection desdites réparations.

Ont signé : BOIROT, D'ALPHONSE, DUCHON, GOYARD, ROSSIGNOL, DÉCHAUX, MERLIN [1].

J'ai dit que Robert-Antoine Giraud avait eu la charge de présider en partie à l'installation, à l'ameublement et à l'agencement de cet Etablissement thermal de Janson, qui succédait à la « Maison du Roy » de Louis XIII. Il avait eu par contre l'honneur de *baigner et de doucher*, du 1er juin au 2 août 1785, Mesdames de France, filles de Louis XV et tantes de Louis XVI [2]. Madame Adélaïde et Madame Victoire étaient arrivées à Vichy avec une suite de deux cent soixante personnes et soixante chevaux. Madame Victoire, seule, y avait fait une cure ; elles avaient reçu, pendant leur séjour à Vichy, la visite de leur neveu, Louis-Stanislas-Xavier de France, *Monsieur*, frère du roi, qui devait régner, plus tard, sous le nom de Louis XVIII. Si Madame Victoire fut satisfaite de l'effet des eaux, par contre les deux filles de Louis XV n'eurent à se louer, paraît-il, ni de leur logement chez les pères Capucins, ni, surtout, du confort de la « Maison du Roy ». Elles décidèrent donc, ou firent décider, pour « leur commodité et leur utilité », l'édification immédiate, aux bains, de ce « nouveau bâtiment » pour lequel Giraud avait acheté des baignoires, des rideaux et les meubles indispensables pour procurer aux malades la facilité, la propreté et toutes les aisances qui peuvent leur être commodes et utiles.

1. *Archives départementales de l'Allier*. L. 73 (registre).

2. C'est Maloüet, médecin ordinaire de Mme Victoire, qui accompagna et soigna à Vichy Mesdames de France pendant leur saison de 1785.

L'Exploitation de l'Etablissement Thermal de Vichy jusqu'au 3 septembre 1792.

J'ai cherché, vainement, le moyen d'évaluer, à une époque quelconque des XVIIe et XVIIIe siècles, le nombre des étrangers qui venaient, à Vichy, prendre les eaux pendant la saison d'été. Je n'ai trouvé aucune donnée qui puisse, à ce sujet, me permettre d'indiquer un chiffre même très approximatif. On ne sait, en effet, rien de positif sur ce point si ce n'est que le produit annuel de la « Maison du Roy » fut affermé par Chomel, de 1733 à 1742, *cent cinquante livres* seulement ; que Vichy était, alors, un village dont la population oscillait, suivant les temps, de cent vingt-huit à deux cents feux ; et que, d'après l'arrêt du 16 mai 1771, l'Hôpital de Vichy recevait, chaque année, plus de deux cents malades, la plupart étrangers à la ville. Il ne devait pas, ce me semble, dans de telles conditions, y avoir grand' place, dans ces deux cents feux, pour loger beaucoup de « buveurs » pendant les cent jours propices au traitement thermal, alors, surtout, que la durée des saisons dépassait généralement deux mois ou deux mois et demi.

CHAPITRE II

L'EXPLOITATION DE L'ETABLISSEMENT THERMAL DE VICHY

DU 3 SEPTEMBRE 1792 AU 23 VENDÉMIAIRE AN VI

LE décret du 3 septembre 1792 contenait les dispositions suivantes :

L'Exploitation de l'Etablissement Thermal de Vichy du 3 septembre 1792 au 23 vendémiaire an VI.

« ARTICLE PREMIER. — Toutes les aliénations des domaines natio-
« naux déclarées révocables par la loi du 1er décembre 1790 sur la
« législation domaniale sont et demeurent révoquées par le présent
« décret.

. . . .

« ART. 3. — Les détenteurs desdits biens seront tenus de remettre
« leurs contrats, quittances de finance et autres titres relatifs à leur
« remboursement, au Commissaire national directeur général de la
« liquidation dans les trois mois qui suivront la publication du présent
« décret.

« Ils seront tenus de justifier de cette remise, quinzaine après, en
« remettant le certificat du Commissaire liquidateur au bureau d'en-
« registrement dans l'arrondissement duquel les biens seront situés.

« Cette remise tiendra lieu de consentement à la dépossession.

« ART. 4. — Les détenteurs qui se seront conformés à ce qui est
« prescrit par l'article précédent, ne pourront être dépossédés sans
« avoir préalablement reçu, ou été mis en demeure de recevoir, les
« sommes auxquelles leur finance et ses accessoires auront été liqui-
« dés ; ils percevront jusqu'à cette époque les fruits et produits des

« biens, à la charge de les entretenir en bon état et d'en acquitter les
« charges et contributions.

. . . .

« Art. 7. — Les détenteurs qui ne se seront pas conformés à ce « qui est prescrit par l'article 3 du présent décret, ou qui ne se seront « pas pourvus devant les tribunaux, seront dépossédés à l'instant de « l'expiration des délais fixés par les articles 3, 5 et 6 ci-dessus.

« Ils seront tenus de rendre compte des fruits depuis le jour de la « publication du présent décret.

« La même restitution de fruits sera ordonnée contre ceux dont « la maintenue aura été rejetée.

« Art. 8. — La régie prendra possession des biens. Elle donnera « connaissance au Directoire du district du consentement ou de l'oppo- « sition des détenteurs à leur dépossession. Dès cette époque les « fermiers seront tenus de verser, entre les mains des receveurs des « droits d'enregistrement, le prix de leurs baux ; et les intendants ou « régisseurs, le produit des biens qui leur sont confiés, et qui écher- « ront à compter de la prise de possession. »

Cette loi du 1er décembre 1790, sur la législation domaniale, qui est visée dans l'article premier ci-dessus, portait au paragraphe 5 de son article 28 :

« Les dons, concessions et transports à titre gratuit de biens et « droits domaniaux..... sont et demeurent révocables à perpétuité. »

Et son article 5 disait :

« Tous acquéreurs ou détenteurs des domaines nationaux les « rendront, lors de la cessation de leur jouissance, en aussi bon état « qu'ils étaient lors de la concession, et ils seront tenus des dégradations « et malversations commises par eux, ou par personnes dont ils doivent « répondre. »

Donc, *en droit*, et sans contestation possible après les citations ci-dessus, Robert-Antoine Giraud n'est plus légalement, à la date du 3 septembre 1792, intendant des Eaux minérales de Vichy, et il doit, dans les trois mois qui vont suivre la publication de ce décret du 3 septembre 1792, décret qui n'arrive que le 1er octobre au Directoire du département de l'Allier, remettre, au Commissaire national directeur général de la liquidation, les biens, meubles et immeubles de l'État dont il jouit encore en vertu de l'arrêt du Grand Conseil du Roy du 26 mars 1686 et des Lettres patentes du 23 mars 1716.

L'Exploitation de l'Etablissement Thermal de Vichy du 3 septembre 1792 au 23 vendémiaire an VI.

En fait, Giraud n'en fait rien ; il continue, comme par le passé, d'exploiter à son seul profit l'Etablissement thermal de Vichy et il ne quitte pas l'*Intendance* qu'il habite en même temps que sa propriété de Presles, près de Cusset.

Au reste, il semble bien que le Directoire du département de l'Allier, malgré ses délibérations précédentes des 19 novembre 1790[1] et 23 novembre 1791[2], n'était guère pressé de déposséder Giraud de sa détention, illégale maintenant, du produit des Eaux de Vichy, puisque le 22 mai 1792 il décidait que l'Intendant de ces eaux, bénéficiant de l'attribution faite « au sieur Chomel et à ses successeurs » par les Lettres patentes du 23 mars 1716, était seul tenu de toutes les réparations d'entretien nécessaires aux canaux pour donner aux eaux leur libre cours, de manière que l'usage des bains et des douches devînt facile[3] ; et, puisque, encore, le 24 novembre 1792, sur le refus du médecin des eaux de recevoir « les clefs des bâtiments des « bains à raison de ce que, dans leur intérieur, il existe des « dégradations considérables », ce même Directoire du département de l'Allier arrêtait qu'il serait procédé à la vérification de l'état des bâtiments de Vichy, *en présence de Giraud, médecin de ces eaux,* et de deux commissaires, l'un nommé par le Directoire du district de Cusset et l'autre par la municipalité de Vichy[4], « de laquelle vérification il serait « dressé procès-verbal »[5]. Cette vérification eut effectivement lieu le 24 janvier 1793.

En avril 1793, les représentants du peuple Fauvre-Labrunerie et Pierre-Jacques Forestier, commissaires de la Convention nationale, sont en mission dans l'Allier. Le 11 avril 1793, le Directoire du district de Cusset prend, en leur

1. *Archives départementales de l'Allier :* L. 54 (Registre) f° 30.
2. *Archives départementales de l'Allier :* L. 54 (Registre) f° 58.
3. *Archives départementales de l'Allier :* L. 73, n° 318, fol. 96 verso.
4. Par délibération du 11 janvier 1793, le Conseil municipal de Vichy nomme Gravier (du Monceau), maire, pour assister à cette vérification.
5. *Archives départementales de l'Allier :* L. 73, n° 603, fol. 175.

 présence, l'arrêté suivant dont l'importance est capitale quoiqu'il soit « fondé sur de fausses bases » comme l'écrira, dans la suite, le Ministre de l'Intérieur :[1]

Le Directoire étant assemblé, les citoyens commissaires de la Convention ont demandé des renseignements sur l'administration des eaux minérales de Vichy ; il leur a été répondu que les corps administratifs n'avaient eu, jusqu'à ce jour, aucune part au régime de ces eaux, que le Directoire sait seulement qu'il a été construit, depuis deux ou trois ans, à Vichy, au dépens du Trésor public, un bâtiment où sont actuellement renfermés les eaux minérales et les bains ou douches, que le produit de ces eaux passe entre les mains soit du citoyen Giraud, qui en était ci-devant intendant, soit de l'Hôpital de Vichy. Qu'il a été plusieurs fois question, au Département de l'Allier, de s'emparer de l'administration de ces eaux et d'en employer le produit au remboursement des frais du bâtiment qui a été construit, mais que ce projet a toujours été ajourné. Les citoyens Commissaires ont alors observé que puisque le local des eaux et des bains, et le bâtiment où elles prennent naissance appartenaient à la Nation, cette propriété particulière devait être régie comme les autres propriétés nationales, et qu'en attendant il était prudent d'en séquestrer le produit sauf à statuer sur les réclamations de ceux qui prétendent y avoir des droits.

La matière mise en délibération, le Directoire du district, considérant que le bâtiment et le lieu où naissent les eaux minérales de Vichy appartiennent à la Nation qui a fait tous les frais de construction ; et que les Commissaires de la Convention pensent que cette propriété doit être régie par le receveur de l'enregistrement, suivant les décrets des 9 mars, 16 et 18 may et 19 août 1791,

Après avoir consulté et entendu le procureur syndic,

Arrête, sous l'autorisation expresse des citoyens Forestier et Fauvre-Labrunerie, commissaires de la Convention Nationale, ici présents, 1° Que le produit total des eaux minérales, bains et douches de Vichy, à compter du 2 novembre 1789, date du décret qui a saisi la Nation de toutes ses propriétés, sera provisoirement versé dans la caisse du receveur de l'enregistrement, où il restera déposé.

2° Que ledit receveur sera tenu de poursuivre, sur le champ, la ferme de la partie de ces eaux ou bains non affermée, sauf à ceux qui prétendraient avoir des droits au produit de ces eaux ou bains à présenter à l'administration telles pétitions qu'ils aviseront.

1. *Archives nationales*, F[8] 129.

L'Exploitation de l'Etablissement Thermal de Vichy du 3 septembre 1792 au 23 Vendémiaire an VI.

Les Commissaires chargent le Directoire de prendre tous les renseignements qu'il pourra se procurer sur les dilapidations qui ont été commises lors de la construction dudit bâtiment et sur les dépenses énormes qu'elle a occasionnées, et de poursuivre la réformation de tous les abus qu'il découvrira, nonobstant tous arrêtés approbatifs qui auraient pu avoir été pris par l'ancien Directoire du Département.

Les Commissaires chargent pareillement le Directoire du district de veiller à ce que les pauvres continuent de recevoir les secours qu'il est d'usage de leur administrer.

Ont signé : GIVOIS, PONCET, FORESTIER, FAUVRE-LABRUNERIE, AMELOT, P.-A. MEILHEURAT et DENIUS AINTANAZÉ, *secrétaire*[1].

Dès lors, l'affaire ne traîne pas en longueur. L'adjudication à titre de bail est indiquée pour le 27 avril 1793 ; les affiches annonçant cette adjudication sont immédiatement posées et le 20 avril 1793, l'an I de la République française, « Gervais Cornil, le jeune, premier huissier audiencier en « la juridiction criminelle du ci-devant bailliage royal de « Cusset y reçu immatriculé, exploitant par tout le royaume, « résidant audit Cusset », signifie, baille et délaisse à Robert Giraud, officier de santé, ci-devant intendant des eaux de Vichy, y demeurant, « copie de l'arrêté du Directoire du District de Cusset, du onze de ce mois, et en « vertu d'icelui je lui ai fait sommation de remettre, dans « huit jours, pour tout délai, entre les mains et sur la quittance du préposé de la Régie du bureau de Cusset, « toutes les sommes provenant de la vente des Eaux de « Vichy, Bains et Douches, depuis le 2 novembre 1789, lui « déclarant qu'à défaut de ce faire et ledit délai passé, il y « sera contraint par toutes voies, s'agissant de deniers « nationaux, etc., etc. ».[2]

La veille de l'adjudication, le 26 avril, en séance publique permanente du Directoire du District de Cusset, un membre fait observer que dans l'arrêté du 11 avril, pris « sous l'autorité expresse des citoyens Commissaires de la Convention Nationale », il n'est point spécialement question de la mai-

1. *Archives départementales de l'Allier.* District de Cusset, L. 416, fol. 12.
2. *Archives départementales de l'Allier*, série X, n° 946.

son servant de logement au ci-devant intendant des Eaux de Vichy et qu'il est important de délibérer d'urgence sur la question de savoir si cette maison fera ou non partie de la ferme qu'on va donner le lendemain.

Le Directoire, après avoir consulté et entendu le Procureur syndic, expliquant l'arrêté dudit jour 11 de ce mois, déclare que par la désignation de bâtiment il a entendu comprendre tous ceux appartenant à la Nation servant à l'usage des eaux minérales, bains et douches, et autres dépendances, que dès lors, la maison servant de logement au ci-devant intendant des eaux de Vichy, doit faire partie de la ferme indiquée au 27 de ce mois, à la charge par l'adjudicataire de faire les réparations locatives pendant la durée de son bail, à l'expiration duquel il laissera les lieux en état où il les trouvera, lequel sera constaté par procès-verbal qu'il fera dresser à ses frais, en présence d'un membre du Directoire du district, d'un membre de la Municipalité de Vichy et du préposé de la régie nationale du bureau de Cusset ou lui dûment appelé.

Et attendu l'impossibilité où se trouve le citoyen Giraud, intendant des eaux, de laisser ladite maison libre le 27 de ce mois, il lui sera accordé jusqu'au 20 mai prochain, soit pour se procurer un logement, soit pour son déménagement, et ont les administrateurs, le procureur-syndic et le secrétaire signé.

PONÇET, FOURNIER, P.-A. MEILHEURAT, F. GIVOIS, AMELOT, DENIUS AINTANAZÉ, *secrétaire* [1].

Le cahier des charges de cette première adjudication des Eaux minérales de Vichy était ainsi conçu :

On fait savoir qu'en exécution de l'arrêté du Directoire du district de Cusset en date du onze avril mil sept cent quatre-vingt-treize, l'an I de la République Française une et indivisible, il sera procédé le vingt-sept avril prochain, à dix heures du matin, à la poursuite et diligence du préposé de l'enregistrement et des domaines au bureau de Cusset et pardevant le Directoire du district, à l'adjudication à titre de bail à ferme, pour trois ans, des Eaux minérales, Bains et Douches de Vichy aux charges, clauses et conditions suivantes :

ARTICLE PREMIER.— L'adjudication sera annoncée par des affiches et publications mises et faites dans les communes de Cusset et Vichy ;

1. *Archives départementales de l'Allier.* District de Cusset, L. 416.

L'Exploitation de l'Etablissement Thermal de Vichy du 3 septembre 1792 au 23 Vendémiaire an VI.

elle se fera au plus haut metteur et dernier enchérisseur, feux allumés et jusqu'à ce qu'il y en ait eu un d'éteint sans enchère.

ART. 2. — Le préposé de l'enregistrement à la diligence duquel l'adjudication sera faite, sera présent et pourra faire toutes réquisitions utiles au succès de l'adjudication et à l'intérêt de la Nation ; il pourra même en demander le renvoi à un autre jour.

ART. 3. — L'adjudicataire ne pourra jouir que du bâtiment construit aux frais du trésor public à l'usage des Eaux minérales, Bains et Douches ainsi que de la rétribution d'un sol par pinte d'Eau minérale et de celle de vingt sols par Bain ou Douche dont jouissait le ci-devant intendant, ses commis ou préposés.

ART. 4. — L'adjudicataire sera tenu d'entretenir les bâtiments, fontaines, bains, douches, conduits et canaux des réparations locatives et d'entretien ; de souffrir toutes les grosses réparations et de prévenir le préposé de la Régie dans la quinzaine de toutes les dégradations et détériorations qui pourraient survenir.

ART. 5. — Il sera tenu de faire ou de faire faire bien et fidèlement la distribution des eaux minérales et l'administration des bains et douches sans pouvoir exiger au delà d'un sol par bouteille d'eau cachetée pour être transportée et de trente sols par bain et douche. Il lui est interdit de se servir des cachets existant actuellement ; il devra en faire graver un autre à ses frais et aux armes républicaines et portant ces mots : Département de l'Allier, République Française.

ART. 6. — L'adjudicataire sera tenu de veiller et nettoyer journellement les fontaines et les tenir ouvertes, pendant la saison, depuis quatre jusqu'à dix heures du matin. Il ne pourra rien exiger de ceux qui boivent les eaux sur les lieux ; il souffrira même qu'ils en transportent jusqu'à concurrence d'une bouteille d'une fontaine à l'autre lorsqu'ils voudront les boire coupées.

ART. 7. — Le prix de l'adjudication sera payable entre les mains du préposé de l'administration de l'enregistrement et des domaines à Cusset, en quatre payements égaux, de trois en trois mois. A défaut de payement, l'adjudicataire pourra être poursuivi par toute voye, comme pour deniers nationaux.

ART. 8. — L'adjudicataire sera tenu de fournir caution dans la huitaine de l'adjudication, dont la solvabilité sera discutée par le préposé de la Régie en présence du Directoire du District ; et lorsqu'elle aura été admise, elle s'obligera conjointement et solidairement avec l'adjudicataire, sans division ni discussion, au payement du prix et à l'entière exécution des charges, clauses et conditions de l'adjudication. Faute de fournir la caution dans le dit délai, il sera procédé à l'adjudication à la folle-enchère.

Art. 9. — Dans la huitaine de l'adjudication il sera fait aux frais de l'adjudicataire en présence du Commissaire du District, de la municipalité de Vichy, de l'adjudicataire et du préposé de l'enregistrement ou lui appelé à cet effet, procès-verbal de l'état des bâtiments, bains et douches, fontaines ou canaux pour les laisser au même et semblable état. Une expédition en sera remise par l'adjudicataire ou préposé de l'enregistrement.

Art. 10. — Les frais d'affiches, de publication, d'adjudication et tous autres seront réglés par le Directoire du District et supportés par l'adjudicataire qui sera tenu de remettre dans la quinzaine au préposé de l'enregistrement expédition des adjudication, cautionnement et autres relatifs à la dite adjudication.

Art. 11. — L'adjudicataire ne pourra cedder, sous-fermer ou autrement disposer des objets compris en l'adjudication que par acte devant notaire et il demeurera principal obligé et garrant de la gestion des cessionnaires.

Art. 12. — L'administration de l'enregistrement et des domaines nationaux n'interviendra dans aucun procès ou action qui seront intentés par l'adjudicataire. Mais dans le cas où la propriété ou le fonds des droits serait attaqué, l'adjudicataire dénoncera les diligents à l'administration qui se réserve alors le droit d'examiner et de décider si elle se rendra partie au procès ou si elle en laissera la suite à l'adjudicataire, qui dans ce cas procèdera à ses risques et périls.

Art. 13. — Le droit de l'Hôpital de Vichy d'un sol par pinte d'eau minérale vendue sur place ou expédiée hors de Vichy est spécialement réservé.

Art. 14. — Les contributions foncières seront supportées par la République. L'adjudicataire sera seulement tenu des contributions mobilières le concernant [1].

C'est donc sur ce cahier des charges qu'eut lieu la première adjudication publique de l'exploitation des Eaux minérales de Vichy. J'en donne ci-dessous le procès-verbal *in extenso :*

Aujourd'hui, vingt-sept avril mil sept cent quatre-vingt treize, l'an premier de la République Française une et indivisible, heure de dix du matin, en la séance publique et permanente du Directoire du district de Cusset tenue par les administrateurs en présence de l'agent national,

1. *Archives de la Société des Sciences médicales de Vichy.*

L'Exploitation de l'Etablissement Thermal de Vichy du 3 septembre 1792 au 23 Vendémiaire an VI.

A comparu Etienne Benjamin Garand, receveur de la régie nationale de l'enregistrement et des domaines du bureau de Cusset, lequel a remontré qu'en exécution de l'arrêté de ce Directoire du onze avril dernier, il a fait faire des publications et posé des affiches, dans les lieux les plus apparens tant de cette commune que de celle de Vichy, indication qu'il serait ce jourd'hui en la salle et par devant nous, procédé publiquement à sa diligence et à la chaleur des enchères au bail de ferme des eaux minérales, bains et douches de Vichy et bâtiment en dépendant avec la jouissance de la maison précédemment habitée par le citoyen Giraud, ci-devant intendant de ces eaux, pour trois ans qui commenceront le premier mai prochain et finiront la veille de pareille jour de l'année mil sept cent quatre-vingt seize, aux charges, clauses et conditions insérées au cahier des charges par lui déposé au secrétariat de ce district. Il a rapporté les certificats des publications présentes, délivrées par les municipalités de Cusset et Vichy et requis que par le secrétaire, il fut fait lecture, à haute et intelligible voix, du cahier des charges, clauses et conditions du bail et de suite procédé à l'adjudication, sauf à en demander le renvoi, s'il y a lieu et à faire toutes réquisitions utiles à l'intérêt de la République.

Le Directoire, sur ce, ouï l'agent national, faisant droit sur la réquisition du citoyen Garand a ordonné la lecture du cahier des charges et que de suite il fut allumé des feux, en annonçant qu'il allait être procédé sur le champ à l'adjudication à titre de bail des objets dont il est question et que tout metteur et enchérisseur seraient reçus.

La lecture ordonnée ayant été faite et une première bougie allumée, mise a été faite par le citoyen Louis Denizard à la somme de douze cents livres ; par le citoyen Jean-Claude Plantade Rabanon à quinze cents livres ; par le citoyen François-Claude Chocheprat à deux mille livres ; par le citoyen Rabanon à deux mille cinq cents livres ; par le citoyen Laurent Desbret à trois mille livres. Cette bougie s'étant éteinte sans que la mise du citoyen Desbrest ait été couverte par aucune autre, il a été allumée une seconde bougie. Mise a été faite par le citoyen Chocheprat à trois mille cinq cents livres ; par le citoyen Rabanon à quatre mille livres ; par le citoyen Desbrest à quatre mille cinq cents livres ; par le citoyen Chocheprat à cinq mille livres ; par le citoyen Desbrest à six mille livres ; par le citoyen Chocheprat à six mille cinq cents livres ; par le citoyen Desbrest à sept mille livres. Cette seconde bougie s'étant éteinte sans que la mise dudit citoyen Desbrest ait été couverte par aucune autre, il a été allumée une troisième bougie qui s'est aussi éteinte sans autre mise ; en conséquence le Directoire, du consentement de l'agent national et du citoyen Garand, receveur de la régie de l'enregistrement, a adjugé et adjuge audit citoyen Desbrest, les eaux, bains et douches de Vichy, les bâtiments en dépendant avec la jouissance de la maison précédemment habitée par le citoyen Giraud, ci-devant intendant de ces eaux, pour en jouir à titre de bail à ferme, moyennant ladite somme de sept mille livres, pour le temps et aux charges, clauses et conditions insérées au cahier des charges dont expédition sera délivrée avec les présentes.

Ledit citoyen Desbrest a déclaré accepter l'adjudication qui vient de lui être faite, avoir bien ouï et compris les clauses et conditions d'icelle et s'est soumis de les exécuter dans leur intégrité sans qu'aucune puisse être réputée comminatoire. Et en exécution de l'article 8 du cahier des charges il a présenté pour caution le citoyen Louis-François Desbrest, propriétaire demeurant en la ville de Cusset, lequel présent, après discussion de sa solvabilité reconnue, du consentement du citoyen Garand et de l'agent national, a été admis pour caution et s'est soumis conjointement et solidairement avec ledit citoyen Desbrest adjudicataire, sans division ni discussion au payement du prix dudit bail aux termes fixés et à l'entière exécution de toutes les charges, clauses et conditions d'icelles.

Fait en la grande salle du Directoire du District de Cusset, lesdits jour, mois et an que dessus et ont les administrateurs signés avec l'agent national, le citoyen Garand, Laurent Desbrest, Louis-François Desbrest et le secrétaire.

Signé : Poncet, Amelot, Meilheurat, Colin, E. Garand, L. Desbrest, P. Desbrest, F. Givois, Denius, secrétaire.

Enregistré à Cusset le 6 mai 1793, de la 1re année républicaine. Reçu cent cinq livres.

E. Garand.[1]

Ce Laurent Desbrest, qui était déclaré adjudicataire des Eaux minérales, Bains et Douches de Vichy, était le fils de Jean-Baptiste Desbrest, ancien médecin des camps et armées, intendant des Eaux minérales de Châteldon; de ce Desbrest qui acheta en 1783 la charge de maire de la ville et communauté de Vichy dont il reçut les provisions le 2 juillet de la même année. Laurent Desbrest était né à Cusset le 6 novembre 1762 de Marie-Anne Boieldieu, et il était, en 1793, depuis 1787, médecin dans cette ville où il avait succédé à

1. *Archives de la Société des Sciences médicales de Vichy.*

L'Exploitation de l'Etablissement thermal de Vichy du 3 septembre 1792 au 23 Vendémiaire an VI.

son père, qui ne mourut que le 6 août 1789, et comme ce père il s'occupait activement de l'exploitation des Eaux minérales de Châteldon.

Louis-François Desbrest, qui était la caution de son frère pour ce bail du 27 avril 1793, était, comme lui, né à Cusset de Jean-Baptiste Desbrest et de Marie-Anne Boieldieu, le 17 juillet 1761.

La prise de possession par Laurent Desbrest des Eaux minérales, Bains et Douches de Vichy n'alla pas toute seule et, dès le début, le fermier de cette propriété nationale trouva sur son chemin le ci-devant intendant Robert-Antoine Giraud qui émit la prétention et qui exécuta cette prétention de puiser, sans se soucier du fermier, aux sources mêmes des eaux minérales, d'en remplir les bouteilles qui lui restaient de son ancienne exploitation, d'emballer celles-ci et d'en alimenter ainsi ses anciens correspondants de Paris ou d'ailleurs.

Desbrest trouva la chose un peu extraordinaire, car il croyait qu'on lui avait affermé le droit *exclusif* de faire le commerce des Eaux de Vichy et, dans la pratique, si l'on ne réprimait pas immédiatement l'audace de Giraud, son monopole serait gravement atteint et il se trouverait victime de la bonne foi qu'il avait apportée dans ses enchères du 27 avril 1793. Il posa donc sans plus attendre la question au Directoire de Cusset, qui lui avait consenti le bail du 27 avril 1793.

Les administrateurs lui répondirent dans leur séance du 18 mai 1793 :

Le Directoire délibérant sur la pétition de Laurent Desbrest, adjudicataire des eaux de Vichy et tendante à obtenir : l'interprétation de son bail de ferme, et expliquant les motifs et clauses dudit bail, déclare, après avoir ouï le procureur sindic, et en présence du citoyen Garand, receveur de l'enregistrement, appelé à cet effet à la séance, qu'il a entendu affermer audit Desbrest tous les objets dont jouissait le ci-devant intendant desdites eaux et avec le droit exclusif de faire le commerce de ces eaux, tout ainsy et de même qu'il est expliqué aux articles 9 et 10 de l'édit du 5 May 1781, à la différence près, qu'au lieu d'un ci-devant intendant établi par le ci-devant Roi, la Nation, comme propriétaire de ces objets, lui a substitué un fermier, lequel est tenu de faire usage d'un cachet aux armes républicaines au lieu de celui donné par la Société royale de Médecine qui porte les attributs de l'ancien régime ; que les motifs qui ont déterminé le Directoire d'accorder au fermier le droit exclusif de faire des envois d'eaux sont que la Nation étant propriétaire de l'objet elle est maîtresse d'imposer telles conditions qu'elle juge convenable, que si elle n'accordait le pouvoir exclusif au fermier de faire le négoce de ces eaux, la ferme deviendroit illusoire et le bénéfice passeroit dans des mains étrangères ; qu'il est d'autant plus intéressant pour la Nation de détruire tous les moyens de fraude, que les bâtiments servant aux eaux de Vichy ont coûté des sommes énormes et que leur entretien est très dispendieux ; que ce droit exclusif accordé au fermier de faire le commerce de ces eaux, n'empêche aucun citoyen d'en faire prendre pour son usage individuel par telle voie qu'il lui plaira, moyennant la rétribution fixée par le bail d'adjudication et en se conformant à l'édit cité. Et ont les administrateurs signé avec le procureur sindic et le secrétaire :

PONCET, AMELOT, P.-A. MEILHEURAT, GONTIER, F. GIVOIS, DENIUS AINTANAZÉ [1].

Aussitôt qu'il fut en possession de cette délibération, Laurent Desbrest n'hésita pas un seul instant. Le 22 mai 1793, il faisait saisir, par le premier huissier audiencier, Gervais Cornil, demeurant à Cusset, 194 caisses de 54 bouteilles chacune d'Eaux minérales de Vichy que Robert-Antoine Giraud expédiait à un sieur Arnaud, dépositaire d'Eaux minérales à Paris.

En même temps qu'Arnaud demandait à la Convention la cassation de l'arrêté du district de Cusset du 18 may 1793, qui avait permis à Desbrest d'agir ainsi qu'il l'avait fait, Giraud actionnait ce même Desbrest et « le citoyen Garand, au nom et comme receveur pour la Régie nationale », devant le tribunal civil de Cusset, afin d'obtenir la pleine et entière main levée de la saisie de ses 194 caisses d'Eaux minérales.

Le samedi 1er juin 1793, l'an II de la République, ce tribunal de Cusset répondait à la demande de Giraud par un

1. *Archives départementales de l'Allier*, série L. 416. Registre des délibérations et arrêtés du Directoire du district de Cusset, 8e volume.

jugement d'incompétence qui renvoyait la cause et les parties à se pourvoir ainsi qu'ils désireront devant les corps administratifs[1].

L'Exploitation de l'Etablissement Thermal de Vichy du 3 septembre 1792 au 23 vendémiaire an VI.

De son côté, le 26 juin 1793, c'est-à-dire deux mois seulement, jour pour jour, après la prise de possession par Desbrest de l'exploitation des Eaux minérales, Bains et Douches de Vichy, la Convention se prononçait sur la pétition du citoyen Arnaud. Elle disait à son tour :

La Convention nationale, après avoir entendu le rapport de son comité des Domaines, déclare qu'il n'y a pas lieu à délibérer sur la pétition du citoyen Arnaud, ayant pour objet la cassation de l'arrêté du district de Cusset du 18 mai dernier, sauf à ce dernier à se pourvoir au Directoire du département de l'Allier, et ensuite au Conseil exécutif provisoire, s'il y a lieu.

La Convention nationale considérant néanmoins que le prompt approvisionnement des Eaux minérales de Vichy présente un objet d'intérêt public, décrète que les cent quatre-vingt-quatorze caisses de bouteilles saisies par le fermier desdites eaux, sur le citoyen Giraud, commissionnaire du citoyen Arnaud, et réclamées par ce dernier, lui seront rendues, en donnant par lui bonne et suffisante caution d'acquitter tous les droits résultant du bail passé par le Directoire du district de Cusset, devant lequel la caution sera reçue contradictoirement avec le même fermier et le préposé de la régie nationale.

Décrète, en outre, qu'il sera permis à toutes personnes indistinctement de s'approvisionner d'eaux minérales de Vichy, en s'obligeant, dans les mêmes formes, de payer, entre les mains du fermier, les droits qui seront définitivement fixés.

La Convention nationale charge les commissaires envoyés dans le département de l'Allier de prendre sur les lieux les renseignements qui peuvent intéresser la République, relativement à l'exploitation de la ferme desdites Eaux de Vichy, et aux bâtiments dont la construction a été commencée aux frais du trésor public ; et de transmettre ces renseignements sans retard à la Convention nationale[2]

Giraud obtenait par ce décret pleine et entière satisfaction. Il s'empressa d'obtempérer à la condition qui lui était imposée de fournir caution pour l'acquit des droits qu'il

1. *Archives départementales de l'Allier*, série L. 1.194, fol. 73 verso.
2. Voir : A. MALLAT, *Histoire des Eaux minérales de Vichy*, tome II, p. 191.

pouvait devoir. On trouve, en effet, au registre des délibérations et arrêtés du Directoire du district de Cusset, le compte rendu suivant de la séance publique et permanente du 5 juillet 1793 :

Le Directoire étant en séance publique, s'est présenté Robert-Antoine Giraud, officier de santé, lequel en exécution du décret de la Convention nationale du 26 juin dernier, à lui expédié par le Directoire public et enregistré ce jour, qui lui donne main levée de la saisie de 194 caisses d'eau minérale à la charge de fournir caution par devant le Directoire en présence du citoyen Desbrest, adjudicataire de la dite ferme des eaux, et du receveur de la régie nationale, tous deux dûment appelés, a présenté pour caution la personne de Sébastien Boudal, officier de santé, demeurant en cette ville.

Le Directoire ayant fait appeler à la séance les citoyens Desbrest, adjudicataire de ladite ferme des eaux, et Garand, receveur de la régie nationale, le premier ayant déclaré par écrit qu'il ne pouvait se trouver à la séance et le second ayant comparu et déclaré qu'il n'avait aucun motif de s'opposer à l'admission du cautionnement, la caution étant bonne et solvable, en conséquence de cette déclaration, le Directoire considère qu'il a dépendu du citoyen Desbrest d'être présent à la séance et de faire telles observations qu'il aurait jugé à propos, et que son refus n'est pas un obstacle à l'exécution du décret [1]

Si le décret de la Convention nationale du 26 juin 1793 répondait entièrement aux prétentions et aux désirs du ci-devant intendant des Eaux de Vichy qui y voyait une revanche du sort à son endroit et qui en espérait beaucoup pour l'avenir, il lésait, par contre, les intérêts et les droits de l'adjudicataire de la ferme de ces eaux à un tel point que Laurent Desbrest n'hésita pas un seul instant à reprendre contre l'Etat, son bailleur, les conclusions qu'il avait prises contre le receveur de l'Enregistrement et des Domaines lorsqu'il l'avait appelé en garantie dans le procès devant le tribunal civil de Cusset jugé le samedi 1er juin 1793. Il demanda donc sans plus attendre aux pouvoirs compétents de dire que le bail à ferme des Eaux de Vichy qui lui a été consenti, le 27 avril 1793, est et demeure résilié et que la

1. *Archives départementales de l'Allier,* série L 416, 8e volume.

Régie nationale de l'Enregistrement et des Domaines sera tenue de lui rembourser « toutes les avances et dépenses « qu'il a faites à cause de la dite ferme, suivant l'état qu'il en fournira de manière à ce qu'il fût renvoyé indemne »[1].

L'Exploitation de l'Etablissement Thermal de Vichy du 3 septembre 1792 au 23 vendémiaire an VI.

L'affaire fut portée à la Convention nationale qui, après l'avoir renvoyée à son Comité compétent, la solutionna, le vendredi 27 septembre 1793, l'an II de la République française une et indivisible, par le décret suivant :

La Convention nationale, après avoir entendu le rapport de son Comité des domaines, décrète ce qui suit :

ARTICLE PREMIER

Le bail passé, le 27 avril dernier, par le Directoire du district de Cusset, à Laurent Desbrest, des eaux minérales, bains et douches de Vichy, et l'arrêté pris par le même Directoire le 18 mai suivant en interprétation de ce bail, sont annulés comme contraires aux dispositions du décret du 26 juin dernier.

ARTICLE 2

Il sera passé, à la diligence de la Régie nationale, devant le Directoire du même district, un nouveau bail dans lequel la taxe des eaux sera fixée à deux sols par bouteille scellée, non compris le verre ; et celles des bains et douches à trente sols.

ARTICLE 3

Tout privilège exclusif de transporter les eaux de Vichy, ou de les mettre dans le commerce, demeure définitivement anéanti.

ARTICLE 4

Le Directoire du département de l'Allier réglera définitivement la réduction à laquelle le fermier actuel a droit de prétendre pour la non jouissance du privilège qui lui a été cédé par l'arrêt du 18 mai dernier.

ARTICLE 5

Les règlements faits pour l'administration gratuite des eaux, bains et douches à la classe indigente des citoyens, et pour empêcher la fraude dans le commerce et le transport des mêmes eaux, seront provisoirement observés.

ARTICLE 6

La Convention nationale renvoie à l'examen de son Comité des

1. *Archives départementales de l'Allier*, Série L. 1.194, fol. 73 verso.

Livre IX.

Domaines, la proposition faite de laisser à la commune de Vichy la jouissance de l'administration desdites eaux, terrains, bâtiments et établissements qui en dépendent, à charge de prendre à son compte l'entretien de ces établissements et la réclamation de la même commune sur la propriété du tout.

ARTICLE 7

Le rapport sur cette proposition et sur un règlement définitif, fera partie de celui que le Comité des Domaines présentera incessamment sur l'administration de toutes les eaux minérales de la République[1].

*
* *

J'ai dit déjà que, le 11 avril 1793, le Directoire du district de Cusset avait décidé, « sous l'autorisation expresse des citoyens Forestier et Fauvre-Labrunerie, commissaires de la Convention nationale », que le produit total des eaux minérales, bains et douches de Vichy, à partir du 2 novembre 1789, date du décret qui a saisi la Nation de toutes ses propriétés, serait provisoirement versé dans la caisse du receveur de l'Enregistrement où il resterait déposé[2].

Cet arrêté fut immédiatement signifié à Robert-Antoine Giraud, intendant des Eaux minérales de Vichy, qui était, par lui, pour l'avenir, dépossédé du produit de son intendance, et, pour le passé, déclaré débiteur d'une somme à déterminer, d'après un compte amiable qu'on lui demandait d'établir.

Giraud crut pouvoir obtenir facilement de ne pas fournir ce compte. Il en fit la demande. Le 20 avril 1793, le Directoire du district de Cusset lui répondait par la délibération suivante :

Vu la pétition du citoyen Robert-Antoine Giraud, médecin des Eaux minérales de Vichy, tendant à être dispensé de rendre compte du produit desdites eaux pour lesquelles il ne percevait qu'un sou par pinte, conformément à l'arrêt du Conseil du 18 avril 1685 et aux lettres du mois de décembre 1715 et 23 mars 1716 ;

Le Directoire, après avoir consulté et entendu le procureur-syndic, passe à l'ordre du jour motivé sur l'existence de son arrêté du 11 de ce mois pris sous l'autorisation des citoyens commissaires de la Con-

1. *Archives nationales* C[1] 75.
2. Voir ci-dessus, pages 71, 72 et 73.

vention nationale en ce que, d'ailleurs, le revenu des Eaux est regardé comme bien national d'après la disposition des lois des 9 mars, 16 et 18 may et 19 août 1791, et que les souverains en étaient en possession et qu'ils les concédaient soit au premier médecin, soit à la Société de médecine. Motivé, encore, sur ce que le médecin Giraud peut rendre compte du produit de ces Eaux et donner l'état de ce qui peut lui revenir à titre d'indemnité pour les soins par lui donnés aux pauvres et pour les dépenses relatives à l'entretien des fontaines, douches et bains[1].

L'Exploitation de l'Etablissement Thermal de Vichy du 3 septembre 1792 au 23 vendémiaire an VI.

Devant cette quasi mise en demeure dont la teneur bienveillante était indiscutable, Giraud s'exécuta sans plus discuter. Mais il exagéra certainement sa demande d'indemnité en diminuant par trop le produit de son intendance depuis qu'il avait pris la succession entière et complète d'Emmanuel Tardy. Le Directoire du district de Cusset redressa comme il convenait les chiffres de Giraud. Le 26 juillet 1793, il émettait l'avis qui suit :

Vu le compte rendu par le citoyen Robert-Antoine Giraud, ci-devant médecin des Eaux minérales de Vichy, en exécution de l'arrêté de ce Directoire pris le 11 avril dernier, sous l'autorisation des représentants du peuple, du produit des eaux, bains et douches de Vichy, à compter du 2 novembre 1789, certifié véritable le 29 du même mois ; les observations du receveur de la Régie nationale du 4 juin dernier ; le bail sous signatures privées consenti le 13 janvier 1780 par le sieur Tardy, intendant desdites eaux, à Etienne et Quintien Sornin, et le bail consenti devant Monvoisin, notaire à Vichy, le 13 février 1786, par les administrateurs de l'Hôpital de Vichy, à Joseph Morignat, de la partie desdites eaux appartenant audit hôpital ;

Le Directoire du district, considérant :

1° Qu'il est constant, d'après le procès-verbal dressé le 22 de ce mois par les commissaires, en présence du citoyen Forestier, représentant du peuple, que le citoyen Giraud, intendant des Eaux minérales de Vichy, a continué à jouir du produit de ces eaux et bains, depuis le 2 novembre 1789, comme il faisait avant que cette propriété dépendante, autrefois, du domaine de la Couronne, eût été déclarée *nationale ;* que lui seul a joui de la faculté d'en faire le commerce et

1. *Archives départementales de l'Allier,* Série L. 426. Registre des avis et arrêtés sur pétitions du Directoire du district de Cusset. 5e volume, page 7.

l'envoi, et qu'il les faisait payer trente-six livres la caisse à tous ceux qui en prenaient ou en faisaient prendre sur les lieux, conformément aux anciens règlements ;

2° Que ces eaux et bains étant une propriété nationale, il doit, suivant les arrêtés des commissaires de la Convention du 11 avril dernier, rendre compte de toutes les sommes qu'il a reçues comme régisseur ou distributeur des dites eaux, bains et douches ;

3° Que le compte qu'il présente est évidemment frauduleux puisqu'il ne porte pas en recette le produit des envois et qu'il n'évalue le sol perçu du puisage qu'à 1.200 livres annuellement, tandis que celui de l'Hôpital a été constamment affermé, jusqu'au 1er mai 1792, à Joseph Morignat, moyennant 2.045 livres ; qu'il résulte, au contraire, du procès-verbal rédigé le 22 juillet en présence du représentant du peuple, que les envois des Eaux minérales s'élèvent ordinairement à 45.000 pintes ; que chaque caisse contenant 54 bouteilles se vend, soit sur les lieux, soit à Paris et dans les autres villes, à raison de 26 livres ; que déduction faite des frais de caisse, transports et accessoires, le bénéfice net s'élève à environ 10.000 livres ; que le produit des Bains excède toujours 800 livres ; que par le bail fait, le 13 janvier 1780, aux frères Sornin, la ferme de ces Eaux a été portée à 7.100 livres et que le fermier était, en outre, tenu d'acquitter toutes les charges et de faire toutes les dépenses d'entretien ; que la ferme faite publiquement par l'administration, le 27 avril dernier, s'est élevée à 7.000 livres, quoiqu'en ce moment le débit des Eaux soit moins considérable et que le fermier soit tenu de toutes les dépenses d'entretien ; que conséquemment il est impossible que l'administration, sans sacrifier l'intérêt de la République, puisse adopter d'autre base de comptabilité pour la régie de Giraud, que les baux qui l'ont précédée et suivie, surtout lorsqu'il est prouvé que depuis 1789 jusqu'au 1er mai 1792, les envois n'ont pas diminué ;

Considérant qu'il est juste que la Nation paye les réparations faites par Giraud et les impositions qu'il a acquittées, qu'une somme de mille livres est bien supérieure à ce qu'il pourrait réclamer pour cet objet ;

Considérant que jamais il n'a été alloué d'appointements aux médecins qui desservent les hôpitaux ; que cette obligation sacrée leur est imposée par l'acte même de leur institution ; que d'ailleurs le compte du produit des eaux n'a rien de commun avec les appointements du médecin de l'Hôpital, que s'il y a quelque chose à réclamer à ce sujet, il doit s'adresser aux administrateurs de cet établissement ;

Ouï le procureur sindic,

L'Exploitation de l'Etablissement Thermal de Vichy du 3 septembre 1792 au 23 vendémiaire an VI.

Est d'avis que le citoyen Giraud soit déclaré débiteur envers la République de la somme de vingt mille livres, toutes dépenses déduites, pour le produit des Eaux minérales, Bains et Douches de Vichy, dont il a été constitué comptable par l'arrêté du 11 avril 1793 pris sous l'autorisation des Commissaires de la Convention et que le receveur de l'enregistrement du bureau de Cusset soit tenu de poursuivre le recouvrement de ladite somme [1].

Le Département s'en tint à cet avis et le suivit. Le 31 juillet 1793, l'an II de la République Française, « il arrêtait » ce qui suit :

Vu le compte présenté par le citoyen Giraud, médecin des Eaux minérales de Vichy, contenant les recettes et dépenses par lui faites des envois desdites Eaux et du produit des Bains et Douches depuis le 1er mai 1790 jusqu'au 1er mai 1793, et pour le déficit duquel il réclame un traitement de 3.600 francs pour l'indemniser des soins qu'il a donnés aux pauvres de l'hôpital de Vichy et pour avoir surveillé l'administration des Eaux ; les observations du receveur de la régie nationale du 4 juin dernier ; le bail sous signatures privées consenti le treize janvier 1780 par le citoyen Tardy, ci-devant intendant desdites eaux à Etienne et Quentien Sornin ; le bail consenti par les administrateurs de l'Hôpital de Vichy, au profit de Joseph Morignat de la partie desdites eaux appartenant audit hôpital ; le 13 févier 1786, le procès-verbal dressé le 22 de ce mois par les commissaires nommés par le district de Cusset, en présence du citoyen Forestier, représentant du peuple ; l'arrêté pris par les Commissaires de la Convention du 11 avril dernier ; le bail fait par adjudication et aux enchères au district de Cusset le 27 avril dernier et l'avis du district de Cusset du 6 du présent mois ;

Nous, administrateurs composant le Directoire du département de l'Allier, considérant : 1° qu'il est constaté que le citoyen Giraud a joui seul de la faculté de faire le commerce et l'envoi des Eaux minérales de Vichy, et qu'il les faisait payer 26 francs la caisse composée de 54 bouteilles, conformément aux anciens règlements, depuis le 2 novembre 1789 jusqu'au 1er mai 1793 ; également qu'il a perçu pendant le même temps le produit des Bains et Douches, à raison de vingt sols, que ces eaux étant une propriété nationale, les revenus qu'elles ont produit appartiennent à la Nation et que ledit Giraud qui les a perçus doit en rendre compte.

1. *Archives départementales de l'Allier*, série L. 426. Registre des avis et arrêtés du Directoire du district de Cusset, 5e volume, pages 20 et suivantes.

2° Que le compte présenté par ledit Giraud ne présente rien de certain, n'étant appuyé d'aucun registre de recettes et dépenses, mais seulement calqué sur une base vicieuse et qui se trouve contredite tant par le bail consenti par le citoyen Tardy au profit d'Etienne et Quentien Sornin, en 1780, et qui a fini en 1789, moyennant sept mille livres par chacun an, une feuillette de vin de Bourgogne, 50 bouteilles et des bouchons et encore avec faculté audit Tardy, de délivrer sans rétribution de la part des fermiers desdites Eaux, à ses parents et amis et à la charge par les fermiers d'entretenir les bains et fontaines de toutes les réparations d'entretien, que par celui fait au Directoire du district de Cusset, le 27 avril dernier, moyennant sept mille livres par chacun an à la charge par le fermier de faire aux bâtiments, fontaines, bassins et tuyaux toutes les réparations d'entretien ;

Considérant qu'il est établi par le procès-verbal du 22 du présent mois de juillet, que les envois et distributions desdites eaux ont été les mêmes depuis le 2 novembre 1789 jusqu'au 2 mai dernier que les années précédentes ; que la Nation ne peut pas adopter le compte présenté par ledit Giraud sans compromettre ses intérêts.

Considérant qu'il n'y a pas d'autre base à suivre pour la comptabilité de la régie dudit Giraud, que les baux qui ont précédé et suivi le temps de sa régie, surtout lorsqu'il est établi que les envois n'ont pas diminué après le 2 novembre 1789 jusqu'au 1er mai dernier, époque à laquelle la dite régie a fini ;

Considérant qu'il est de toute justice d'allouer les grosses réparations faites par ledit Giraud et les impositions qu'il a payées pendant sa régie, mais que les réparations d'entretien, les gages des fontainiers et des personnes qu'il emploie pour soigner les bains, puits, fontaines, etc., doivent être à sa charge, comme elles étaient à l'égard des ci-devant fermiers et des fermiers actuels ;

Considérant que jamais il n'a été alloué d'appointements aux médecins qui desservent les hôpitaux ; que d'ailleurs le compte du produit des eaux n'a rien de commun avec les appointements du médecin de l'hôpital de Vichy et que si ledit Giraud est dans le cas d'exiger un salaire pour les soins qu'il a donnés aux pauvres dudit hôpital, il doit s'adresser aux administrateurs de cet établissement ;

Considérant encore qu'en prenant pour base du compte dudit Giraud les baux ci-devant cités, il se trouve suffisamment indemnisé de ses peines et soins pour ladite régie par le bénéfice qu'il a dû faire et qui doit être égal à celui qu'ont eus les différents fermiers ;

Arrêtons, le procureur général syndic consulté et ouï, le chapitre de recettes au compte dudit Giraud, à la somme de vingt-un mille

L'Exploitation de l'Etablissement thermal de Vichy du 3 septembre 1792 au 23 Vendémiaire an VI.

livres, à raison de sept mille livres par chacune année de sa régie, pour le produit des Eaux minérales, Bains et Douches de Vichy, dont il a été régisseur depuis le 2 novembre 1789 jusqu'au 1er mai dernier et de laquelle régie il a été constitué comptable par l'arrêté pris sous l'autorisation des Commissaires de la Convention du 11 avril dernier. En conséquence, nous avons fixé le débit du compte dudit Giraud à la somme de vingt mille livres, laquelle somme il sera tenu à verser dans la caisse du Receveur de l'Enregistrement au bureau de Cusset, à peine d'en être contraint par les voies ordinaires, lequel Receveur s'en chargera pour en rendre compte comme des autres deniers provenant des revenus des domaines nationaux ; quant aux appointements réclamés par ledit citoyen Giraud, déclare sa pétition à cet égard inadmissible, sauf à se pourvoir ainsi qu'il avisera [1].

Giraud, avant d'exécuter cet arrêté du Département, en appela au Gouvernement. Le 14 septembre 1793, l'Administration des Domaines nationaux écrivait ce qui suit, au Ministre de l'Intérieur :

Je vous ai adressé, citoyen, le 12 de ce mois, un rapport touchant la réclamation du citoyen Giraud, médecin des Eaux minérales de Vichy, contre les arrêtés des corps administratifs du département de l'Allier, qui le déclarent débiteur, envers la Nation, d'une somme de 20.000 francs, à cause de l'administration qu'il a eu de ces eaux depuis 1789.

Les pièces de l'affaire, et notamment le mémoire d'observations des régisseurs nationaux de l'enregistrement et des domaines, étaient jointes à ce rapport, que je vous ai prié de vouloir bien présenter au Conseil exécutif.

Comme les premiers arrêtés ont été pris par le Directoire du district de Cusset, en présence du citoyen Forestier, député à la Convention nationale, qui m'a paru prendre intérêt à l'affaire, je lui ai envoyé copie du rapport, je viens d'en recevoir une lettre dont je joins ici copie. Je m'abstiens de toutes réflexions sur sa teneur, et je me borne, citoyen, à vous prier de la joindre aux pièces et au rapport, et d'inviter le conseil à examiner l'affaire avec d'autant plus d'attention, que mon opinion et celle du citoyen Forestier sont très sensiblement opposées [2].

AMELOT.

1. *Archives départementales de l'Allier*. Registre des arrêtés et délibérations du département. Administration des Domaines nationaux, L. 80, folio 160.
2. *Archives nationales*, F[8] 129.

Le 23 septembre 1793, le Ministre de l'Intérieur, répondant à l'Administration des Domaines nationaux, lui écrivait :

Les arrêtés pris par les Directoires du district de Cusset et du département de l'Allier relativement aux eaux minérales de Vichy, l'ayant été sur la réquisition et en présence des représentants du peuple commissaires dans ce département, je n'ai pu, citoyen, que renvoyer à la Convention la réclamation du citoyen Giraud, médecin et ci devant intendant de ces eaux. J'ai joint aux pièces que vous m'avez adressées le rapport dont je vous envoye copie et qui tend également, mais par d'autres moyens fondés sur la loi, à la cassation des arrêtés de ces corps administratifs [1].

Ce rapport du Ministre de l'Intérieur, qu'il joignait au dossier Giraud, avant de le faire tenir à la Convention nationale, était ainsi conçu :

Le citoyen Giraud, médecin et ci-devant intendant des eaux minérales de Vichy, département de l'Allier, réclame contre des arrêtés des Directoires du district de Cusset et du département de l'Allier qui le rendent comptable d'une somme de 20.000 fr. pour raison de la régie et administration de ces eaux en qualité d'intendant depuis le 2 novembre 1789.

Par lettres patentes du 23 mars 1716 enregistrées en Parlement, il fut concédé à l'hôpital de Vichy à perpétuité franc et quitte de toutes charges et contributions pour raison des maisons, bains, caveaux, canaux, payement de fontainiers et concierges, et pour lui tenir lieu de dotation et d'indemnité d'une maison par lui cédée au dit établissement, un droit de 18 deniers par bouteille d'eau sortie des dits bains, à la charge seulement par le dit hôpital de fournir aux pauvres les lits, linges, bois et autres choses nécessaires à l'usage des bains; et au médecin, intendant des dites eaux, à perpétuité, un pareil droit de 18 deniers, à la charge par lui d'augmenter le bain public: 1° d'une chambre et d'un caveau ; 2° d'une autre petite chambre pour les linges des pauvres ; et 3° de faire creuser de deux ou trois pieds les anciens caveaux et les canaux qui leur servent de décharge ; et encore à la charge par le dit intendant et ses successeurs, d'entretenir les dites maisons, bains, caveaux, canaux et autres choses en dépendant en bon état, comme aussi de payer les fontainiers et concierges, et

1. *Archives Nationales*, F[8] 129.

L'Exploitation de l'Etablissement Thermal de Vichy du 3 septembre 1792 au 23 Vendémiaire an VI.

acquitter toutes les charges et contributions dont les dites maisons et bains pourraient être tenus, de quelque nature qu'elles puissent être.

Il résulte de ce titre que les concessions ci-dessus ont eu pour objets :

1° L'indemnité du don d'une maison appartenant aux pauvres, et le soulagement de ces pauvres ; et 2° le payement d'augmentations faites aux dits bains sous la direction du médecin intendant, l'entretien de ces bâtiments, le payement des employés, et la récompense des soins et peines de ce médecin à l'égard des pauvres.

Cet établissement et toutes ses dépendances sont domaniales.

Il s'agit de savoir d'après les nouvelles lois ce que les corps administratifs ont eu droit d'ordonner à l'égard des concessions faites par la loi de 1716.

La loi du 1er décembre 1790, sur la législation domaniale porte § 5. art. 28. « Les dons, concessions et transports à titre gratuit de « biens et droits domaniaux,..... sont et demeurent révocables à « perpétuité. »

« ART. 30. — Tous acquéreurs ou détenteurs des domaines « nationaux les rendront, lors de la cessation de leur jouissance, en « aussi bon état qu'ils étaient lors de la concession, et ils seront tenus « des dégradations et malversations commises par eux, ou par personnes « dont ils doivent répondre. »

Celle du 3 septembre 1792, porte : « Art. 1er. Toutes les aliénations « des domaines nationaux déclarées révocables par la loi du 1er décembre « 1790, sur la législation domaniale, sont et demeurent révoquées par « le présent décret. »

« ART. 3. — Les détenteurs des dits biens seront tenus de remettre « leurs contrats, quittances de finance et autres titres relatifs à leur « remboursement, au commissaire national directeur général de la « liquidation dans les *trois mois* qui suivront la *publication* du présent « décret.

« Ils seront tenus de justifier de cette remise, quinzaine après, en « remettant le certificat du commissaire liquidateur au bureau d'enre- « gistrement dans l'arrondissement duquel les biens seront situés.

« Cette remise tiendra lieu de consentement à la dépossession. »

« ART. 4. — Les détenteurs qui se seront conformés à ce qui est « prescrit par l'article précédent, ne pourront être dépossédés sans « avoir préalablement reçu, ou été mis en demeure de recevoir, les « sommes auxquelles leur finance et ses accessoires auront été liquidés ; « ils percevront jusqu'à cette époque les fruits et produits des biens, à « la charge de les entretenir en bon état et d'en acquitter les charges et « contributions. »

« ART. 7. — Les détenteurs qui ne se seront pas conformés à ce « qui est prescrit par l'art. 3 du présent décret, ou qui ne se seront pas « pourvus devant les tribunaux, seront dépossédés à l'instant de « l'expiration des délais fixés par les art. 3, 5 et 6 ci-dessus.

« Ils seront tenus de rendre compte des fruits depuis le jour de la « publication du présent décret.

« La même restitution de fruits sera ordonnée contre ceux dont la « maintenue aura été rejettée.

« ART. 8. — La régie prendra possession des biens. Elle donnera « connaissance au Directoire du district du consentement ou de « l'opposition des détenteurs à leur dépossession. Dès cette époque, « les fermiers seront tenus de verser entre les mains des receveurs des « droits d'enregistrement, le prix de leurs baux ; et les intendants ou « régisseurs, le produit des biens qui leur sont confiés, et qui écherront « à compter de la prise de possession. »

Le 11 avril 1793, le Directoire du district de Cusset, département de l'Allier, a, *sur la demande des représentants du peuple, commissaires dans ce département*, arrêté, en l'appuyant des décrets des 9 mars 1791, relatif *à la régie et perception des droits ci-devant féodaux et autres droits incorporels non supprimés ;* des 16 et 18 may, relatif *à l'organisation de la régie des droits d'enregistrement,* et 19 août même année relatif *à la régie des domaines nationaux corporels et incorporels non aliénés ni supprimés* : « 1° que le produit total des eaux minérales, bains et douches « de Vichy, à compter du 2 novembre 1789, date du décret qui a saisi la « nation de toutes ses propriétés, sera provisoirement versé dans la « caisse du receveur de l'enregistrement, où il restera provisoirement « déposé ; 2° que le dit receveur sera tenu de poursuivre sur le champ « la ferme des parties de ces eaux ou bains non affermées, etc. »

En conséquence de cet arrêté, le régisseur fit sommer le citoyen Giraud, médecin et intendant des dites eaux, de payer les sommes provenantes de la vente des eaux de Vichy, bains et douches, depuis le 2 novembre 1789.

Le citoyen Giraud fournit un compte de ces ventes.

Par arrêté du 26 juillet, le Directoire du district de Cusset déclara ce compte frauduleux et donna son avis pour l'établir débiteur de la somme de 30.000 fr. à raison de sa jouissance depuis le 2 novembre 1789.

Le 31 juillet, le département de l'Allier arrêta que le débit du compte du citoyen Giraud serait fixé à 20.000 francs.

Le citoyen Giraud réclame contre ces arrêtés et demande à être déchargé de tout compte.

L'Exploitation de l'Établissement Thermal de Vichy du 3 septembre 1792 au 23 Vendémiaire an VI.

OBSERVATIONS

L'arrêté du 11 avril pris par le Directoire du district de Cusset sur la réquisition verbale et en présence des citoyens Forestier et Fauvre-Labrunerie, représentants du peuple, est fondé sur de fausses bases, puisqu'il est établi sur des lois relatives aux biens nationaux provenants du ci-devant clergé au lieu de l'être sur celles qui concernent les biens domaniaux appartenants à la nation indépendamment de la révolution.

Il est injuste en ce qu'il ordonne une reddition de compte depuis le 2 novembre 1789, tandis qu'elle ne devait être ordonnée qu'à compter de la publication au Directoire du district de Cusset de la loi du 3 septembre 1792, reçue le 1er octobre suivant au Directoire du département de l'Allier.

Tous les arrêtés postérieurs sont donc vicieux, et le tout doit être annullé, en ce qui regarde le citoyen Giraud, intendant des eaux; l'adjudication du bail de ces eaux faite ensuite de l'arrêté du 11 avril, étant légale aux termes de la loi du 3 septembre 1792 et devant être maintenue.

On ne croit pas non plus que le citoyen Giraud dût être tenu à compter du produit des eaux sur le pied de baux antérieurs et postérieurs à sa jouissance. Il était simple régisseur ou administrateur du produit de ces eaux, tenu à des réparations d'entretien et susceptible d'un traitement qu'il recevait sur le bénéfice du produit de ces eaux et qui doit être fixé pour le temps dont il doit en compter. Le mode à suivre paraît donc devoir être celui de compte de clerc à maître pour raison des produits depuis le mois d'octobre 1792 jusqu'au 11 avril 1793 et des réparations échues à faire dans cet intervalle.

Mais le Conseil exécutif ne pouvant pas prononcer sur les actes des corps administratifs pris sur la réquisition des commissaires représentants du peuple, le Ministre de l'Intérieur ne peut que s'en rapporter à ce que la Convention nationale croira devoir statuer sur la réclamation du citoyen Giraud, médecin et ci-devant intendant des eaux de Vichy [1].

Le procès-verbal de la séance de la Convention du 25 septembre 1793 contient les lignes suivantes :

Le Ministre de l'Intérieur fait passer à la Convention nationale

1 *Archives Nationales*, F⁸ 129.

une pétition par laquelle le citoyen Giraud, médecin et ci-devant Intendant des Eaux minérales de Vichy, réclame contre des arrêtés des Directoires du district de Cusset et du département de l'Allier qui le déclarent comptable d'une somme de 20.000 livres, pour raison de la régie et administration desdites eaux, en qualité d'Intendant, depuis le 2 novembre 1789. Renvoyée au Comité des Finances [1].

Donc Giraud ne s'exécute pas ; il sait que le Ministre de l'Intérieur conclut en sa faveur malgré Forestier ; il ne doute pas que la Convention lui donnera raison et sa quiétude est alors si grande, qu'il commet certainement quelques imprudences de langage et qu'il ne se gêne pas pour triompher des ennemis qu'il a à Cusset, au sein du Comité de surveillance, et même à Vichy où il est très suspecté par Bourgeois et sa bande

En pluviôse an II, « le ci-devant Intendant des Eaux de Vichy » n'a pas encore acquitté ce qu'il doit aux caisses de la République, en vertu de l'arrêté du Directoire du département de l'Allier, du 31 juillet 1793. Las d'attendre et de lui réclamer les 20.000 livres qu'elle était chargée d'encaisser ; incitée, aussi, par les administrateurs du district qui voulaient voir leur décision produire ses résultats, la régie nationale faisait, le 13 pluviôse an II [2], pour se couvrir de cette somme, pratiquer une saisie sur tous les biens de Robert-Antoine Giraud. Celui-ci, n'ayant pas en caisse l'argent liquide pour solder une créance qu'il croyait injuste et contre laquelle il avait pétitionné, sollicita du Département un sursis. Le Directoire de ce département ne lui fit pas attendre sa réponse. Le 18 pluviôse an II [3], il délibérait comme suit :

Vu la pétition du citoyen Giraud, médecin des Eaux de Vichy, tendant à ce qu'il soit sursis à notre arrêté du 31 juillet 1793 (vieux style), jusqu'à ce que la Convention ait prononcé sur le fond de la question ; le rapport du pétitionnaire joint ; la saisie faite sur ces biens à la requête de la régie nationale du 13 pluviose présent mois [4],

1. *Archives Nationales C. 175.*
2. 1er février 1794.
3. 6 février 1794.
4. 1er février 1794.

L'Exploitation de l'Etablissement Thermal de Vichy du 3 septembre 1792 au 23 Vendémiaire an VI.

ensemble l'avis du Directoire du District de Cusset, du 19 frimaire dernier [1].

Le Directoire du département de l'Allier, considérant qu'il résulte des déclarations mêmes du pétitionnaire que, sur les arrêtés pris à son sujet relativement aux Eaux de Vichy, tant au District de Cusset qu'à l'administration du Département, il s'est pourvu à la Convention ; que dès lors le sursis qu'il réclame aux poursuites exercées contre lui ne peut être prononcé que par l'autorité à laquelle il s'est adressé ;

Arrête que la pétition tendante à ce sursis n'est pas admissible [2].

Cette fin de non recevoir obligea Giraud, pour arrêter la procédure que le fisc national avait commencée contre lui, à payer immédiatement la somme dont il avait été déclaré comptable vis-à-vis de l'Etat ; le 22 ventôse an II [3], Monvoisin, notaire à Vichy, faisait enregistrer au bureau de Cusset la vente, par Robert-Antoine Giraud, officier de santé demeurant à Vichy, à Jean Georgeon l'aîné, propriétaire à Abrest et à Jean-Baptiste Duranton, propriétaire à Cusset, solidaires entre eux, du lieu et domaine de Puy-Besseau, situé en la commune de Cusset, moyennant cinquante mille livres, dont vingt mille livres sont à payer au receveur de la régie nationale, pour la condamnation prononcée par l'arrêté du Département de l'Allier du 31 juillet dernier. Pour les 30.000 livres restant, il était constitué une rente de 1.500 francs [4].

Le dix-septième jour de ventôse, l'an deuxième de la République française, une et indivisible [5], la Convention statuait sur la réclamation de Giraud. Elle adoptait, contre les avis de l'Administrateur des domaines nationaux et du Ministre de l'Intérieur, l'opinion du représentant du peuple Pierre-Jacques Forestier ; elle disait :

La Convention nationale, après avoir entendu le rapport de ses

1. 9 décembre 1793.
2. *Archives départementales de l'Allier*, L. 80 n° 788. fol. 246.
3. 12 mars 1794.
4. *Archives départementales de l'Allier*. Fonds de l'enregistrement du district de Cusset, registre 84, folio 7 v°.
5. 7 mars 1794.

Livre IX. Comités d'aliénation, domaines et finances réunis, décrète ce qui suit :

ARTICLE PREMIER

L'arrêté pris par le Directoire du district de Cusset, d'après l'arrêté des représentans du peuple envoyés dans le département de l'Allier, en date du 25 juillet 1793 (vieux style), confirmé par le département, sera exécuté.

ARTICLE 2

Le receveur de l'enregistrement poursuivra le recouvrement de la somme de vingt mille livres, à laquelle on a liquidé le produit de trois années de jouissance des eaux de Vichy, perçu par le citoyen Giraud, ci-devant médecin intendant des eaux [1].

1. Je crois très sincèrement que la Convention, en se refusant à suivre l'opinion documentée du Ministre de l'Intérieur pour ne pas désavouer Forestier et Fauvre-Labrunerie, ses commissaires en mission, a jugé très partialement. J'ai, en effet, la conviction que Giraud ne devait des comptes que pour son exploitation depuis le 1er octobre 1792 et non pas depuis le 2 novembre 1789.

C'est ainsi certainement qu'a pensé le Conseil des Anciens. La résolution du 29 vendémiaire an VI que je reproduis ci-dessous ne permet aucun doute sur ce point. Elle dit, en effet :

« Le Conseil des Anciens, après avoir entendu le rapport d'une commis-« sion spéciale chargée d'examiner la pétition des enfants de Robert-« Antoine Giraud, médecin des eaux minérales de Vichy ;

« Considérant que le corps législatif ne saurait mettre trop d'empresse-« ment à réparer, autant qu'il est en lui, les injustices qui ont eu lieu « pendant la durée du gouvernement révolutionnaire ;

« Considérant que la demande des pétitionnaires est basée sur les motifs « les plus puissans d'humanité et de justice ; mais que le corps législatif, « jaloux de maintenir la démarcation des pouvoirs, ne peut prononcer que « sur la partie de cette demande qui est de sa compétence et doit renvoyer « l'autre partie par devant l'autorité qui doit en connaître ;

« Déclare qu'il y a urgence.

« Le Conseil, après avoir déclaré l'urgence, prend la résolution suivante :

« ARTICLE PREMIER

« Le décret de la Convention nationale du 17 ventôse an 2 est rapporté « en ce qu'il a confirmé les arrêtés des Directoires du district de Cusset et du « département de l'Allier, portant condamnation d'une somme de 20.000 fr. « contre Robert-Antoine Giraud, médecin des eaux minérales de Vichy.

« ARTICLE 2

« La réclamation des enfants Giraud est renvoyée, pour le surplus, par « devant les autorités compétentes. » *(Archives départementales de l'Allier*, Série X 2).

Cette affaire des héritiers de Robert-Antoine Giraud, ne se termina qu'en 1815 par l'Ordonnance qui suit :

« Conseil d'Etat

« Séance du 14 septembre 1815

« Louis, par la grâce de Dieu, Roi de France et de Navarre ;

ARTICLE 3

Cette somme de vingt mille livres sera payée entre les mains du receveur du district de Cusset, sauf aux ouvriers qui ont travaillé aux bâtimens des eaux de Vichy à se faire liquider, s'il y a lieu, dans la forme prescrite par les lois.

ARTICLE 4

L'établissement des eaux de Vichy sera administré provisoirement

L'Exploitation de l'Etablissement Thermal de Vichy du 3 septembre 1792 au 23 vendémiaire an VI.

« Sur le rapport du Comité du Contentieux;

« Vu la requête intitulée : *Supplément à pourvoi;* présentée le 27 juillet 1814 « pour les sieurs Giraud frères, demeurant à Vichy, appelant d'un arrêté « pris le 31 juillet 1793, par le Directoire du département de l'Allier, au « préjudice de feu leur père, médecin intendant des eaux de Vichy, ladite « requête concluant : 1° à ce que l'arrêté dont est appel soit cassé et annulé ; « 2° à ce qu'une somme de vingt mille francs payée par le feu sieur Giraud « soit restituée à ses héritiers avec les intérêts ; 3° à ce que la restitution « s'opère avec le produit annuel du bail des eaux de Vichy, et qu'à cet « effet le receveur des domaines de l'arrondissement soit autorisé à faire « emploi de ce produit au profit des supplians ; 4° à ce qu'en cas de refus « ou de retard dans les paiements, lesdits supplians aient la faculté de « contraindre le receveur des domaines par toutes les voies de droit ;

« Vu le mémoire de défense pour l'administration des domaines ;

« Vu l'arrêté dont est appel ;

« Vu le décret en date du 17 ventôse an 2, lequel a ordonné l'exécution « dudit arrêté ;

« Considérant que l'objet de la réclamation des sieurs Giraud a été « définitivement terminé par le décret du 17 ventôse an 2, confirmatif de « l'arrêté du 31 juillet 1793 ;

« Considérant, d'ailleurs, que l'administration des domaines est étrangère « à la réclamation des sieurs Giraud et qu'elle a été mal à propos appelée à « leur requête ;

« Notre Conseil d'Etat entendu ;

« Nous avons ordonné et ordonnons ce qui suit :

« ART. 1er. — La requête des sieurs Giraud est rejetée ;

« ART. 2. — Les sieurs Giraud sont condamnés aux dépens ;

« ART. 3. — Notre garde des sceaux, ministre secrétaire d'Etat de la « justice, est chargé de l'exécution de la présente ordonnance.

« Approuvé le vingt novembre 1815.

« *Signé :* LOUIS.

« Par le Roi :

« *Le garde des Sceaux, ministre secrétaire d'Etat,*

« *Signé :* BARBÉ MARBOIS.

« Pour expédition conforme.

« *Le secrétaire du Conseil d'Etat*

« *Signé :* HOCHET. »

(*Archives départementales de l'Allier,* Série X 2.)

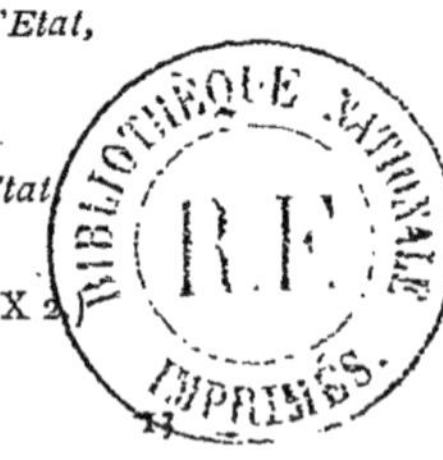

comme les autres biens nationaux, jusqu'à ce qu'il ait été statué définitivement sur toutes les eaux minérales de la République.

ARTICLE 5

Le prix des bouteilles d'eau qui seront envoyées dans les départemens demeure fixé à trois sols par bouteille, non compris le verre; et le droit sera perçu par le fermier ou régisseur qui sera nommé à cet effet.

ARTICLE 6

Le prix des réparations à faire aux bâtimens des eaux de Vichy, fixé par le procès verbal de visite du premier mars 1793 (vieux style), par l'ingénieur en chef des ponts et chaussés du département de l'Allier, en présence de Giraud, médecin, et de deux commissaires du Directoire du district de Cusset et de la municipalité de Vichy, à quatre mille huit cent vingt-huit livres, sera pris sur le produit de la régie des eaux.

Le présent décret ne sera pas imprimé, mais sera envoyé manuscrit au Ministre des contributions publiques, qui le fera passer au directoire du district de Cusset, et sera inséré au Bulletin [1].

Lorsque Giraud apprit la décision de la Convention nationale qui, somme toute, ne le frappait qu'à la bourse, il était sous le coup d'un danger beaucoup plus grand dont il allait d'autant moins pouvoir se garer que sa résistance à ne pas vouloir abandonner de bonne grâce un privilège aboli par les lois lui avait valu, dans tout le district de Cusset et aussi dans sa ville même, là, où, cependant, il avait fait beaucoup de bien, pas mal de défections parmi ceux qui se disaient jusque-là ses amis. Le 16 ventôse an II (6 mars 1794), le citoyen Charles Augeard fils, tailleur d'habits, membre du Comité révolutionnaire de Vichy, le dénonçait au Comité de surveillance de Cusset comme ayant trempé dans un complot, formé à l'hôpital de Vichy, en faveur de l'abbé Moutet, prêtre réfractaire, qu'une sœur avait tenu caché dans cet établissement. Arrêté, aussitôt, en vertu de la loi du 17 septembre 1793, Giraud vit dès lors les accusations fondre sur lui de la part de gens dont il ne pouvait même pas soupçonner l'hostilité. Accusé d'avoir cherché à dégoûter les

1. *Archives nationales.* A, 147, dossier 104, n° 21.

volontaires d'aller aux frontières, d'avoir discrédité les assignats, d'avoir espéré le retour de l'ancien régime, *d'avoir méprisé les décrets de la Convention nationale,* d'avoir favorisé des personnes suspectes pour leur faire donner des passeports, d'avoir empêché Jean Chabanne de s'enrôler lors du recrutement des trente mille, il fut transféré à Paris le 20 germinal an II, et, malgré que ses deux fils fussent à l'armée, il se vit, le 20 prairial, condamné à mort par le tribunal révolutionnaire. Le même jour, il était exécuté.

L'Exploitation de l'Etablissement Thermal de Vichy du 3 septembre 1792 au 23 vendémiaire an VI.

***

Aussitôt que le décret de la Convention nationale du 27 septembre 1793 fut arrivé à Moulins, il fut immédiatement transmis au Directoire du district de Cusset et au receveur de l'Enregistrement et des Domaines nationaux du même lieu. Ce dernier était invité à préparer de suite un nouveau cahier des charges en se conformant aux articles 2 et 3 de ce décret; quant au Directoire, il lui était prescrit de procéder, à bref délai, à l'adjudication d'un nouveau bail sur les bases de ce cahier des charges qui allait lui être communiqué.

Le 29 brumaire an II de la République Française (19 novembre 1793), le Directoire du district de Cusset, après avoir vu le cahier des charges du bail à ferme des Eaux minérales, Bains et Douches de Vichy, maisons et bâtiments en dépendant, proposé par le receveur de l'enregistrement au bureau de cette ville, le 22 brumaire an II (12 novembre 1793), et approuvé par le directeur de l'agence nationale de l'enregistrement et des domaines nationaux, le 24 brumaire an II (14 novembre 1793), décidait que l'adjudication de cette ferme à bail était fixée « au quatrième mois de la présente « année, pour trois ans, qui prendront leur commencement « le premier dudit mois et finiront la veille de pareil jour de « la cinquième année républicaine; que, conformément au « cahier des charges, il sera fait, à la diligence du préposé « de la régie, des affiches et publications aux lieux accou- « tumés indicatives que l'adjudication se fera ledit jour, à

« dix heures du matin, en la salle des séances de ce Direc-
« toire[1]. »

Ce cahier des charges qui respectait en tout et pour tout l'esprit et la lettre de la décision de la Convention nationale du 27 septembre 1793, était ainsi conçu :

On fait savoir qu'en exécution du décret de la Convention nationale du 27 septembre dernier, qui annule le bail passé, le 27 avril précédent, à Laurent Desbrest, des Eaux, Bains et Douches de Vichy et conformément à l'arrêté du Directoire du district de Cusset du vingt-neuf brumaire dernier, il sera procédé, le quatre nivôse prochain, à dix heures du matin, à la poursuite et diligence du préposé de l'enregistrement et des domaines au bureau de Cusset, et pardevant le Directoire du district, à l'adjudication à titre de bail à ferme pour trois ans, qui commenceront le premier nivôse, deuxième année républicaine, pour finir la veille de pareil jour de la cinquième année républicaine, des Eaux minérales, Bains et Douches de Vichy, maisons et bâtiments en dépendant, aux charges, clauses et conditions suivantes :

ARTICLE PREMIER. — L'adjudication sera annoncée par des affiches et publications mises et faites dans les communes de Cusset et Vichy : elle se fera au plus haut metteur et dernier enchérisseur feux allumés et jusqu'à ce qu'il y en ait un d'éteint sans enchères.

ART. 2. — Le préposé de l'enregistrement à la diligence duquel l'adjudication sera faite, sera présent et pourra faire toutes réquisitions utiles au succès de l'adjudication et à l'intérêt de la nation ; il pourra même en demander le renvoi à un autre jour.

ART. 3. — L'adjudicataire ne pourra jouir que de la maison dont jouissait le ci-devant intendant des eaux, du bâtiment des bains, construit aux frais du trésor public, de la rétribution de deux sols par bouteille d'eau cachetée du cachet républicain non compris le verre et de trente sols par bain et douche conformément au décret du 27 septembre 1793.

ART. 4. — L'adjudicataire ne pourra prétendre aucun privilège exclusif de transporter les eaux ou de les mettre dans le commerce, ce privilège étant anéanti.

ART. 5. — L'adjudicataire sera tenu d'entretenir les bâtiments, fontaines, bains, douches, conduits et canaux des réparations locatives et d'entretien ; de souffrir toutes les grosses réparations et de prévenir

1. *Archives départementales de l'Allier.* Série L, 418, 10e volume.

L'Exploitation de l'Etablissement Thermal de Vichy du 3 septembre 1792 au 23 vendémiaire an VI.

le préposé de la régie dans la quinzaine de toutes les dégradations et détériorations qui pourraient survenir.

ART. 6. — Il sera tenu de faire ou de faire faire bien et fidèlement la distribution des eaux minérales et l'administration des bains et douches, sans pouvoir exiger au-delà de deux sols par bouteille d'eau cachetée pour être transportée et de trente sols par bain et douche ; il fournira les baignoires et les ustensiles nécessaires aux bains et douches.

ART. 7. — L'adjudicataire sera tenu de vuider et nettoyer journellement les fontaines, de les tenir ouvertes pendant la saison depuis quatre jusqu'à dix heures du matin. Il ne pourra rien exiger de ceux qui boivent les eaux sur les lieux ; il souffrira même qu'ils en transportent jusqu'à concurrence d'une bouteille d'une fontaine à l'autre, lorsqu'ils voudront les boire coupées.

ART. 8. — Les règlements, faits pour l'administration gratuite des bains et douches à la classe indigente des citoyens, pour empêcher la fraude dans le commerce et le transport des eaux, seront provisoirement observés et l'Hôpital jouira des cabinets de bains et douches dont il a joui l'année dernière pendant le temps que les pauvres sont admis à l'hôpital, ou qu'il administrera des bains et douches aux indigents. Passé ce temps et hors ce cas, l'adjudicataire en jouira.

ART. 9. — Le prix de l'adjudication sera payable entre les mains du préposé de l'administration de l'Enregistrement et des Domaines à Cusset, en quatre payements égaux, de trois mois en trois mois. A défaut de payement, l'adjudicataire pourra être poursuivi par toute voye, comme pour deniers nationaux.

ART. 10. — L'adjudicataire sera tenu de fournir caution dans la huitaine de l'adjudication, dont la solvabilité sera discutée par le préposé de la Régie en présence du Directoire du district, et lorsqu'elle aura été admise, elle s'obligera conjointement et solidairement avec l'adjudicataire, sans division ni discussion, au payement du prix et à l'entière exécution des charges, clauses et conditions de l'adjudication. Faute de fournir la caution dans ledit délai, il sera procédé à l'adjudication à la folle enchère.

ART. 11. — Dans la huitaine de l'adjudication, il sera fait aux frais de l'adjudicataire, en présence du commissaire du district, de la municipalité de Vichy, de l'adjudicataire et du préposé de l'enregistrement, ou lui appelé à cet effet, procès-verbal de l'état des bâtiments, bains et douches, fontaines ou canaux, pour les laisser au même et semblable état. Une expédition en sera remise par l'adjudicataire au préposé de l'enregistrement.

ART. 12. — Les frais d'affiches, de publications, d'adjudication et tous autres seront réglés par le Directoire du district et supportés par l'adjudicataire qui sera tenu de remettre dans quinzaine au préposé de l'enregistrement, expédition des adjudication, cautionnement et actes relatifs à la dite adjudication.

ART. 13. — L'adjudicataire ne pourra cedder, sous fermer ou autrement disposer des objets compris en l'adjudication, que par acte devant notaire et il demeurera principal obligé et garrant de la gestion des cessionnaires.

ART. 14. — L'administration de l'Enregistrement et des Domaines nationaux n'interviendra dans aucun procès ou action qui soient intentés par l'adjudicataire. Mais dans le cas où la propriété ou le fonds des droits serait attaqué, l'adjudicataire dénoncera les diligences à l'administration qui se réserve, alors, le droit d'examiner et de décider si elle se rendra partie au procès ou si elle en laissera la suite à l'adjudicataire, qui, dans ce cas, procèdera à ses risques et périls.

ART. 15. — Les contributions foncières seront supportées par la République. L'adjudicataire sera seulement tenu des contributions mobilières le concernant[1].

C'est sur ce cahier des charges, très étudié et fort précis, qu'intervint l'adjudication suivante dont je reproduis textuellement le procès-verbal :

Aujourd'hui quartidi, quatre nivôse, l'an deuxième de la République une et indivisible, heure de dix du matin, en la séance publique et permanente du Directoire du District de Cusset tenue par les républicains Administrateurs en présence de l'agent national ;

A comparu le républicain Etienne-Benjamin Garand, receveur de la régie nationale de l'Enregistrement et des Domaines au bureau de Cusset, lequel a remontré qu'en exécution de l'arrêté de ce Directoire du vingt-neuf brumaire dernier, il a fait faire des publications de huitaine en huitaine et posé des affiches de quinzaine en quinzaine dans les lieux les plus apparens tant de cette commune que de celle de Vichy, indicatives qu'il serait ce jourd'hui en la salle et par devant nous procédé publiquement à sa diligence et à la chaleur des enchères à un nouveau bail de ferme des Eaux minérales, Bains et Douches de Vichy, et bâtimens en dépendant pour trois ans, qui devront commencer au premier de ce mois et finiront la veille de pareil jour de la cinquième année républicaine, aux rétributions fixées par le Décret de la Convention na-

1. *Archives départementales de l'Allier.* Série Q, III C. Liasse 67.

tionale, du 27 septembre dernier (vieux style) qui annule le bail passé, le 27 avril précédent, desdites Eaux, Bains et Douches à Laurent Desbrest et aux charges, clauses et conditions insérées au cahier des charges, par lui déposé au secrétariat de ce District, proposé le 22 brumaire et approuvé par le directeur de la régie, le 24 du même mois. Il a rapporté les certificats des publications présentes délivrées par les municipalités de Cusset et Vichy et requis que par le secrétaire, il fût fait lecture à haute et intelligible voix, du cahier des charges, clauses et conditions du bail et de suite procédé à l'adjudication, sauf à en demander le renvoi s'il y a lieu, et à faire toutes réquisitions utiles à l'intérêt de la République.

L'Exploitation de l'Etablissement Thermal de Vichy du 3 septembre 1792 au 23 vendémiaire an VI.

Le Directoire, sur ce ouï l'agent national, faisant droit sur le réquisitoire du citoyen Garand, a ordonné la lecture du cahier des charges et que, de suite, il fût allumé des feux, en annonçant qu'il allait être procédé sur le champ à l'adjudication à titre de bail, des objets dont est question et que tout metteur et enchérisseur serait reçu.

La lecture ordonnée ayant été faite et une première bougie allumée, mise a été faite par le citoyen Jean-Claude Plantade Rabanon, à la somme de quinze cents livres, par le citoyen Desbrest à deux mille livres, par le citoyen Giraud à deux mille cinq cent livres, par le citoyen François Chocheprat à trois mille livres, par le citoyen Desbrest à quatre mille livres, par le citoyen Chocheprat à quatre mille deux cents livres. Cette bougie s'étant éteinte sans que la mise dudit citoyen Chocheprat ait été couverte par aucune autre, il a été allumé une seconde bougie qui s'est aussi éteinte sans autre mise ; en conséquence, le Directoire, du consentement de l'agent national et du citoyen Garand, receveur de la régie de l'enregistrement, a adjugé et adjuge audit citoyen Chocheprat, les Eaux, Bains et Douches de Vichy et bâtimens en dépendant, pour en jouir à titre de bail à ferme, moyennant ladite somme de quatre mille deux cent livres, pour le temps et aux charges, clauses et conditions insérées au cahier des charges, dont expédition sera délivrée avec ces présentes.

Ledit citoyen Chocheprat a déclaré accepter l'adjudication qui vient de lui être faite, avoir bien ouï et compris les clauses et conditions d'icelle et s'est soumis de les exécuter dans leur intégrité sans qu'aucune puisse être réputée comminatoire. Et en exécution de l'art. 10 du cahier des charges, il a présenté pour caution le citoyen Jean-Claude Plantade Rabanon, propriétaire demeurant en la commune de Vichy, lequel présent après discussion de sa solvabilité reconnue, au consentement dudit citoyen Garand et de l'agent national a été admis pour caution et s'est soumis conjointement et solidairement avec ledit citoyen Chocheprat adjudicataire sans division, ni discussion au payement du prix dudit bail aux termes fixés et à l'entière exécution de toutes les charges, clauses et conditions d'icelui.

Fait en la grande salle du Directoire du District de Cusset lesdits jour et an, et ont les administrateurs signé avec l'agent national, les citoyens Garand, Chocheprat, Plantade Rabanon et le secrétaire.

Signé : E. Garand, Chocheprat, Plantade Rabanon, Poncet, Fournier, J -B. Artaud, Amelot, Denius, secrétaire.

Enregistré à Cusset, le 12 nivôse de la 2e année Républicaine. Reçu quatre-vingt-quatre livres.

E. Garand [1].

François-Claude Chocheprat, qui devenait ainsi fermier des Eaux minérales, Bains et Douches de Vichy, était, dans sa ville, un homme considérable. Né à Loriges, près de Saint-Pourçain-sur-Sioule, le 26 octobre 1736, de Noël-Joseph Chocheprat, bourgeois, et de Madeleine Jeudy, il arriva à Vichy en 1764 pour y tenir son rang de châtelain en remplacement de Nicolas Colin, décédé, et en vertu de lettres de provision du 1er février de cette année 1764. Le 14 juillet 1766, il épousait, à Creuzier-le-Neuf, dans la chapelle domestique des Combes, Marie-Françoise Gravier, fille de Pierre Gravier (des Granges).

Homme instruit, aux idées larges et libérales, il était de ceux qui avaient salué, sans arrière-pensée, l'aurore des temps nouveaux et qui avaient abandonné, sans aucun regret, les privilèges dont ils jouissaient sous l'ancien régime. Le 1er février 1790, il était élu, au scrutin, maire de Vichy. En novembre 1791, il abandonna cette fonction à son beau-frère Jean-Joseph Gravier (du Monceau). Le 11 ventôse an II (1er mars 1794), étant toujours fermier des Eaux de l'Etat, il était nommé juge de paix du canton de Vichy, en remplacement du notaire Geoffroy Cornil. Dans la suite, il fut conseiller municipal et administrateur de l'Hôpital. Il l'était encore, le 16 avril 1807, lorsqu'il mourut à l'âge de soixante et onze ans.

Le décret de la Convention nationale du 17 ventôse an II

1. *Archives départementales de l'Allier :* Série Q, III C. Liasse 67.

(7 mars 1794) ne s'était pas contenté de se prononcer sur l'exécution de l'arrêté du Directoire du District de Cusset du 25 juillet 1793 ; il ne s'était pas contenté non plus de dire que le ci-devant médecin intendant, Robert-Antoine Giraud, devait à la Nation, pour trois ans de jouissance des Eaux de Vichy, la somme de vingt mille livres. Il édictait encore, dans son article 4, que « l'Etablissement des Eaux de Vichy « serait administré provisoirement comme les autres biens « nationaux, jusqu'à ce qu'il ait été statué définitivement « sur toutes les eaux minérales de la République », et dans son article 5 que « le prix des bouteilles d'eaux qui seraient « envoyées dans les départements, demeurait fixé à *trois* « *sols* par bouteille, non compris le verre ». Ce droit de *trois sols* devait être perçu par le fermier ou le régisseur, qui serait nommé à cet effet.

L'Exploitation de l'Etablissement Thermal de Vichy du 3 septembre 1792 au 23 Vendémiaire an VI.

Or, le bail à ferme du 4 nivôse an II, dont jouissait François-Claude Chocheprat, fixait à *deux sols* seulement le prix de la bouteille d'eau. Il n'était donc pas possible d'admettre que Chocheprat pût, dès lors, légalement percevoir jusqu'à la fin de son bail *trois sols* au lieu de *deux* et cela sans augmentation du prix de ce bail. La Nation — tout le monde en convenait, même le fermier, — ne pouvait ainsi être frustrée au profit d'un seul !

Le 16 germinal an II (5 avril 1794), le Directoire du District de Cusset en délibéra et, après longue discussion, il émit l'avis suivant :

Vu les décrets de la Convention nationale des 27 septembre 1793 (vieux style), et 17 ventôse dernier relatifs aux Eaux minérales de Vichy ;

Le Directoire, considérant que le premier décret a fixé à deux sols le prix de la bouteille de ces Eaux scellées et que le second le fixe à trois sols ;

Considérant que le bail qu'il a fait le 4 nivôse dernier de ces Eaux minérales, au citoyen François Chocheprat ne peut plus avoir son exécution ; après avoir consulté et entendu l'agent national est d'avis :

1° Que ce bail soit déclaré nul et de nul effet ;

2° Que le citoyen Chocheprat soit tenu de rendre un compte exact et de clerc à maître de la manutention et administration qu'il a faite desdites Eaux minérales ; sauf à lui être fait raison des frais de régie ;

3° Que le receveur de la régie nationale au bureau de Cusset présentera incessamment un cahier des charges, et qu'à sa diligence il sera procédé en la manière accoutumée, à une nouvelle ferme des Eaux minérales de Vichy, en conformité à la loi du 17 ventôse dernier. Et ont les administrateurs, l'agent national et le secrétaire signé.

Signé : PONCET, J.-B. ARTAUD, JUGE, FOURNIER,
OLIVIER, *secrétaire-adjoint*[1].

Le 21 germinal suivant (10 avril 1794), c'est-à-dire cinq jours seulement après la délibération du Directoire du district de Cusset, le Directoire du département de l'Allier, saisi de l'affaire du bail des Eaux minérales, Bains et Douches de Vichy, prenait l'arrêté suivant :

Vu l'avis donné par le Directoire du district de Cusset du 16 du mois conséquemment aux décrets de la Convention nationale du 27 septembre 1793 (vieux style), et 17 ventôse dernier, relatifs aux Eaux minérales de Vichy ; par le premier desquels décrets le prix de la bouteille de ces eaux, non compris le verre, scellée, a été fixé à 2 sols, et à 3 sols par le second ; l'avis ayant pour objet que le bail de ferme fait, le 4 nivôse dernier, des mêmes eaux minérales, au citoyen François Chocheprat soit déclaré nul ; que Chocheprat rendra compte, de clerc à maître, depuis cette époque, sauf les frais de régie et que tout soit disposé par le receveur de la régie nationale pour une nouvelle adjudication, suivant le deuxième décret du 17 ventôse ;

Vu la lettre du premier germinal qui avait été écrite dès le premier de ce mois par le directeur de la régie nationale de l'enregistrement relativement à ce même bail Chocheprat fait moyennant 4200 livres par année, il annonce que d'après l'augmentation décrétée par la Convention nationale, la régie considère ce bail fait comme nul, à la charge de concerter pour un nouveau, de faire à cet égard tout ce qui conviendra ;

Vu enfin la lettre de l'administration du 16, en réponse, et par laquelle il recevait toute autorisation pour faire procéder à une nouvelle adjudication à sa diligence ;

Les administrateurs du département de l'Allier, considérant que le bail de ferme des Eaux minérales de Vichy a été fait dans l'intermé-

1. *Archives départementales de l'Allier.* Série L, 11e volume, 419.

L'Exploitation de l'Etablissement thermal de Vichy du 3 septembre 1792 au 23 Vendémiaire an VI.

diaire de deux décrets dont l'un ne fixait qu'à deux sols chaque bouteille des mêmes eaux et l'autre en a porté le prix jusqu'à trois sols ; que, de là, ce même bail ne peut subsister ;

Arrête :

1° Que le bail fait le 4 nivôse dernier antécédemment à la loi du 17 ventôse qui fixe à 3 sols les bouteilles d'eau qui ne l'étaient que de deux par celle du 27 septembre, est nul et ne produira aucun effet ;

2° Que le citoyen Chocheprat sera tenu de rendre un compte exact de clerc à maître de la gestion, manutention et administration des mêmes eaux, dans lequel compte ainsi rendu, il lui sera fait raison des frais de régie ;

3° Le Directeur de la régie nationale pour remplir le but de l'avis du Directoire du district de Cusset, fera sans délai parvenir au receveur du bureau du même lieu, un cahier des charges qui doivent accompagner la nouvelle adjudication, à laquelle il sera incessamment procédé au même Directoire du district de Cusset, en exécution de la même loi du 17 ventôse dernier ; les formalités nécessaires et accoutumées en pareil cas préalablement observées.

Ampliation de l'arrêté sera adressée tant au Directoire du district de Cusset, qu'au Directeur de la régie, afin qu'il puisse avoir son exécution.

Fait en séance publique, à Moulins, le 21 germinal de l'an 2, de la République Française une et indivisible.

Signé : DESRUELLE, DUFOUR, LOUVRIER, RENAUD, FORISSIER, MERLIN, *secrétaire général* [1].

La régie nationale de l'enregistrement et des domaines ne perdit pas son temps. Le 28 germinal an II (17 avril 1794), son « préposé au bureau de Cusset » proposait au directeur de cette régie dans le département de l'Allier le cahier des charges suivant, qui était la reproduction presque intégrale de celui sur lequel était intervenu le bail Chocheprat avec, seulement, les modifications imposées par le décret du 17 ventôse :

On fait savoir qu'en exécution de l'arrêté du département de l'Allier du 21 germinal l'an 2 de la République française une et indivisible, qui annule le bail à ferme passé le 4 nivôse dernier, à François Chocheprat, des Eaux minérales, bains et douches de Vichy,

1. *Archives départementales de l'Allier.* Série L. 81, fol. 25 et 26.

il sera procédé le neuf floréal prochain, attendu l'urgence résultante de l'ouverture prochaine de la saison des eaux, à la poursuite et diligence du préposé de l'enregistrement et des domaines du bureau de Cusset, et par devant le Directoire du district de Cusset, à un nouveau bail à ferme pour trois ans qui commenceront le 11 floréal ou le 1er mai (vieux style), et finiront la veille de pareil jour de la 5e année, des Eaux minérales, Bains et Douches de Vichy, maison et bâtiments en dépendant, aux charges, clauses et conditions suivantes :

Art. premier. — L'adjudication sera annoncée par des affiches et publications mises et faites dans les communes de Cusset et Vichy ; elle se fera au plus haut metteur et dernier enchérisseur feux allumés, et jusqu'à ce qu'il y en ait un d'éteint sans enchères.

Art. 2. — Le préposé de l'enregistrement à la diligence duquel l'adjudication sera faite, sera présent et pourra faire toutes réquisitions utiles au succès de l'adjudication et à l'intérêt de la Nation, il pourra même en demander le renvoye à un autre jour.

Art. 3. — L'adjudicataire ne pourra jouir que de la maison dont jouissait le ci-devant intendant des Eaux, du bâtiment des bains, construit aux frais du trésor public, de la rétribution de trois sous par bouteille d'eau cachetée du cachet Républicain, non compris le verre, et de trente sous par bain et douche, conformément aux décrets de la Convention nationale du 27 septembre 1793 (vieux style) et 17 ventôse dernier.

Art. 4. — L'adjudicataire ne pourra prétendre aucun privilège exclusif de transporter les Eaux ou de les mettre dans le commerce, ce privilège étant anéanti.

Art. 5. — L'adjudicataire sera tenu d'entretenir les bâtiments, fontaines, bains, douches, conduits et canaux des réparations locatives et d'entretien, de souffrir toutes les grosses réparations et de prévenir le préposé de la régie dans la quinzaine de toutes les dégradations et détériorations qui pourraient survenir.

Art. 6 — Il sera tenu de faire ou de faire faire bien et fidèlement la distribution des eaux minérales, et l'administration des bains et douches, sans pouvoir exiger au delà de trois sous par bouteille d'eau cachetée pour être transportée, et de trente sous par bain ou douche, conformément aux décrets ; il fournira les baignoires et les ustensiles nécessaires aux bains et douches.

Art. 7. — L'adjudicataire sera tenu de vuider et nétoyer journellement les fontaines, de les tenir ouvertes pendant la saison depuis quatre jusqu'à dix heures du matin, il ne pourra rien exiger de ceux qui boivent les eaux sur les lieux, il souffrira même qu'ils en

L'Exploitation de l'Etablissement Thermal de Vichy du 3 septembre 1792 au 23 Vendémiaire an VI.

transportent jusqu'à concurrence d'une bouteille d'une fontaine à l'autre, lorsqu'ils voudront les boire coupées.

ART. 8. — Les règlements faits pour l'administration gratuite des bains et douches à la classe indigente des citoyens, pour empêcher la fraude dans le commerce et le transport des Eaux seront provisoirement observés et l'hôpital jouira des cabinets de bains et douches dont il a joui l'année dernière pendant le temps que les pauvres sont admis à l'hôpital, ou qu'il administre des bains et douches aux indigents ; passé ce temps, et hors ce cas, l'adjudicataire en jouira.

ART. 9. — Le prix de l'adjudication sera payable entre les mains du préposé de l'administration de l'enregistrement et des domaines à Cusset, en quatre payements égaux, de trois en trois mois ; à défaut de payement, l'adjudicataire pourra être poursuivi par toute voye, comme pour deniers nationaux.

ART. 10. — L'adjudicataire sera tenu de fournir caution dans la huitaine de l'adjudication dont la solvabilité sera discutée par le préposé de la régie en présence du Directoire du district et lorsqu'elle aura été admise elle s'obligera conjointement et solidairement avec l'adjudicataire sans division ni discussion au payement du prix et à l'entière exécution des charges, clauses et conditions de l'adjudication ; faute de fournir la caution dans ledit délai il sera procédé à l'adjudication à la folle enchère.

ART. 11. — Dans la huitaine de l'adjudication, il sera fait aux frais de l'adjudicataire, en présence du commissaire du district, de la municipalité de Vichy, de l'adjudicataire et du préposé de l'enregistrement ou lui appelé à cet effet, procès-verbal de l'état des bâtimens, bains et douches, fontaines ou canaux pour les laisser au même et semblable état ; une expédition en sera remise par l'adjudicataire au préposé de l'enregistrement.

ART. 12. — Les frais d'affiches, publications et d'adjudication et tous autres seront réglés par le Directoire du district et suportés par l'adjudicataire qui sera tenu de remettre dans quinzaine au préposé de l'enregistrement expédition des adjudications, cautionnement et autres relatifs à la dite adjudication.

ART. 13. — L'adjudicataire ne pourra cedder sous-fermer ou autrement disposer des objets compris en l'adjudication que par acte devant notaire et il demeurera principal obligé et garrant de la gestion des cessionnaires.

ART. 14. — L'administration de l'enregistrement et des domaines nationaux n'interviendra dans aucun procès ou action qui serait intenté par l'adjudicataire. Mais dans le cas où la propriété ou le fond des droits serait attaqué, l'adjudicataire dénoncera les diligences à l'administration qui se résèrve alors le droit d'axaminer et de décider si elle se rendra partie au procès, ou si elle en laissera la suite à l'adjudicataire, qui dans ce cas procèdera à ses risques et périls.

ART. 15. — Les contributions foncières seront supportées par la République. L'adjudicataire sera seulement tenu des contributions mobiliaires les concernant.

Proposé par moi, receveur de l'enregistrement et des domaines nationaux à Cusset, le vingt-huit germinal l'an deux de la République française.

E. GARAND [1].

Ce projet de cahier des charges resta lettre morte, car il ne fut jamais approuvé par le directeur de l'Enregistrement et des Domaines du département de l'Allier. L'adjudication n'eut donc pas lieu. Je vais, tout à l'heure, en indiquer les raisons et dire pourquoi l'on préféra, alors, la régie pure et simple, prévue du reste dans l'article 5 du décret de la Convention nationale du 17 ventôse an II, à un nouveau bail de ferme.

François-Claude Chocheprat ne s'insurgea pas contre l'annulation plus ou moins légale de son bail du 4 nivôse an II; il accepta de bonne grâce d'être ainsi dépossédé et consentit même à continuer son exploitation jusqu'au 10 prairial an II (29 mai 1794), afin de permettre à l'administration d'organiser sa succession à l'Etablissement des Eaux. Puis, aussitôt après le 10 prairial, il remit un compte fidèle de sa courte gestion de cinq mois environ au receveur de l'enregistrement Garand. Le 3 messidor an II (21 juin 1794), le Directoire du District de Cusset lui donnait le quitus suivant :

Vu le compte que rend le citoyen François-Claude Chocheprat, ci-devant fermier des Eaux minérales, Bains et Douches de Vichy avec les batimens et dépendances, au citoyen Garand, receveur de la régie nationale de Cusset, des recettes et dépenses par lui faites à l'occasion de la dite ferme depuis le 4 nivôse jour de l'adjudicaiion jusqu'au 10 prairial jour que le bail a été annulé;

1. *Archives départementales de l'Allier.* Directoire du District de Cusset; Affiche.

L'Exploitation de l'Etablissement Thermal de Vichy du 3 septembre 1792 au 23 Vendémiaire an VI.

Les observations du directeur de ladite régie en date du 1er du présent mois ;

Le Directoire, considérant que le chapitre de recettes du dit compte s'élève à quatre cent soixante trois livres quatre sols ; celui de la dépense à cent soixante huit livres treize sols ; que, déduction faite de la dépense sur la recette, il en résulte que le Rendant est débiteur de la nation de deux cent quatre vingt-quatre quatorze livres onze sols ;

Et, sur ce, ouï le substitut de l'agent national, est d'avis que le chapitre de recettes soit définitivement arrêté à la somme de 468 livres 4 sols et le chapitre de la dépense à celle de 168 livres 13 sols, et que déduction faite de cette dernière somme, sur la recette, le Rendant compte soit déclaré débiteur de 294 livres 11 sols sauf erreur, ommission, faux ou double emploi. Laquelle somme de 294 livres 11 sols le Rendant sera tenu de verser en la caisse du Receveur de la régie nationale, quoi faisant il demeurera bien et valablement déchargé ; et ont les administrateurs, le substitut de l'agent national et le secrétaire signé.

Signé : FOURNIER, PONCET, J.-B. ARTAUD, JUGE, L. FORISSIER, DENIUS, *secrétaire* [1].

Ainsi, du 24 décembre 1793 au 29 mai 1794, l'Etablissement des Eaux de Vichy avait rapporté à l'Etat l'importante (!) somme de DEUX CENT QUATRE-VINGT-QUATORZE LIVRES ONZE SOLS.

***

Le bail Chocheprat avait été annulé par le Directoire du département, le 21 germinal an II (10 avril 1794), c'est-à-dire quelques jours seulement avant le commencement de la saison d'été et l'ouverture obligatoire de l'Etablissement des Bains, et alors qu'il semblait à tous absolument impossible, même en faisant la plus grande diligence, de pouvoir adjuger les Eaux minérales de Vichy assez à temps pour qu'un nouveau fermier, s'il s'en trouvait un, pût être en mesure de remplir les engagements qu'il aurait pris dans les premiers jours de floréal. D'un autre côté, on était alors en pleine Terreur, c'est-à-dire à une époque où il n'était pas prudent de se montrer d'une façon quelconque, et où,

1. *Archives départementales de l'Allier*, série L. 427, fol. 28 verso.

certes, il y avait grande chance qu'une adjudication, du genre de celle qu'on projetait, ne donnât aucun résultat satisfaisant. Le ci-devant intendant des Eaux minérales, Robert-Antoine Giraud, était arrêté ; les dénonciations sur son compte se faisaient de plus en plus nombreuses ; on prévoyait que, par ce temps de suspicion à outrance, personne ne viendrait se soigner à Vichy ; qu'il n'y avait donc que de l'argent à perdre à devenir, pour l'instant, fermier de l'Etat, car le vent n'était pas alors aux affaires, surtout aux affaires avec la Nation.

Cette situation n'échappa pas au Directeur de l'agence nationale de l'Enregistrement et des Domaines nationaux du département de l'Allier. Il s'en ouvrit au Directoire du département et, s'appuyant sur l'article 4 du décret de la Convention nationale du 17 ventôse an II, il lui démontra facilement, qu'au lieu de courir le risque de perdre les frais de publicité qu'on ferait pour une mise en ferme qui lui paraissait, pour l'instant, impossible, il valait mieux faire exploiter, en régie, pendant un an, par exemple, l'Etablissement thermal de Vichy, que de chercher à avoir ce que certainement on ne pourrait pas arriver à obtenir.

Et ainsi il fut fait. Des instructions furent immédiatement adressées dans ce sens, par le département, au Directoire du District de Cusset qui, par arrêté du 26 floréal an II (15 mai 1794), nomma Jacques Brunol pour régir, en 1794, l'administration des Eaux minérales de Vichy, moyennant un gage de quatre cents livres et son logement dans la maison « de la Nation » aux Bains. Brunol était, en outre, autorisé à retirer de chez Robert-Antoine Giraud, ci-devant intendant des Eaux et « actuellement au Tribunal révolutionnaire », les baignoires et autres objets et ustensiles faisant partie du matériel de l'Etablissement des Bains.

Jacques Brunol, époux de Marie Pénet, qui, en 1789, payait 11 livres et 19 sous d'imposition, avait alors quarante-quatre ans ; il était tailleur d'habits et membre du Comité révolutionnaire de Vichy. Je n'ai pas besoin de dire que sa gérance ne rapporta absolument rien à la caisse de la

Nation et qu'on s'empressa, avant même la fin de son année de régie, d'en revenir à l'affermage comme avant cette régie.

L'Exploitation de l'Etablissement Thermal de Vichy du 3 septembre 1792 au 23 vendémiaire an VI.

Au reste, Thermidor avait, partout, rétabli la confiance et dissipé la crainte ; le règne du Tribunal révolutionnaire et de la loi de prairial était à tout jamais terminé ; on pouvait maintenant sortir, sans aucune appréhension, de chez soi ; on pouvait entreprendre et se montrer ; on pouvait se rendre au District pour surenchérir.

*
* *

Le 1er ventôse an III (19 février 1795), le receveur de l'agence nationale de l'Enregistrement et des Domaines au bureau de Cusset proposait, pour la ferme de l'Etablissement des Eaux minérales de Vichy, le cahier des charges suivant, qui était approuvé, le 13 ventôse an III (3 mars 1795), par le directeur de l'Agence nationale de l'Enregistrement et des Domaines nationaux dans le département de l'Allier :

On fait savoir que le premier germinal, l'an III de la République française, à neuf heures du matin, il sera procédé à l'adjudication à titre de bail à ferme pour trois ans des Eaux minérales, bains et douches de Vichy, maison et batimens en dépendant, aux charges, clauses et conditions suivantes :

ARTICLE PREMIER. — L'adjudication sera annoncée à l'avance par des affiches et publications mises et faites dans les communes de Vichy et Cusset. Il y sera procédé en la salle des séances du Directoire du district de Cusset en présence des administrateurs du Directoire au plus haut metteur et dernier enchérisseur, feux allumés et jusqu'à ce qu'il y en ait un d'éteint sans enchères.

ART. 2. — La durée du bail sera de trois années, la première desquelles commencera le jour même de l'adjudication. Le prix de chaque année sera stipulé payable en quatre payemens égaux de trois en trois mois, entre les mains du Receveur des Domaines nationaux au bureau de Cusset. A défaut du payement à l'échéance de chaque terme, l'adjudicataire pourra y être contraint par voie de contrainte comme pour deniers nationaux.

ART. 3. — L'adjudicataire sera tenu de fournir caution dans la huitaine de l'adjudication, dont la solvabilité sera discutée par le préposé de l'Agence nationale des Domaines, en présence du Directoire du district et lorsqu'elle aura été admise elle s'obligera conjointement et solidairement avec l'adjudicataire, sans division ni discussion, au payement du prix et à l'entière exécution de toutes les charges, clauses et conditions de l'adjudication. Faute de fournir la caution dans ledit délai, il sera procédé à une nouvelle adjudication à folle enchère.

ART. 4. — L'adjudication sera faite à la poursuite et diligence du Receveur de l'Agence nationale de l'Enregistrement et des Domaines au bureau de Cusset ; il pourra faire toutes réquisitions utiles au succès de l'adjudication, il pourra même en demander le renvoye à un autre jour.

ART. 5. — L'adjudicataire ne pourra jouir que de la maison dont jouissait le ci-devant intendant des Eaux, du bâtiment des Bains construit aux frais du trésor public, de la rétribution de trois sous par bouteille d'eau cachetée du cachet républicain, non compris le verre, et de trente sous par bain ou douche, conformément aux décrets de la Convention nationale du 27 septembre 1793 et 17 ventôse an II.

ART. 6. — L'adjudicataire ne pourra prétendre aucun privilège exclusif de transporter les Eaux ou de les mettre dans le commerce, ce privilège étant anéanti.

ART. 7. — L'adjudicataire sera tenu d'entretenir les bâtimens, fontaines, bains, douches, conduits et canaux, des réparations locatives et d'entretien, de souffrir toutes les grosses réparations et de prévenir le préposé de l'Agence nationale des Domaines, dans la quinzaine, de toutes les dégradations et détériorations qui pourraient survenir.

ART. 8. — L'adjudicataire sera tenu de faire ou faire faire bien et fidèlement la distribution des Eaux minérales et l'administration des bains et douches sans pouvoir exiger au-delà de trois sous par bouteille d'eau cachetée pour être transportée et de trente sous par bains ou douches, conformément aux décrets. Il fournira les baignoires et les ustensiles nécessaires aux bains et douches.

ART. 9. — L'adjudicataire sera tenu de vuider et nétoyer journellement les fontaines, de les tenir ouvertes pendant la saison depuis quatre jusqu'à dix heures du matin ; il ne pourra rien exiger de ceux des citoyens qui boivent les eaux sur les lieux ; il soufrira même qu'ils en transportent jusqu'à concurrence d'une bouteille d'une fontaine à une autre lorsqu'ils voudront les boire coupées.

ART. 10. — Les règlements faits pour l'administration gratuite des eaux, bains et douches à la classe indigente des citoyens, pour empêcher la fraude dans le commerce et le transport des mêmes eaux, seront provisoirement observés et l'hôpital jouira des cabinets de bains et douches dont il a joui les années précédentes pendant le

L'Exploitation de l'Etablissement Thermal de Vichy du 3 septembre 1792 au 23 vendémiaire an VI.

temps que les pauvres sont admis à l'hôpital ou qu'il administrera des bains et douches aux indigents ; passé ce temps et hors ce cas l'adjudicataire en jouira.

ART. 11. — Dans la huitaine de l'adjudication il sera fait aux frais de l'adjudicataire, en présence d'un commissaire au district et de la municipalité de Vichy, de l'adjudicataire et du préposé de l'Agence des Domaines ou lui dûment appelé, par gens à ce connaissans, procès-verbal de l'état des bâtimens, bains et douches, fontaines et canaux, pour les laisser au même et semblable état à la fin du bail ; une expédition en sera remise par l'adjudicataire au receveur de l'Agence.

ART. 12. — Les frais d'affiches, publications, adjudication et tous autres seront réglés par le Directoire du district et suportés par l'adjudicataire sans diminution du prix du bail dont il fournira expédition dans quinzaine ainsi que de l'acte de cautionnement.

ART. 13. — L'adjudicataire ne pourra cedder, sous-fermer ou autrement disposer des objets compris dans son adjudication que par acte par devant notaire et il demeurera principal obligé et garrant de la gestion des cessionnaires.

ART. 14. — L'Agence nationale de l'Enregistrement et des Domaines n'interviendra dans aucun procès ou action qui serait intenté par l'adjudicataire, mais dans le cas où la propriété ou le fond des droits serait attaqué, l'adjudicataire dénoncera les diligences à l'Agence qui se réserve alors le droit d'examiner et de décider si elle se rendra partie au procès ou si elle en laissera la suite à l'adjudicataire qui, dans ce cas, procédera à ses risques et périls.

ART. 15. — Les contributions foncières seront suportées par la République.

Proposé par moi, Receveur de l'Agence nationale de l'Enregistrement et des Domaines au Bureau de Cusset, le premier ventôse, l'an III de la République une et indivisible.

GARAND.

Vu et approuvé par moi, Directeur de l'Agence nationale de l'Enregistrement et des Domaines nationaux dans le département de l'Allier.

A Moulins, le treize ventôse, 3me année républicaine.

PAPON[1].

Le 17 ventôse an III (7 mars 1795), le Directoire de Cusset décidait que, conformément au cahier des charges ci-dessus,

1. *Archives départementales de l'Allier*. Série Q. III, liasse 67.

l'adjudication des Eaux minérales, Bains et Douches de Vichy aurait lieu, par devant lui, le 1er germinal an III (21 mars 1795).

Et ce jour-là, en effet, intervint le procès-verbal d'adjudication qui suit :

Aujourd'hui premier germinal, l'an troisième de la République Française une et indivisible, heures de dix du matin, en la séance publique du Directoire du district de Cusset, tenue par les citoyens Plantade Rabanon, Pierre Gay, Jean-Louis Faure et Jean-Joseph Régnier, administrateurs, en présence du citoyen Robert-Antoine Gontier, agent national,

A comparu Etienne Benjamin Garand, receveur de l'Agence nationale de l'Enregistrement au bureau de Cusset lequel a remontré qu'en exécution de l'arrêté de ce Directoire du dix-sept ventôse dernier, il a fait faire, tant en la commune de Vichy qu'en celle de Cusset, des publications et affiches indicatives, qu'il serait ce jourd'huy, heure susdite, en cette salle et pardevant nous, procédé publiquement, à sa diligence et à la chaleur des enchères, au bail à ferme des Eaux minérales, bains et douches de Vichy, maison et bâtimens en dépendans, pour trois ans qui commenceront ce jourd'hui et finiront la veille de pareil jour de la sixième année républicaine, aux charges, clauses et conditions, insérées au cahier des charges par lui déposé au secrétariat de ce district, lequel a été proposé le premier du dit mois de ventôse et approuvé par le Directeur de l'Agence nationale de l'Enregistrement, le treize ; il a rapporté les certificats des publications prescrites délivrés par les municipalités de Vichy et Cusset, les vingt et vingt-huit des dits mois de ventôse, et requis que par le secrétaire il fut fait lecture à haute et intelligible voix du cahier des charges, clauses et conditions du bail et de suite procédé à l'adjudication, sauf à en demander le renvoi s'il y a lieu et à faire toutes réquisitions utiles à l'intérêt de la République.

Le Directoire, faisant droit sur le réquisitoire du citoyen Garand, après avoir ouï l'agent national, a ordonné la lecture du cahier des charges et que de suite il fut allumé des feux, en annonçant qu'il allait être procédé sur le champ à l'adjudication des dites Eaux, Bains et Douches de Vichy et que tout metteur et enchérisseur serait reçu.

La lecture ordonnée ayant été faite et une première bougie allumée, mise a été faite par le citoyen Brunol jeune à la somme de douze cents livres ; par le citoyen Louis Vexenat à celle de deux mille livres ; par la citoyenne Brunol à celle de deux mille trois cent livres. Une seconde bougie ayant été allumée, mise a été faite par le citoyen

Philippe Reignier à la somme de trois mille livres ; par le citoyen Ponthenier à la somme de trois mille cinq cent livres ; par la citoyenne Claudine Reignier, femme séparée de biens de Gilbert Brunot, propriétaire à Vichy, la somme de trois mille six cent livres. Une troisième bougie ayant aussi été allumée, mise a été faite par le citoyen Ponthenier à la somme de trois mille huit cent livres ; par la citoyenne Brunot celle de quatre mille livres, et il a été allumé une quatrième et dernière bougie, laquelle s'étant éteinte sans qu'il ait été fait aucune enchère, le Directeur sur ce, ouï l'Agent national, du consentement du citoyen Garand, a adjugé et adjuge à la citoyenne Claudine Reignier, femme à Gilbert Brunot, les Eaux minérales, Bains et Douches de Vichy, énoncés tant au cahier des charges qu'au présent procès-verbal, pour en jouir à titre de bail, moyennant le prix et somme de quatre mille livres, pour le tems et aux charges et conditions insérées au cahier dont expédition sera délivrée avec ces présentes.

L'Exploitation de l'Etablissement Thermal de Vichy du 3 septembre 1792 au 23 vendémiaire an VI.

Et en exécution de l'article 3 du cahier des charges, la dite citoyenne Reignier, femme Brunot, a présenté pour caution les citoyens François Beraud et Philippe Reignier, propriétaires de la commune de Saint-Rémy-en-Rollat, lesquels présents, après discussion de leur solvabilité reconnue, du consentement de l'agent national et du citoyen Garand, ont été admis pour caution et se sont soumis conjointement et solidairement avec la dite citoyenne Reignier, femme Brunot, sans division ni discussion, au payement du prix du dit bail dans les termes fixés et à l'entière exécution de toutes les charges, clauses et conditions dicelui, et ont les administrateurs signé avec l'Agent national, la citoyenne Brunot, les citoyens Beraud, Reignier et Garand.

Signé : RÉGNIER, BRUNOT, REIGNIER, FAURE, GAY, GARAND, GONTIER, *agent national,* DENIUS, *secrétaire.*

Enregistré à Cusset le 11 germinal, 3me année républicaine.
Reçu quatre-vingt livres. GARAND[1].

Claudine Reignier était de Saint-Rémy-en-Rollat. Elle avait épousé Gilbert Brunot, propriétaire et cultivateur à Vichy, dont elle était séparée de biens. C'était, en 1795, une femme de cinquante ans, qui depuis longtemps travaillait à l'Etablissement des bains près duquel elle habitait et qu'elle était certes très capable d'administrer. Mais âpre au gain, sans éducation et livrée à elle-même, elle dépassa la mesure.

1. *Archives départementales de l'Allier.* Série Q. III, liasse 67.

Non seulement par sa cupidité et sa façon d'agir elle mécontenta les malades qui, pendant la saison d'été, se soignaient à Vichy, et qui s'en plaignirent souvent à la municipalité, mais elle fit plus encore : elle ne tint pas les engagements qu'elle avait pris, elle oublia totalement, en l'an IV, de payer les trimestres de sa ferme. En germinal an V, elle avait, au moins, quatre de ses trimestres en retard [1] et le receveur des Domaines nationaux au bureau de Cusset se déclarait impuissant, étant donné sa manière d'agir et sa résistance, à faire rentrer, dans les caisses publiques, ce qu'elle devait à la Nation.

Le 22 germinal an V (12 avril 1797), le bail des Eaux de Vichy, consenti le 1er germinal an III (21 mars 1795) à la citoyenne Claudine Reignier, femme Brunot, était résilié par arrêté de l'Administration centrale du département de l'Allier.

***

Il fallut donc, après la résiliation du bail de Claudine Reignier, immédiatement songer à procéder à une nouvelle adjudication pour la ferme des Eaux minérales de Vichy. Le 27 germinal an V (16 avril 1797), le directeur de la Régie nationale de l'Enregistrement et du Domaine national dans le département de l'Allier, approuvait le cahier des charges de cette adjudication préparé d'avance par le Receveur des Domaines nationaux au bureau de Cusset. Ce cahier des charges était ainsi conçu :

On fait à savoir que le onze floréal an V (trente avril 1797, vieux style), à dix heures du matin, il sera procédé à la poursuite et diligence du Receveur des Domaines nationaux au bureau de Cusset, à l'adjudi-

(1) Il résulte d'une délibération du 3 ventôse an V (*Archives départementales* L. 86, n° 134, fol. 58) de l'Administration centrale du département de l'Allier que, lors de la résiliation de son bail, Claudine Reignier était reliquataire, envers la Nation, sur le prix de sa ferme des Eaux minérales de Vichy, de la somme de 2.900 fr. 90 « pour les années 3 et 4 » et alors que ce prix de ferme avait été estimé, d'après un arrêté du 13 floréal an VI (2 mai 1798), conformément à la loi du 9 fructidor an V (26 août 1797) *valeur 1790*, « en prenant en considération l'abolition du privilège exclusif et la concurrence d'une fontaine découverte ».

cation, à titre de bail à ferme pour trois années, au plus haut metteur et dernier enchérisseur, des Eaux minérales, Bains et Douches de Vichy, maisons et bâtiments en dépendant, aux charges, clauses et conditions qui suivent :

L'Exploitation de l'Etablissement Thermal de Vichy du 3 septembre 1792 au 23 Vendémiaire an VI.

ARTICLE PREMIER. — L'adjudication sera annoncée à l'avance par des affiches et publications mises et faites dans les communes de Vichy et Cusset.

Il y sera procédé en la salle des séances de l'administration municipale du canton de Vichy, en présence des administrateurs du même canton, au plus haut metteur et dernier enchérisseur, feux allumés et jusqu'à ce qu'il y en ait un d'éteint sans enchères.

ART. 2. — La durée du bail sera de trois années, la première desquelles commencera le premier germinal présent mois.

Le prix de chaque année sera stipulé payable en numéraire en quatre paiemens égaux de trois mois en trois mois, entre les mains du Receveur des domaines nationaux à Cusset ; à défaut de paiement à l'échéance de chaque terme, l'adjudicataire pourra y être contraint comme pour deniers nationaux.

ART. 3. — L'adjudicataire sera tenu de fournir caution dans la huitaine de l'adjudication, dont la solvabilité sera discutée par le préposé de l'agence nationale des domaines, en présence de l'admininistration du canton de Vichy, et lorsqu'elle aura été admise, elle s'obligera conjointement et solidairement avec l'adjudicataire sans division ni discussion au prix et à l'entière exécution de toutes les charges, clauses et conditions de l'adjudication. Faute de fournir cette caution dans ledit délai, il sera procédé à une nouvelle adjudication à la folle enchère.

ART. 4. — L'adjudication sera faite à la poursuite et diligence du Receveur de l'agence nationale au bureau de Cusset, il pourra faire toutes réquisitions utiles au succès de l'adjudication ; il pourra même en demander le renvoi à un autre jour.

ART. 5. — L'adjudicataire ne pourra jouir que de la maison dont jouissait le ci-devant intendant des Eaux, du bâtiment des Bains construit aux frais du trésor public, de la rétribution de trois sols y compris le bouchon et le goudron par bouteille d'eau cachetée du cachet républicain, non compris le verre, et trente sols en numéraire par bain ou douche, conformément aux décrets de la Convention du 27 septembre 1793 (vieux style) et 17 ventôse an II et, en outre, de traiter ceux qui prendront lesdits bains ou douches avec humanité et honnêteté.

ART. 6. — L'adjudicataire ne pourra prétendre aucun privilège exclusif de transporter les eaux ou de les mettre dans le commerce, ce privilège étant anéanti.

Art. 7. — L'adjudicataire sera subrogé aux droits de la Nation pour se faire remettre, par le fermier sortant, les bâtimens, fontaines, bains, douches, conduits et canaux en bon état de réparation, et ustensiles qui étaient attachés à la propriété lors de l'entrée en jouissance du fermier actuel ; il sera dressé procès-verbal du tout aux frais de l'adjudicataire en présence d'un commissaire de l'administration du canton, de l'adjudicataire, du fermier sortant et du préposé de l'agence des domaines ou eux duement appelés par gens à ce connaissant, pour les laisser au même et semblable état à la fin du bail. Une expédition en sera remise aux frais de l'adjudicataire au receveur de l'agence.

Art. 8. — L'adjudicataire sera tenu d'entretenir les bâtimens, fontaines, bains, douches, conduits et canaux de réparations locatives et d'entretien, de souffrir toutes les grosses réparations et de prévenir les préposés de l'agence nationale dans la huitaine, de toutes les dégradations et détériorations qui pourront survenir, de balayer la galerie, enlever les boues autour des bâtimens nouvellement construits au moins une fois par décade, à peine de trois livres d'amende. La grande salle parquetée et le cabinet à côté étant destinés à la réunion et au délassement des buveurs d'eau, l'adjudicataire ne pourra leur refuser, sans aucune rétribution, l'entrée, avec l'assentiment de l'administration municipale du canton de Vichy, sous aucun prétexte.

Art. 9. — L'adjudicataire sera tenu de faire ou faire faire bien et fidèlement la distribution des eaux minérales et l'administration des bains et douches sans pouvoir exiger au delà de trois sols, y compris le bouchon et le goudron par bouteille d'eau cachetée pour être transportée et de trente sols par bain ou douche conformément au décret de la Convention ci-dessus cité.

Il fournira les baignoires et ustensiles nécessaires aux bains et douches tels que le feu, les paniers à chauffer le linge et les chaises à porteur.

Art. 10. — L'adjudicataire sera tenu de vider et nettoyer journellement les fontaines, de les tenir ouvertes pendant la saison depuis quatre heures jusqu'à dix heures du matin. Il ne pourra rien exiger de ceux des citoyens qui boivent les eaux sur les lieux. Il souffrira qu'ils en transportent jusqu'à concurrence d'une bouteille d'une fontaine à une autre, lorsqu'ils voudront les boire coupées et dans leurs chambres lorsqu'ils ne pourront aller à la fontaine.

Art. 11. — Les règlemens faits pour l'administration gratuite des eaux, bains et douches à la classe indigente des citoyens, pour empêcher la fraude dans le commerce et le transport des mêmes eaux, seront provisoirement observés et l'hôpital de Vichy jouira des cabinets

L'Exploitation de l'Etablissement Thermal de Vichy du 3 septembre 1792 au 23 Vendémiaire an VI.

des bains et douches, dont il a joui les années précédentes, pendant que les pauvres sont admis à l'hôpital ou qu'il administrera des bains et douches aux indigens, passé ce temps et hors ce cas, l'adjudicataire en jouira.

Art. 12. — Les frais d'affiches, publications et adjudication et tous autres seront réglés par l'administration et supportés par l'adjudicataire sans diminution du prix du bail dont il fournira expédition dans quinzaine ainsi que de l'acte de cautionnement.

Art. 13. — L'adjudicataire ne pourra céder, sous-fermer ou autrement disposer des objets compris dans son adjudication que par acte devant notaire et il demeurera principal obligé et garant de la gestion des cessionnaires.

Art. 14. — L'agence nationale de l'enregistrement et des domaines nationaux n'interviendra dans aucun procès ou action qui serait intenté par l'adjudicataire, mais dans le cas où la propriété ou le fonds des droits serait attaqué, l'adjudicataire dénoncera les diligences à l'Agence qui se réserve alors le droit d'examiner et de décider si elle se rendra partie au procès, ou si elle en laissera la suite à l'adjudicataire qui, dans ce cas, procèdera à ses risques et périls et fortune.

Art. 15. — Les contributions foncières seront supportées par la République.

Art. 16. — Aucune des clauses de l'adjudication ne sera réputée comminatoire, mais toutes seront de rigueur et exécution dans leur intégrité [1].

C'est donc sur ce cahier des charges qu'eut lieu l'adjudication dont, ci-dessous, in-extenso, le procès-verbal :

Aujourd'hui onze floréal, cinquième année républicaine, heure de dix du matin, en la séance extraordinaire de l'administration municipale du canton de Vichy tenue par les citoyens Louis-Antoine Sauret, président, et Antoine Bonnet, agent de la commune de Vichy, en présence de Jean-Joseph Gravier, commissaire du Directoire exécutif près cette administration ;

A comparu Laurent Fournier, receveur des domaines nationaux, au bureau de Cusset, lequel a remontré qu'en exécution de l'arrêté de cette administration, il a fait faire dans les communes de Vichy et Cusset, les publications et affiches indicatives qu'il serait aujourd'hui, heure susdite, en cette salle, pardevant nous, procédé publiquement à

1. *Archives départementales de l'Allier.* Série X, 938-946.

sa diligence et à la chaleur des enchères, au bail à ferme des eaux minérales, bains et douches, de la commune de Vichy, maison et bâtiments en dépendant pour trois années, qui ont commencé le premier germinal dernier pour finir la veille de pareil jour de la huitième année républicaine, aux charges, clauses et conditions insérées au cahier proposé par le receveur des domaines nationaux le 21 germinal dernier, approuvé par le directeur de l'agence nationale le 27 audit mois et par lui déposé au secrétariat de cette administration. Il a rapporté les certificats des affiches et publications prescrites délivrées par les municipalités de Vichy et de Cusset et requis que par le secrétaire, il fut fait lecture à haute et intelligible voix du cahier des charges, clauses et conditions dudit bail et de suite procédé à l'adjudication, sauf à en demander le renvoi, s'il y a lieu, et à faire pour l'intérêt de la République toutes réquisitions utiles et nécessaires.

L'administration municipale du canton de Vichy faisant droit sur le réquisitoire du citoyen Fournier, après avoir ouï le commissaire du Directoire exécutif près cette administration a ordonné la lecture du cahier des charges et que de suite il fut allumé des feux, en annonçant qu'il allait être procédé sur le champ à l'adjudication desdites Eaux, bains, douches de la commune de Vichy et que tous metteurs et enchérisseurs seront reçus.

La lecture ordonnée ayant été faite, les commissaires de l'hospice civil de cette commune présents à la séance ont représenté que les charges du bail portent article 5 « que le fermier pourra vendre les Eaux minérales trois sols la pinte mesure de Paris compris le bouchon et le goudron ».

Que la loi du 16 vendémiaire dernier conserve les hospices civils dans la propriété et jouissance de leurs biens et que par lettres patentes du 23 mars 1716 le ci-devant Roi a accordé en toute propriété à l'hospice de Vichy un sol par bouteille d'eau minérale sans aucune charge ; qu'au moyen de ce ils réclamaient pour l'hospice de Vichy, la propriété de ce sol par pinte mesure de Paris, et que l'agence nationale ne soit dans le cas d'affermer que deux sols par pinte, ce qui a été approuvé par les membres de l'administration municipale du canton de Vichy, après par eux avoir pris communication des titres du dit hospice et que le dit hospice pourra régir ou affermer à son profit le dit sol par pinte, sans aucunes charges [1].

1. La loi du 23 messidor an II (11 juillet 1794) régla le mode de réunion de l'actif et du passif des Hôpitaux de France au domaine national. C'est à partir de cette loi que l'Hôpital de Vichy, incorporé au domaine public, cessa manifestement de jouir de la redevance qui lui était due en vertu des lettres.

L'Exploitation de l'Etablissement Thermal de Vichy du 3 septembre 1792 au 23 vendémiaire an VI.

Après la lecture du 7e article du cahier des charges du bail et sur les observations des citoyens présents et après discussion, il a été convenu qu'à la diligence de l'administration et du préposé de la régie nationale, sous quinze jours, la citoyenne Brunot, fermière sortant de la dite ferme sera tenue de faire dresser le procès-verbal conformément aux arrêtés du département de l'Allier et de l'administration municipale de Vichy des 22 et 29 germinal derniers et effectuer les réparations à sa charge de telle sorte qu'à cette époque l'adjudicataire jouisse des objets de la dite ferme.

Que d'après la lecture de l'art. 11, du cahier des charges du bail, il y a eu discussion au sujet des cabinets de bains attribués à l'hospice de cette commune. Il a été convenu que lesdits cabinets resteront toute l'année à la jouissance du dit hospice à la charge par le dit hospice d'y faire les réparations locatives et d'entretien et de souffrir les grosses réparations.

Et de suite une première bougie a été allumée. Mise a été faite par le citoyen François-Claude Chocheprat de Vichy à la somme de mille francs ; par Quentien Sornin de Vichy à celle de quinze cents francs ; par Jean-Baptiste Ponthenier de Cusset à celle de quinze cent cinquante francs.

Une seconde bougie a été allumée. Mise a été faite par Jean Bourrasset de Cusset à la somme de dix neuf cent francs ; par la femme de Louis Vexenat de Vesse, à la somme de dix neuf cent soixante quinze francs ; par Alexis Ponthenier de Cusset, à celle de deux mille vingt cinq francs.

Une troisième bougie a été allumée. Mise a été faite par Claude-François Rabusson de Gannat à la somme de deux mille cinquante francs, par le citoyen Rougane de Vichy, à celle de deux mille cent francs ; par Alexis Ponthenier de Cusset, à celle de deux mille cent soixante quinze francs.

Une quatrième bougie a été allumée. Mise a été faite par le citoyen Claude-François Rabusson de Gannat à la somme de deux mille trois cents francs. Il a été allumé une cinquième et dernière bougie, laquelle s'étant éteinte sans enchères, l'administration municipale du canton de Vichy, sur ce, ouï le commissaire du Directoire exé-

patentes de 1716. La loi du 16 vendémiaire an V (7 octobre 1796) restitua aux hôpitaux et hospices, en général, et à celui de Vichy en particulier, la jouissance de leurs biens, la jouissance de leurs rentes, « la jouissance de leurs redevances antérieures ». C'est donc à partir du 1er germinal an V (21 mars 1797), au début du bail Noyer, que l'Hôpital de Vichy recommença à toucher le *sou par bouteille* sur les eaux minérales transportées hors de Vichy.

cutif près l'administration et du consentement du dit Fournier, a adjugé et adjuge au citoyen Claude-François Rabusson [1] de Gannat qui a déclaré que c'était pour le compte du citoyen Annet Noyer, officier de santé demeurant en cette ville, qui s'est présenté et accepte la dite adjudication aux mêmes clauses et conditions qui consiste dans les eaux minérales, bains, douches, maison et batiments en dépendant, énoncés tant au cahier des charges qu'au présent procès-verbal pour en jouir à titre de bail, moyennant le prix de deux mille trois cents francs, pour le temps, aux charges, clauses et conditions insérées tant au cahier qu'au présent dont expédition sera délivrée avec ces présentes.

Et à l'instant et en exécution de l'art. 3 du cahier des charges, le dit citoyen Noyer a présenté pour caution le citoyen Etienne Sornin, propriétaire demeurant en cette commune, lequel présent et après discussion de sa solvabilité reconnue du consentement du commissaire du Directoire et du citoyen Fournier a été admis pour caution et s'est soumis conjointement et solidairement avec le dit Noyer, sans division ni discussion, au paiement du prix du bail dans les termes fixés et à l'entière exécution de toutes les clauses et conditions d'icelui et ont les administrateurs signé avec le dit Noyer, le dit Fournier, le dit Sornin, le commissaire du Directoire exécutif et le secrétaire.

Signé : SAURET, *président* ; FOURNIER, Etienne SORNIN, NOYER, BONNET, *agent*, GRAVIER, *commissaire*, et MAZIÈRES pour le *secrétaire*.

A côté est écrit : enregistré à Cusset le vingt-deux floréal 5e année républicaine.

Pour le receveur : *signé* MAGNIN [2].

L'« officier de santé » Annet Noyer, qui devenait ainsi, à cinquante-deux ans, fermier des Eaux minérales de Vichy, n'était en réalité que « maître en chirurgie » ou « chirurgien-juré », si mieux l'on aime. Il était venu, en 1768, de Mauzun, son pays natal, à Vichy où il avait épousé, en 1775, Pierrette

1. Claude-François Rabusson, qui enchérissait pour le compte de Noyer, était docteur en médecine et exerçait son art pendant l'été à Vichy, depuis a fin de l'année 1796 snviron. Pendant l'hiver, il habitait Gannat où il était né le 31 mars 1768 (Voir *Histoire des Eaux minérales de Vichy*. Tome II, page 872). Il fut nommé médecin-inspecteur des Eaux minérales de Vichy le 13 ventôse an VI (1er mars 1798) et mourut à Gannat le 19 nivôse an IX (9 janvier 1801), à l'âge de trente-deux ans.

2. *Archives départementales de l'Allier*, série X, 938-946.

L'Exploitation de l'Etablissement Thermal de Vichy du 3 septembre 1792 au 23 vendémiaire an VI.

Lebeau dont il eut douze enfants. En 1797, il était remarié, depuis près de trois ans, avec une ex-religieuse du couvent de Pontratier, près de Gannat, et de cette seconde union il lui était déjà né un garçon qui, dans la suite, devait le continuer dans sa fonction de chirurgien de l'hôpital civil de Vichy.

Si, en droit, Annet Noyer est seul fermier des Eaux de Vichy depuis le 1er germinal an v, en fait, c'est sa caution, Etienne Sornin, dit *Carême*, qui, depuis le 12 floréal an v, exploite entièrement à sa place l'Etablissement thermal de Vichy. Noyer, qui occupe des fonctions publiques et qui exerce son art à Vichy, n'a aucun temps à donner à l'administration des eaux minérales. Au reste, point n'est besoin ; son second connaît cette administration très à fond et est plus que lui à même de mener à bien, et de compte à demi, l'exploitation de ces eaux.

CHAPITRE III

L'EXPLOITATION DE L'ÉTABLISSEMENT THERMAL DE VICHY

SOUS LES MÉDECINS-INSPECTEURS RABUSSON-DURIER ET LUCAS

DU 23 VENDÉMIAIRE AN VI AU 1er JANVIER 1824

L'Exploitation de l'Etablissement Thermal de Vichy du 23 vendémiaire an VI au 1er janvier 1824.

L'ARRÊTÉ du Directoire exécutif du 23 vendémiaire an VI (14 octobre 1797)[1] confiait aux municipalités de Canton, sous l'autorité du Département, l'administration et la police des Eaux minérales situées dans leurs arrondissements. C'était, là, un commencement d'organisation qui promettait pour l'avenir car il était, aussi, imposé, au ministre de l'Intérieur, de proposer incessamment, au Directoire, les règlements que pouvaient exiger l'administration, la police et la distribution des Eaux minérales de France.

Lorsque cet arrêté du 23 vendémiaire an VI arriva au Directoire du département de l'Allier, François-Louis-Antoine Sauret (de Varennes), qui, avant la Révolution, était homme de loy et avocat en parlement et qui, depuis, avait été administrateur du District de Cusset, présidait l'administration municipale du Canton de Vichy. Le chirurgien Annet Noyer était, dans ce même temps, agent municipal de la Commune de Vichy et fermier des Eaux minérales, et

1. Tome II, p. 192.

le maître de marine Quintien Sornin était adjoint de cet agent municipal[1].

1. Il existe, dans les *Archives communales de Vichy*, un ancien document qui prouve qu'en l'an VI cette ville n'avait pas encore perdu tout espoir d'obtenir de l'Etat la cession perpétuelle, et à titre gratuit, de l'administration des Eaux minérales et de l'Etablissement thermal de Vichy. C'est une carte à jouer, un *as* de carreau, sur laquelle, tant au recto qu'au verso, sont écrites les lignes suivantes :

« Au citoyen Sauret, président de l'administration municipale.

« Président,

« Voici le modèle de pétition qu'a laissé le citoyen Cretet. Si l'administration municipale l'agrée, comme elle est en son nom, il conviendrait que le secrétaire de la municipalité en fît 2 copies pour être adressées au citoyen Dalphonse, député, avec une lettre de recommandation et comme étant suivant les vues du citoyen Cretet dont il serait fait mention mémorable. Je pense qu'il faudrait annexer simplement un certificat du prix de la dernière adjudication de la ferme des Eaux minérales.

« Salut et fraternité. « COSSONNIER.

« 2 fructidor an 6. »

A cette carte à jouer se trouve joint le projet de lettre qui suit :

« L'administration municipale du Canton de Vichy, département de l'Allier,

« Au Corps législatif.

« Citoyens législateurs,

« Les Eaux minérales sont une propriété publique ; mais leur administration ne peut sans de graves inconvénients être confondue dans la Régie générale des domaines nationaux.

« Les eaux de Vichy offrent un exemple frappant de l'inconvenance d'une administration purement fiscale.

« La régie de l'enregistrement a affermé le produit des eaux de Vichy moyennant une ferme annuelle de 2.300 francs dont le versement se fait au trésor public.

« Mais il faut déduire de cette somme les dépenses indispensables causées par l'entretien des Sources minérales, des bains, des douches et du portique qui les renferme.

« Cet entretien exigerait une surveillance journalière sans laquelle les plus petites négligences agravent les dégradations et occasionnent des dépenses considérables. Mais les agents de la Régie de l'enregistrement ne sont point à portée de se livrer à ces soins de détail. Ils sont abandonnés à la sollicitude de l'administration municipale de Vichy qui ne pouvant ordonner aucune dépense est obligée de recourir au gouvernement pour obtenir les moyens de pourvoir à des réparations que la lenteur des décisions ministérielles rend infiniment plus coûteuses. De manière que par ce cercle vicieux et compliqué, le prix de la ferme des eaux de Vichy suffisant à peine pour leur entretien, le trésor public n'en retire aucun avantage et ce précieux établissement ne sera jamais dans un état de conservation convenable.

« Ce produit des eaux résulte du prix de leur vente aux citoyens que leurs

Ce furent donc Sauret et Quintien Sornin qui, pendant l'hiver 1797-1798, assumèrent, seuls, la charge de la surveillance de l'exploitation des Eaux minérales de Vichy, exploitation qui, du reste, se continua après l'arrêté de vendé-

L'Exploitation de l'Etablissement Thermal de Vichy du 23 Vendémiaire an VI au 1er janvier 1824.

facultés mettent en état d'en acheter; d'un autre côté, chaque saison amène à Vichy une multitude de citoyens indigens qui trouvaient autrefois des secours dans un hospice tombé dans le dénuement par la vente de ses biens. Cet hospice n'a point encore obtenu le remplacement de ces mêmes biens ce qui le met hors d'état de distribuer les secours qu'il prodiguait jadis.

« Il serait possible de rendre la situation de cet hospice moins malheureuse si une administration surveillante et économe parvenait à élever le produit des eaux et à diminuer leurs dépenses. De là pourrait naître un excédent annuel qui, versé dans la caisse de l'hospice, tournerait au profit de l'indigence et déchargerait d'autant le trésor public qui ne serait plus tenu de lui fournir des secours aussi étendus.

« Citoyens législateurs ! l'administration municipale de Vichy, en vous soumettant des vues, dictées par les circonstances, qui lui sont propres, suppose qu'elles pourraient être utilement rendues communes à toutes les eaux minérales ou thermales de la République. Elle vous invite à les prendre en considération. Vous estimerez dans votre sagésse qu'il serait convenable de pourvoir par une loi à une sage administration des eaux ; elle pourrait être fondée sur les bases cy-après énoncées :

« 1° La régie des Eaux minérales et thermales de la République sera distraite de la régie des domaines nationaux ;

« 2° La Régie, police et administration des Eaux minérales et thermales sera confiée aux administrations municipales des lieux de leur situation ; elles pourront les affermer ou les régir à leur choix, le tout sous la surveillance des administrations centrales auxquelles elles rendront un compte annuellement ;

« 3° Sur le produit des Eaux minérales ou thermales les dépenses nécessaires à leur entretien et amélioration seront prélevées ;

« 4° Ces dépenses seront distinguées en ordinaires que l'administration municipale ordonnera et en extraordinaires, qui ne pourront être exécutées qu'en vertu de l'autorisation de l'administration centrale ;

« 5° Le traitement annuel de l'officier de santé inspecteur local des eaux minérales sera pris sur leur produit ; ce traitement sera fixé par le Directoire exécutif ;

« 6° L'excédent du produit des eaux sera versé dans la caisse de l'hospice du lieu et principalement appliqué au soulagement des citoyens infirmes et indigens qui seront admis dans l'hospice ;

« 7° L'officier de santé inspecteur des Eaux minérales donnera des soins aux malades de l'hospice, assistera aux séances de l'administration municipale et aura voix délibérative dans tout ce qui pourra intéresser la régie des Eaux. »

Ce projet fut-il envoyé à Dalphonse par Sauret de Varennes et reçut-il une suite quelconque ? J'en doute fort, car je n'ai pu trouver nulle part la moindre indication qui pût permettre même une simple supposition à ce sujet.

miaire an VI, tout comme elle se faisait avant et sans aucun changement.

Ce ne fut, en effet, que le 13 ventôse an VI (1er mars 1798), c'est-à-dire deux mois seulement avant l'ouverture de la saison thermale de 1798, que Claude-François Rabusson-Durier, médecin à Vichy, fut nommé inspecteur des Eaux minérales de cette ville[1].

Tout d'abord l'action de ce médecin-inspecteur ne consista qu'à soigner gratuitement les militaires blessés au service de la Patrie et les indigents. Mais, après l'arrêté du Directoire exécutif du 29 floréal an VII (18 mai 1799)[2], qui organisa l'inspection médicale créée en l'an VI, il dut assurer l'exécution de toutes les mesures prescrites par la loi, mesures qui étaient, en grande partie, celles imposées aux Intendants des Eaux minérales de l'ancien régime par l'arrêt du 5 mai 1781[3].

L'arrêté des Consuls du 3 floréal an VIII (23 avril 1800)[4], en prescrivant l'affermage, par adjudication à l'enchère, du produit des Eaux minérales appartenant à la République, imposait, aux médecins-inspecteurs, de proposer aux préfets des règlements nécessaires pour le maintien de l'ordre et de la discipline dans l'administration des Eaux et aussi les articles à insérer dans le cahier des charges pour fixer les conditions auxquelles seront tenus les fermiers, soit pour le nombre des agents qui seront employés, soit pour les diverses fournitures de combustibles, baignoires et autres objets nécessaires au service des Eaux.

Avant cet arrêté, l'administration municipale de Vichy avait voulu, en ventôse an VIII (février 1800), affermer les eaux minérales situées dans sa commune. Mais une lettre du ministre de l'Intérieur l'en avait empêchée, alors que l'adjudication était déjà annoncée. Il existe, en effet, aux *Archives départementales de l'Allier*, le procès-verbal suivant :

Aujourd'hui vingt cinq ventôse huitième année républicaine, heure

1. *Archives départementales de l'Allier* : Série L. 476 (liasse), pièce 26.
2. Tome II, page 193.
3. Tome II, page 182.
4. Tome II, page 199.

L'Exploitation de l'Etablissement Thermal de Vichy du 23 Vendémiaire an VI au 1er janvier 1824.

de dix du matin, en la séance de l'administration municipale du canton de Vichy, tenue par les administrateurs municipaux, et en présence du citoyen Jean-Joseph Gravier, commissaire du gouvernement près cette administration, a comparu le citoyen Pierre Lecoutre, receveur de l'enregistrement et des domaines nationaux, lequel a démontré qu'en exécution de l'arrêté de cette administration, il a fait faire, dans les communes de Vichy, Cusset et autres environnantes, les publications et affiches indicatives, qu'il serait, aujourd'hui, heure susdite, en cette salle et par devant nous, procédé publiquement à la diligence et à la chaleur des enchères, au bail à ferme des Eaux minérales, bains et douches de la commune de Vichy, maisons et bâtiments en dépendant, pour trois années qui prendront leur commencement le premier germinal prochain pour finir la veille du pareil jour de la onzième année républicaine, aux charges, clauses et conditions insérées au cahier proposé par le Receveur des Domaines nationaux à Cusset le 24 pluviôse an VIII, approuvé par le Directeur de l'agence nationale le vingt-neuf dudit mois et par lui déposé au secrétariat de cette administration; et a rapporté des certificats des affiches et publications prescrites délivrés par les municipalités de Vichy et Cusset, et requis que par le secrétaire il fût fait lecture à haute et intelligible voix du cahier des charges, clauses et conditions dudit bail et de suite procédé à l'adjudication sauf à lui à en demander le renvoi s'il y a lieu et à faire, pour l'intérêt de la république toutes réquisitions utiles et nécessaires.

Le Président a présenté une lettre du ministre de l'Intérieur, adressée à l'administration de Vichy, du 4 ventôse présent mois (23 février 1800) conçue en ces termes : « Je suis instruit, citoyens, que « vous vous proposez d'affermer les Eaux minérales situées dans votre « commune ; le citoyen Rabusson-Durier, officier de santé, chargé de « l'inspection de ces eaux, m'a soumis, sur cet objet, des observations « que je n'ai pu encore examiner. Je vous invite, en conséquence, à « suspendre cette adjudication. Je vous ferai connaître incessamment « mes intentions à cet égard. *Signé :* Lucien BONAPARTE. »

Au moyen de quoi la présente adjudication a été renvoyée après que le ministre aura fait part de ses intentions et avons signé avec ledit Lecoutre, le commissaire et notre secrétaire [1].

Conformément à l'article V de l'arrêté des Consuls du 3 floréal an VIII (23 avril 1800), le préfet de l'Allier, Huguet, soumettait, le 14 floréal an VIII (4 mai 1800), au ministre de

1. *Archives départementales de l'Allier :* Série X. 938-946.

Livre IX.

l'Intérieur la fixation, pour son département, du prix des Eaux minérales bues à la source, de celles qui seront puisées pour être envoyées dans les dépôts et aux particuliers, ainsi que le prix des bains et des douches.

Ce tarif, approuvé par le ministre le 26 floréal an VIII (16 mai 1800), portait : 1° le prix de la douche à *un franc vingt-cinq centimes* ; 2° celui des bains à *soixante-quinze centimes* ; 3° celui de la pinte d'eau bouchée et goudronnée à *quinze centimes*, et 4° celui des eaux bues à la source à *cinq centimes* par jour par chaque individu.

Le 12 prairial an VIII (1er juin 1800), le médecin-inspecteur Rabusson-Durier présentait au préfet du département de l'Allier le Règlement qui suit, *pour l'administration des Eaux minérales de la commune de Vichy* :

DISPOSITIONS GÉNÉRALES

Le gouvernement, attentif à ce qui intéresse la santé des citoyens, a fixé ses regards sur les Eaux minérales de la République. Il veut que cette partie des découvertes heureuses pour l'humanité, soit soumise à des règlemens propres à en déterminer l'usage, à donner aux citoyens une garantie certaine sur leur qualité, prévenir les exactions sur le prix et obvier aux falcifications.

Depuis long-temps cette partie importante du service de santé a été négligée. Le gouvernement, sentant combien il est utile de la relever, pour l'usage de tous les citoyens, et particulièrement pour les défenseurs de la Patrie, couverts d'honorables blessures, vient de lui donner une marche régulière et une organisation conforme aux principes de sagesse qui le dirige, en déterminant, par son arrêté du 3 floréal an 8, les autorités qui doivent connoître de l'administration et police des Eaux.

Pour cet effet, il a nommé pour les Eaux minérales de Vichy, un Inspecteur qui veillera avec soin à la conservation des sources et batimens, à leur administration, et rendra compte, avec exactitude, de l'analise des maladies des personnes qui se seront présentées aux eaux.

DES OBLIGATIONS DE L'INSPECTEUR

Première Section

ARTICLE PREMIER

L'Inspecteur est chargé de rendre chaque année, au Préfet, un compte détaillé de la situation de l'établissement, de lui faire connoître les réparations nécessaires, de lui indiquer les améliorations qu'il juge convenables, et de le prévenir des dégradations opérées, ou accidentellement, ou par le fait de quelques individus.

L'Exploitation de l'Etablissement thermal de Vichy du 23 Vendémiaire an VI au 1er janvier 1824.

ART. II

Dans le cas de dégradation accidentelle, et que les réparations seroient reconnues d'une urgence indispensable et qu'elles n'excéderoient pas cinquante francs, l'inspecteur est provisoirement autorisé à les faire faire aussitôt, après, cependant, en avoir prévenu le Maire du lieu et qu'il les aura approuvées.

Il est également autorisé en cas d'urgence, toujours après avoir eu l'approbation du Maire, à faire faire celles qui auront été causées par quelques individus, sauf à répéter, s'il y a lieu, auprès des délinquans, la rentrée de la somme à laquelle auront montées lesdites réparations, et ce, par devant les autorités compétentes ; toutes lesquelles réparations seront payées par le Fermier des eaux, sur les états dressés et affirmés par les ouvriers qui y auront été employés.

ART. III

L'Inspecteur ordonne, surveille et assure toutes les parties du service public.

Les malades qui voudront faire usage des eaux minérales, sous la forme de bains ou douches, en préviendront ledit Inspecteur, qui leur indiquera l'heure à laquelle ils pourront être servis, afin de leur faire administrer avec exactitude.

Quant à ceux qui voudront faire exporter les eaux, ils s'adresseront également à lui, pour leur indiquer l'heure à laquelle auront lieu les puisemens, qu'il surveillera ou fera surveiller avec soin, et s'assurera si les bouteilles sont exactement bouchées, suffisamment goudronnées et scellées du sceau national ; il délivrera, par chaque envoi, des certificats ou factures, constatant le nombre de vases expédiés; et désignera la datte de l'envoi.

ART. IV

Il fera ouvrir les fontaines à ceux qui désireront boire les eaux, sur les lieux, et les fera fermer au temps et heures convenables.

ART. V

Il est tenu de donner ses conseils et ses soins aux indigens admis à l'hospice pour y faire usage des eaux minérales.

ART. VI

Il est chargé d'assurer, dans toutes les parties de l'établissement, le maintien de l'ordre, de la propreté et l'exécution du présent règlement.

ART. VII

l'Inspecteur se conformera, en outre, à l'arrêté du Directoire exécutif, concernant les sources et fontaines d'Eaux minérales, du 29 floréal an 7.

ART. VIII

Les appointements de l'Inspecteur seront réglés sur le prix de la ferme, conformément à la progression établie par les articles 9 et 10 de l'arrêté des Consuls du 3 Floréal an 8.

Deuxième Section

DES BAIGNEURS ET DE LEURS TRAVAUX

ART. IX

Le service de l'administration des bains, de l'expédition des eaux et du maintien de la propreté, sera fait par des agens sous le nom de baigneurs ; leur nombre sera relatif à l'affluence des buveurs et fixé par l'Inspecteur ; mais il ne pourra dans aucun cas, surpasser le nombre de six, dont quatre hommes et deux femmes.

ART. X

Les Baigneurs seront tenus de puiser, boucher et sceller les bouteilles ; ils ne seront pas garants de la casse ; néanmoins, ils doivent apporter la plus grande attention pour l'éviter.

ART. XI

L'Inspecteur nommera le Baigneur chef, qui sera chargé de toutes les parties du service actif ; ce Baigneur lui présentera ses aides qu'il recevra ou rejettera, si bon lui semble.

Les appointements du Baigneur chef seront de six cents francs par année, payable, le trente de chaque mois, par le Fermier desdites eaux, sur les mandats qui lui seront délivrés par le Préfet ; lesquels mandats seront reçus, pour comptant, par le caissier des hospices du chef lieu de ce département, et pris en déduction du prix de sa ferme ; sur laquelle somme de six cents francs, le baigneur chef payera ses aides.

Le Baigneur chef, outre ce, aura pour logement, la salle du billard

L'Exploitation de l'Etablissement Thermal de Vichy du 23 Vendémiaire an VI au 1er janvier 1824.

et le cabinet y attenant ; il pourra user en tous temps de la cheminée de la salle servant de vestibule des bains, et, hors le temps des saisons, il peut occuper cette pièce. Il ne fera, ni ne laissera faire aucune dégradation aux dits batiments sous peine de les réparer à ses frais.

ART. XII

Les Baigneurs nétoyeront les baignoires, les cabinets de bains et douches ; prépareront les bains, les maintiendront au degré de chaleur désiré ; ils feront chauffer les linges et serviront les personnes baignées, seulement pour tout ce qui est relatif à l'administration des bains ; ils dirigeront la douche sur les malades, les transporteront après avoir été douchés, en leur domicile, dans une chaise à porteur.

ART. XIII

Ils serviront les malades avec honnêteté, soin et exactitude, sans pouvoir rien exiger d'eux.

ART. XIV

Ils n'agiront que d'après les ordres nécessaires de l'Inspecteur, et se conformeront rigoureusement dans leurs fonctions à la méthode qu'il leur tracera, et exécuteront tout ce qu'il leur prescrira pour le service et la bonne tenue de toutes les parties de l'administration des eaux et de ses accessoires.

ART. XV

Nulle autre personne ne peut s'immiscer dans aucune des fonctions qui leur sont attribuées.

Troisième Section

DE L'AFFERMAGE DES EAUX ET CONDITIONS IMPOSÉES AU FERMIER

ART. XVI

Conformément à l'arrêté des Consuls, le produit des Eaux minérales de Vichy, sera affermé et perçu, d'après la fixation ci-après approuvée par le Ministre le 26 floréal dernier.

Savoir :

1° Pour chaque douche, un franc vingt-cinq centimes. 2° Pour chaque bain minéral, soixante-quinze centimes. 3° Pour chaque bouteille d'eau exportée, bouchée et goudronnée, quinze centimes. 4° Pour les eaux bues sur les lieux, cinq centimes par jour par chaque individu.

ART. XVII

Ne sont point assujettis au payement pour les eaux bues sur les lieux, les habitans de la commune et les indigens.

ART. XVIII

Toute personne, moyennant ladite somme, de cinq centimes par jour, pourra transporter jusqu'à concurrence d'une bouteille d'eau, d'une fontaine à une autre, lorsqu'elle voudra couper ses eaux ou les boire dans son domicile : les habitans et les indigens ont la même faculté sans payer aucune rétribution.

ART. XIX

Les indigens recevront gratuitement les bains et les douches dans les cabinets de l'hospice à ce destinés, à la charge par eux de certifier leur indigence.

ART. XX

Le fermier jouira de la salle de compagnie qui est au-dessus de la galerie, à la charge de la céder aux buveurs d'eaux, lorsqu'ils la désireront pour danser ou tout autre amusement, et dans ce cas, les buveurs qui l'auront demandée lui payeront collectivement par chaque fois, et d'avance, un franc cinquante centimes. Ils seront responsables envers lui de toutes les dégradations qui s'y commettront. Dans tous les autres temps, le Fermier en usera comme bon lui semblera, d'après l'agrément de l'Inspecteur, qui jugera si l'usage projetté ne pourrait pas la dégrader.

ART. XXI

Il ne pourra en aucune manière s'immiscer dans l'administration du présent établissement.

ART. XXII

Il devra constamment être à portée de l'établissement, ou y avoir un préposé, pour la perception des droits desquels il donnera reçu au payant.

ART. XXIII

Si quelque personne désire prendre des bains d'eau douce chaude, ils lui seront également administrés par les Baigneurs, et les payera un franc seulement.

L'Exploitation de l'Etablissement Thermal de Vichy du 23 Vendémiaire an VI au 1er janvier 1824.

Quatrième Section

DES BUVEURS D'EAU ET DU PUBLIC

ART. XXIV

Les malades doivent être servis avec soin et honnêteté, mais ils ne pourront se permettre aucun mauvais traitement à l'égard des baigneurs ; ceux qui seroient mécontens porteront leurs plaintes à l'Inspecteur, qui s'empressera d'y faire droit.

ART. XXV

Les hommes et les femmes seront baignés et douchés par des personnes de leur sexe respectif.

ART. XXVI

Nulle personne ne peut être introduite, dans les cabinets de bains ou douches occupés, si elle n'est demandée par celle qui s'y trouvera ; sont exceptés l'Inspecteur, qui doit veiller au service, et les Baigneurs et Baigneuses qui sont chargés du soin des malades.

ART. XXVII

L'Inspecteur ayant désigné l'heure et le local ou chaque personne sera baignée ou douchée, et le temps qu'elle devra demeurer au bain ou à la douche, nul ne peut intervertir l'ordre arrêté par lui : celles qui ne voudroient, ou ne pourroient prendre leurs bains aux heures indiquées, devront attendre que toutes celles qui viennent après elles, soient servies et qu'il y ait un cabinet vacant.

ART. XXVIII

Celles qui ne prendront pas leurs bains à l'heure désignée, sont invitées à en prévenir l'Inspecteur, afin que les autres soient servies plus promptement.

ART. XXIX

Personne ne peut exiger que les Baigneurs lui délivrent des Eaux ou lui administrent des bains, sans un ordre de l'Inspecteur et un reçu du Fermier ; en cas d'absence, constatée de l'un ou de l'autre, le Baigneur devra donner les objets demandés, après en avoir reçu le prix dont il comptera à l'Adjudicataire.

ART. XXX

Les cabinets de Bains et douches ne seront ouverts au public qu'au temps et aux heures où ils seront employés.

ART. XXXI

La galerie couverte est à la disposition du public, pour s'y promener seulement. Après dix heures du soir on ne peut y chanter ni y jouer d'aucun instrument qui seront dans le cas de troubler le repos des Buveurs ; passée la même heure, on ne peut également danser dans la Salle de compagnie, ci-devant désignée à l'art. XX.

ART. XXXII

Personne ne doit faire, soit dans les fontaines d'eaux minérales ou d'eaux douces, dépendantes de l'Etablissement, soit dans les batimens et leur alentour, rien qui soit dans le cas de dégrader ou nuire à la propreté, à peine d'être poursuivis conformément aux lois de police, sur l'avis qui en sera donné par l'Inspecteur, à l'autorité compétente.

C'est dégrader, que d'écrire ou crayonner sur les murs ; c'est nuire à la propreté, que de jetter un corps étranger quelconque dans les fontaines ; de laver du linge, des ustensiles de cuisine, ou des animaux dans les environs des Sources.

Les parens sont responsables des faits de leurs enfans ; les maîtres, de ceux de leurs domestiques.

ART. XXXIII

En cas de contestations relatives à l'exécution du présent règlement entre les Buveurs, les Baigneurs ou le Fermier ; l'Inspecteur, après avoir employé tout moyen de conciliation, prononcera provisoirement, sauf le recours près du Préfet de ce Département.

ART. XXXIV

S'il y a lieu dans la suite de faire quelques articles additionnels audit Règlement, l'Inspecteur les proposera de suite au Préfet, qui les adoptera ou les rejettera[1].

Le 13 prairial an VIII (2 juin 1800), c'est-à-dire le lendemain même de la présentation de ce Règlement par l'Inspecteur Rabusson-Durier, le Préfet du département de l'Allier l'adoptait entièrement et décidait qu'il serait seul exécuté. Il ordonnait, en conséquence, qu'il serait imprimé au nombre de cent exemplaires et affiché dans les lieux les plus apparents

1. Je possède, dans mes archives personnelles, un exemplaire de cette affiche imprimée.

de l'Établissement thermal et chez toutes les personnes recevant les buveurs d'eau.

L'Exploitation de l'Etablissement Thermal de Vichy du 23 Vendémiaire an VI au 1er janvier 1824.

Deux jours après l'approbation du Règlement de Rabusson-Durier, c'est-à-dire le 15 prairial, l'an VIII de la République française, une et indivisible (4 juin 1800), le Préfet de l'Allier écrivait ce qui suit au maire de la commune de Vichy :

L'arrêté des Consuls du trois floréal dernier, relatif à la location et à l'administration des Eaux minérales de la République, exigeant que la ferme de ces eaux se fasse promptement, je vous adresse, en conséquence, un modèle de procès-verbal d'adjudication des eaux minérales de votre commune renfermant les charges et conditions à imposer à l'adjudicataire, dont vous voudrez bien faire lecture à ceux qui se présenteront pour faire des mises.

La première saison où ces eaux s'administrent avec succès étant déjà entrée, ne nous permet pas d'y apporter le moindre retard. Afin de donner plus de concurrence lors de cette adjudication, j'ai arrêté qu'elle serait faite sur les lieux. Pour cet effet je vous charge d'y procéder dans le plus bref délai. Vous voudrez bien y appeler le citoyen Rabusson-Durier, nommé officier de santé inspecteur de ces eaux ; il vous communiquera un Règlement qui y est relatif et que j'ai arrêté le 13 de ce mois, Ce citoyen pourra vous donner quelques renseignements comme traitant un objet qui le regarde particulièrement.

Vous ferez annoncer par des affiches le jour que vous déterminerez pour procéder à cette adjudication.

Le procès-verbal d'adjudication sera sur papier timbré et enregistré, de même que l'acte de cautionnement, le tout à la charge de l'adjudicataire. Vous voudrez bien me transmettre ces actes aussitôt que vous aurez rempli, à cet égard, les formalités nécessaires.

Dans le cas où vous seriez entièrement convaincu que la ferme ne fût pas portée à son taux, vous ne l'adjugerez pas. Alors vous mettrez ces eaux en régie et vous l'insérerez dans le procès-verbal.

Vous nommerez de suite une ou plusieurs personnes pour cette régie en observant de ne la confier qu'à celles reconnues probes.

Je compte sur votre zèle pour remplir une obligation que des circonstances impérieuses nous forcent de hâter.

Je vous salue.

Signé : HUGUET [1].

1. *Archives communales de Vichy postérieures à 1790.*

Livre IX.

Cet affermage des produits des Eaux minérales, bains et douches de Vichy eut lieu le 26 prairial an VIII (15 juin 1800). J'en donne ci-dessous le procès-verbal d'adjudication :

Nous, Maire de la commune de Vichy, en conséquence de la lettre du Préfet du département de l'Allier sous la date du 15 prairial an huit, qui me charge de faire l'adjudication de la ferme des Eaux minérales de la commune de Vichy, cejourd'hui vingt-sixième jour du mois de prairial an huit de la République française, heure de dix du matin, jour déterminé par les affiches que nous avons fait apposer le vingt et un du présent mois dans les lieux habituels ainsi qu'il résulte des certificats des maires de Cusset, Vichy et des communes environnantes, nous nous sommes rendu dans la grande salle de l'Etablissement, accompagné du citoyen Rabusson-Durier, officier de santé, inspecteur des Eaux minérales de Vichy, à l'effet de procéder à l'adjudication au plus offrant et dernier enchérisseur et à l'extinction des feux du produit des dites eaux minérales, bains et douches, conformément au tarif fixé par le Préfet du département de l'Allier le 14 floréal dernier et approuvé par le Ministre de l'intérieur le 26 du même mois ; ayant trouvé audit lieu des citoyens rassemblés, il leur a été annoncé qu'il allait être procédé à l'adjudication desdites eaux. Ensuite il leur a été fait lecture du cahier des charges de la dite ferme et du Règlement pour l'administration des Eaux ci-après :

Article premier. — Aucun officier de santé, inspecteur des Eaux minérales ou son adjoint, aucun propriétaire d'eaux minérales dans le lieu où se trouvent des eaux minérales appartenant à la République, ne pourra se rendre adjudicataire.

Art. 2. — L'adjudicataire sera tenu de fournir, dans les vingt-quatre heures de l'adjudication, caution suffisante, laquelle sera débattue et reçue par le Maire de la commune de Vichy, commis par le Préfet de ce département pour procéder à ladite adjudication.

Art. 3. — Le cautionnement sera fourni en immeubles et de la valeur du prix d'une année de bail.

Art. 4. — La durée du bail sera de trois années, la première desquelles, par un effet rétroactif, sera censé avoir commencé le premier germinal dernier ; les anciens fermiers des bains seront chargés de leur régie jusqu'au jour de l'entrée en jouissance des nouveaux fermiers et leur compteront du produit de clerc à maître à partir dudit jour premier germinal dernier. Il leur sera accordé pour frais de régie un dixième de la recette des fournitures qu'ils avaient faites relativement à cette ferme dont ils seront remboursés également par les nouveaux fermiers à l'amiable ou à dire d'experts.

L'Exploitation de l'Etablissement Thermal de Vichy du 23 Vendémiaire an VI au 1er janvier 1824.

ART. 5. — Le prix de la ferme sera payé entièrement en argent et d'avance en quatre paiements égaux de trois en trois mois et sera versé dans la caisse des hospices du chef-lieu de Préfecture à titre de dépôt.

ART. 6. — Le fermier est tenu de verser, dans le délai de deux jours après l'adjudication à lui passée, le premier quart d'avance du prix annuel de son bail, le second quart le premier thermidor, le troisième quart le premier vendémiaire et le dernier quart le premier nivôse prochain ; le premier quart pour les deux années subséquentes à cette première sera payé le premier germinal de chaque année et ensuite toujours par trois mois d'avance.

ART. 7. — Le fermier paiera les contributions auxquelles seront imposées les dites eaux minérales, le traitement de l'inspecteur, les appointements des baigneurs et les ouvriers qui auront été employés aux réparations des objets dépendant des dites eaux sur les mandats qui leur seront délivrés par le Préfet du département de l'Allier, desquels paiemens il leur sera tenu compte par le caissier des hospices du chef-lieu de Préfecture et pris en déduction du prix de la ferme.

ART. 8. — Faute par le fermier de remplir les conditions du présent bail, ou de celles qui le regardent insérées et détaillées dans le Règlement sur l'administration des Eaux, accepté par le Préfet, le 13 prairial présent mois, il pourra être résilié par le Conseil de Préfecture et réadjugé à la folle enchère.

ART. 9. — Au moyen de l'exécution des articles 2 et 6 du présent bail, il sera mis de suite en jouissance de la perception du droit par lui affermé.

ART. 10. — Le fermier percevra pour chaque douche un franc vingt-cinq centimes, pour chaque bain minéral, soixante-quinze centimes, pour chaque bouteille d'eau bouchée et goudronnée, quinze centimes, et par chaque individu, pour les eaux qu'il boira à la source, cinq centimes par jour.

Les habitans de la commune, les indigens et les défenseurs de la patrie ne paieront rien pour les eaux bues à la source.

ART. 11. — Sur les quinze centimes fixés pour chaque bouteille d'eau bouchée et goudronnée, le fermier versera dans la caisse particulière de l'hospice de Vichy, seulement cinq centimes ; maintenons quant à ce, l'hospice dudit lieu, dans l'usage qu'il est de percevoir cette même somme jusqu'à ce qu'il en soit autrement ordonné, et les dix centimes restant formant la totalité du prix de chaque bouteille d'eau appartiendront entièrement au fermier avec le produit des autres objets mentionnés aux articles dix, treize et quinze. Néanmoins, les cinq centimes versés dans la caisse dudit hospice de Vichy seront compris dans la masse du revenu de ladite ferme, sur laquelle doivent être réglés les appointements de l'officier de santé inspecteur, conformément aux articles 9 et 10 de l'arrêté des consuls du 3 floréal an VIII.

ART. 12. — Les indigents et les défenseurs de la patrie recevront gratuitement les bains et douches à la charge par eux de certifier de leur indigence où de leur qualité de défenseur à la Commission de l'hospice de Vichy, conformément au règlement établi à cet effet.

ART. 13. — Si quelque personne désire prendre des bains chauds d'eau douce pure, ils lui seront également administrés et, dans ce cas, elle les paiera un franc seulement.

ART. 14. — Le fermier est tenu de fournir, dans chaque cabinet de bains, un portemanteau, des chaises, un miroir, deux éponges dont une destinée à tenir les baignoires propres, l'autre employée à absorber l'eau qui tombera sur le carreau ; dans chaque cabinet de douche, des tuyaux en cuir pour diriger l'eau et des sièges convenables. L'officier de santé inspecteur déterminera la forme des uns et des autres.

Pour tout l'établissement, au moins vingt-cinq baignoires, soit en bois ou en cuivre. Celles en cuivre seront étamées en dedans et peintes au dehors, bien faites et conditionnées suivant les dimensions ordinaires, quatre thermomètres, une chaise à porteur, des paniers à chauffer le linge, des réchaux et tous autres objets nécessaires à l'administration des bains et des douches ou pouvant retenir la propreté. Il tiendra à la disposition des baigneurs le combustible nécessaire pour chauffer les linges et l'eau destinée aux bains chauds d'eau douce et pour les puisements d'eaux minérales des bouchons et des goudrons dont la bonne qualité sera reconnue par l'officier de santé inspecteur, un litre, un entonnoir et les autres ustensiles nécessaires pour l'expédition des eaux

ART. 15. — L'adjudicataire aura la jouissance du cabinet au rez-de-chaussée où il y a une cheminée, de même que des trois chambres qui se trouvent au-dessus. Il jouira également de la salle de compagnie qui est au-dessus de la galerie, à la charge de la céder aux buveurs d'eau lorsqu'ils la désireront pour danser ou pour tout autre amusement, et, dans ce cas, les buveurs qui l'auront demandée lui paieront collectivement, par chaque fois et d'avance, un franc cinquante centimes. Dans tous les autres temps, le fermier en usera comme bon lui semblera, d'après l'agrément de l'inspecteur qui jugera si l'usage projeté ne pourrait pas dégrader. Il est responsable des dégradations qui pourraient être faites.

ART. 16. — L'adjudicataire ne pourra s'immiscer en aucune manière dans l'administration des eaux. Il ne pourra prétendre non plus à aucun privilège exclusif d'expédier ou transporter les eaux ou de les mettre dans le commerce. Tout privilège à cet égard est aboli.

L'Exploitation de l'Etablissement Thermal de Vichy du 23 Vendémiaire an VI au 1er janvier 1824.

ART. 17. — L'adjudicataire entrant demeure subrogé aux droits du gouvernement pour se faire remettre, par le fermier sortant, les bâtiments, fontaines, bains, douches, conduits et canaux en bon état de réparations locatives, ainsi que les ustensiles nécessaires au maintien de la propreté dont il s'est chargé à son entrée et du tout il sera dressé procès-verbal aux frais de l'adjudicataire, par homme public, en présence du maire de la commune de Vichy, de l'officier de santé inspecteur, du fermier sortant et de l'adjudicataire, lequel se chargera de rendre le tout en semblable état à sa sortie. Expédition du procès-verbal sera remise tant au sous-préfet de l'arrondissement qu'à l'officier de santé inspecteur.

ART. 18. — L'adjudicataire, outre les objets détaillés au précédent article, est tenu de prendre les ustensiles et diverses fournitures à l'usage du service de l'administration desdites eaux, faites par le fermier sortant, lesquelles seront estimées à l'amiable ou à dire d'experts.

ART. 19. — L'adjudicataire entretiendra, en bon état de réparations locatives, les fontaines, douches, conduits et canaux, de même que les bâtiments servant aux bains et ceux dont la jouissance lui est accordée par cette adjudication. Il souffrira les grosses réparations et préviendra aussitôt l'officier de santé inspecteur de toutes les dégradations et détériorations qui pourraient arriver dans le cours de la ferme.

ART. 20. — L'adjudicataire n'est tenu à aucun service relativement à l'administration des eaux, cette partie regardant particulièrement l'officier de santé inspecteur qui la fait faire par des agents qu'il nomme à cet effet et qui sont sous sa direction.

ART. 21. — Les frais d'affiches, de publication, d'adjudication, d'enregistrement, d'impression des factures ou certificats délivrés par l'inspecteur ainsi que cent exemplaires du règlement pour l'administration des Eaux minérales de Vichy, approuvé par le préfet du département de l'Allier, le 13 prairial, présent mois, seront supportés par l'adjudicataire sans diminution du prix du bail duquel il fournira expédition, sous quinzaine, au sous-préfet et audit inspecteur.

ART. 22. — L'adjudicataire pourra céder sa ferme, mais il demeurera toujours principal obligé et garant du cessionnaire.

ART. 23. — Le gouvernement n'interviendra dans aucun procès ou action intentés par l'adjudicataire, mais dans le cas où la propriété ou le fonds des droits dépendant de l'administration desdites eaux seraient attaqués, l'adjudicataire le dénoncera à l'officier de santé inspecteur. qui en fera part, dans le plus bref délai, au préfet du département de l'Allier, qui agira suivant les circonstances.

Lecture faite de ce que dessus, nous avons annoncé que nous allions procéder à la réception des mises sur la dite ferme et avons indiqué la première à la somme de seize cents francs. Huit feux ayant été allumés et le dernier s'étant éteint sur l'enchère faite par le citoyen Annet Noyer, demeurant en la commune de Vichy, ledit citoyen a été déclaré adjudicataire de la ferme desdites Eaux minérales de Vichy, moyennant les prix et somme de deux mille cent cinquante francs qu'il s'est engagé de payer conformément au présent.

Fait, clos à Vichy lesdits jours et an que devant et a signé ledit Noyer avec le maire de la commune de Vichy.

Cejourd'hui, vingt-sixième jour du mois de prairial an VIII de la République française, pour l'exécution de la présente adjudication, le citoyen Annet Noyer, adjudicataire, a présenté, pour sa caution, le citoyen Jacques Lebeau, propriétaire, demeurant en la commune de Vichy, lequel, après avoir pris connaissance du procès-verbal d'adjudication, a volontairement consenti à servir de caution audit citoyen Noyer, adjudicataire, et a donné, à cet effet, pour garantie les biens immobiliers dont suit le détail, qu'il a déclaré lui appartenir et être libre jusqu'à la concurrence de la somme de deux mille cent cinquante francs et consiste en trois maisons situées en la commune de Vichy.

Et moi, maire susdit, commis de la part du préfet de ce département pour procéder à la dite adjudication, après avoir examiné la production des titres fournis par ledit Jacques Lebeau, avons accepté les biens immobiliers par lui affectés au présent en cautionnement de la valeur de deux mille cent cinquante francs, nous réservant de faire toutes inscriptions nécessaires aux hypothèques, de former tous actes conservatoires aux frais du citoyen adjudicataire, et subsidiairement aux frais du citoyen Lebeau, caution, et encore de faire poursuivre, s'il y a lieu, devant les réclamants, le citoyen fournissant le cautionnement pour se voir condamner aux peines prononcées en cas de fausse déclaration de sa part, et a ledit adjudicataire et sa caution signé avec le maire susdit de Vichy les jour, mois et an que dessus.

Signé : GRAVIER, NOYER, LEBEAU.

Enregistré à Cusset, le 12 messidor, VIIIe année républicaine, folio 134, case 1 et 2. Reçu quatre-vingt-huit francs soixante-dix centimes, savoir : 48 fr. 38 pour le bail ; 32 fr. 25 pour le cautionnement et 8 fr. 76 pour le D.

Signé : LECOUTRE[1]

1. *Archives départementales de l'Allier*, série X, 938-946.

L'Exploitation de l'Etablissement Thermal de Vichy du 23 Vendémiaire an VI au 1er janvier 1824.

Rabusson-Durier mourut à Gannat le 19 nivôse an x (9 janvier 1801) à l'âge de 32 ans ; son inspectorat fut donc de courte durée. Il n'eut pas même le temps de faire publier son règlement du 12 prairial an VIII (2 juin 1800) ; ce fut, en effet, son successeur qui certifia conforme la copie donnée, pour être imprimée, à Michel Bernard, imprimeur-libraire à Thiers, copie qu'on afficha, vers le commencement de mai 1801 seulement, dans l'Etablissement thermal de Vichy et dans les principales maisons où logeaient les buveurs d'eau.

Le 3 pluviôse an IX (23 janvier 1801), le docteur Joseph-Auguste Lucas était nommé médecin-inspecteur des Eaux minérales de Vichy [1]. Son premier soin, après s'être rendu compte de ce qu'étaient les sources minérales et l'Etablissement thermal de Vichy, fut d'entrer en pourparlers avec Quintien Sornin pour le faire consentir à céder au gouvernement la fontaine qu'il avait découverte dans sa propriété, près de celle des *galeux*, fontaine qui devait s'appeler, plus tard, la source Lucas [2]. Puis, en 1802, il lui fallut songer à la rédaction d'un cahier des charges pour l'adjudication de la ferme des Eaux de Vichy, qui devait suivre celle d'Annet Noyer. C'est alors qu'il résolut de fondre en un même texte et ce cahier des charges et le règlement du 12 prairial an VIII pour l'administration des Eaux minérales de la commune de Vichy, et c'est ainsi que, d'accord avec le sous-préfet de Lapalisse, Cossonnier, il présenta, en thermidor an x, au préfet de l'Allier, Bureaux de Puzy, le texte suivant qui fut approuvé, sans modifications, le 1er fructidor an x (19 août 1802) :

RÈGLEMENT

Pour l'administration des Eaux minérales de la commune de Vichy

DISPOSITIONS GÉNÉRALES

Première Section

DES OBLIGATIONS DE L'INSPECTEUR

ARTICLE PREMIER. — L'inspecteur est chargé de rendre chaque

1. *Archives nationales*, AF, IV 29, pl. 161, n° 9.
2. Voir tome Ier, pages 147. 148 et 149.

année au Préfet un compte détaillé de la situation de l'établissement, de lui faire connaître les réparations nécessaires, de lui indiquer les améliorations qu'il juge convenable et de le prévenir des dégradations opérées, ou accidentellement, ou par le fait de quelques individus.

ART. 2. — Dans le cas de dégradations accidentelles, et que les réparations seraient reconnues d'une urgence indispensable et qu'elles n'excéderoient pas cinquante francs, l'Inspecteur est provisoirement autorisé à les faire faire aussitôt, après cependant en avoir prévenu le Maire du lieu et qui les aura approuvées.

Il est également autorisé en cas d'urgence, toujours après l'approbation du Maire, à faire faire celles qui auraient été causées par quelques individus sauf à répéter, s'il y a lieu, auprès des délinquans la rentrée de la somme à laquelle auront été monté les dites réparations, et ce, par devant les autorités compétentes toutes lesquelles réparations seront payées par le fermier des Eaux sur les états dressés et affirmés par les ouvriers qui y auront été employés.

ART. 3. — L'Inspecteur ordonne, surveille et assure toutes les parties du service public. Les malades qui voudront faire usage des Eaux minérales, sous la forme de bains et douches en préviendront le dit Inspecteur, qui leur indiquera l'heure à laquelle ils pourront être servis, afin de leur faire administrer avec exactitude. Quant à ceux qui voudront faire exporter les Eaux, ils s'adresseront également à lui, pour leur indiquer l'heure à laquelle auront lieu les puisemens qu'il surveillera ou fera surveiller avec soin et s'assurera si les bouteilles sont exactement bouchées, suffisamment goudronnées et scellées du sceau national.

Il délivrera par chaque envoy des certificats et factures, constatant le nombre de vases expédiés et désignera la date de l'envoi.

ART. 4. — Il fera ouvrir les fontaines à ceux qui désireront boire les Eaux sur les lieux et les fera fermer au temps et heure convenables.

ART. 5. — Il est tenu de donner ses conseils et ses soins aux indigens admis à l'hospice pour y faire usage des Eaux minérales.

ART. 6. — Il est chargé d'assurer dans toutes les parties de l'établissement, le maintien de l'ordre, de la propreté et l'exécution du présent règlement.

ART. 7. — L'Inspecteur se conformera en outre, à l'arrêté du Directoire Exécutif, concernant les sources et fontaines d'Eaux Minérales, du vingt floréal an 7.

ART. 8. — Les appointemens de l'Inspecteur seront réglés sur le prix de la ferme, conformément à la progression établie par les articles 9 et 10 de l'arrêté des consuls du 3 floréal an 8.

L'Exploitation de l'Etablissement Thermal de Vichy du 23 Vendémiaire an VI au 1er janvier 1824.

Deuxième Section

DES BAIGNEURS ET DE LEURS TRAVAUX

ART. 9. — Le service de l'administration des Bains, de l'expédition des Eaux et du maintien de la propreté sera fait par des agents sous le nom de Baigneurs. Leur nombre sera relatif à l'affluence des Buveurs et fixé par l'Inspecteur, mais il ne pourra dans aucun cas surpasser le nombre de sept, dont quatre hommes et trois femmes.

ART. 10. — Les Baigneurs seront tenus de puiser, boucher et sceller les bouteilles. Ils ne seront point garants de la casse ; néanmoins ils doivent apporter la plus grande attention pour l'éviter.

ART. 11. — L'Inspecteur nommera le Baigneur chef, qui sera chargé de toutes les parties du service actif. Le Baigneur lui présentera ses aides qu'il recevra ou rejetera, si bon lui semble.

Les appointemens du Baigneur chef seront de huit cents francs par année payables le trente de chaque mois par le fermier des dites Eaux, sur les mandats qui lui seront délivrés par le Préfet, lesquels mandats seront reçus pour comptant par le caissier des hospices du chef lieu de ce département et pris en déduction du prix de sa ferme ; sur laquelle somme de huit cents francs le Baigneur chef paiera ses aides.

Le Baigneur chef outre ce, aura pour son logement, la salle du billard et le cabinet y attenant ; il pourra user en tout temps de la cheminée de la salle servant de vestibule des Bains et hors le temps des saisons il pourra occuper cette pièce et ne fera ni ne laissera faire aucune dégradation aux dits batiments sous peine de les réparer à ses frais.

ART. 12. — Les Baigneurs nettoieront les baignoires, les cabinets de Bains et douches, prépareront les Bains, les maintiendront au degré de chaleur désiré. Ils feront chauffer les linges et serviront les personnes baignées seulement pour tout ce qui est relatif à l'administration des Bains ; ils dirigeront la Douche sur les malades, les transporteront après la douche en leur domicile, dans une chaise à porteur.

ART. 13. — Ils serviront les malades avec honnêteté, soin et exactitude sans pouvoir rien exiger d'eux.

ART. 14. — Ils n'agiront que d'après les ordres nécessaires de l'Inspecteur et se conformeront rigoureusement dans leurs fonctions, à la méthode qu'il leur tracera et exécuteront tout ce qu'il leur prescrira pour le service et la bonne tenue de toutes les parties de l'administration des Eaux et de ses accessoires.

ART. 15. — Nulle autre personne ne peut s'immiscer dans aucune des fonctions qui leur sont attribuées.

Troisième Section

DE L'AFFERMAGE DES EAUX ET CONDITIONS IMPOSÉES AU FERMIER

ART. 16. — Conformément à l'arrêté des Consuls, le produit des Eaux Minérales de Vichy, sera affermé et perçu d'après la fixation cy après approuvée par le Ministre le vingt-six floréal dernier.

Savoir :

1° Pour chaque douche, un franc vingt-cinq centimes ; 2° pour chaque Bain minéral, soixante quinze centimes ; 3° pour chaque bouteille d'Eau exportée, bouchée et goudronnée, quinze centimes.

ART. 17. — Il sera perçu pour les eaux à boire sur les lieux, cinq centimes par jour pour chaque individu.

ART. 18. — Cette rétribution de cinq centimes formera le salaire des agens établis près chaque fontaine, pour donner à boire à chaque Buveur, pour entretenir la propreté, etc., etc.

ART. 19. — Ces agens seront comme le Baigneur chef nommés par l'Inspecteur et sous sa direction.

ART. 20. — Ne sont pas assujettis au paiement pour les Eaux bues sur les lieux, les habitans de la commune ni les indigens.

ART. 21. — Toute personne moyennant la dite somme de cinq centimes par jour pourra transporter jusqu'à concurrence d'une bouteille d'Eau d'une fontaine à une autre lorsqu'elle voudra couper ces Eaux ou les boire dans son domicile. Les habitans et les indigens ont la même faculté mais sans payer aucune rétribution.

ART. 22. — Les indigens recevront gratuitement les Bains et les douches dans les cabinets de l'hospice à ce destinés à la charge par eux de certifier leur indigence. Il en sera de même des militaires admis à l'hospice.

ART. 23. — Le fermier ne pourra en aucune manière s'immiscer dans l'administration du présent établissement.

ART. 24. — Il devra constamment être à portée de l'établissement ou y avoir un préposé pour la perception des droits desquels il donnera reçu au payant.

ART. 25. — Si quelque personne désire les bains d'eau douce chaude ils lui seront également administrés par les Baigneurs et elle les paiera un franc seulement.

L'Exploitation de l'Etablissement Thermal de Vichy du 23 Vendémiaire an VI au 1er janvier 1824.

Quatrième Section

DES BUVEURS D'EAU ET DU PUBLIC

ART. 26. — Tous les savans qui voudront faire des recherches et des expériences analytiques sur la nature et la propriété des Eaux pourront disposer gratuitement de telle quantité d'eau qu'ils jugeront en se concertant avec le médecin Inspecteur.

ART. 27. — Les malades doivent être servis avec soin et honnêteté, mais ils ne pourront se permettre aucun mauvais traitement à l'égard des Baigneurs. Ceux qui seraient mécontens porteront leurs plaintes à l'Inspecteur qui s'empressera d'y faire droit.

ART. 28. — Les hommes et les femmes seront baignés et douchés par les personnes de leur sexe respectif.

ART. 29. — Nulle personne ne peut être introduite dans les cabinets de Bains ou douches occupés, si elle n'est demandée par celle qui s'y trouvera. Sont exceptés l'Inspecteur qui doit veiller au service et les Baigneurs et Baigneuses qui sont chargés du soin des malades.

ART. 30. — L'Inspecteur ayant désigné l'heure et le local où chaque personne sera baignée ou douchée et le temps qu'elle devra demeurer au bain ou à la douche, nul ne pourra intervertir l'ordre donné par lui ; celles qui ne voudraient ou ne pourraient prendre leurs bains aux heures indiquées devront attendre que toutes celles qui venaient après elles soient servies et qu'il y ait un cabinet vacant.

ART. 31. — Celles qui ne prendraient pas leurs bains à l'heure indiquée sont invitées à en prévenir l'Inspecteur, afin que les autres soient servies plus promptement.

ART. 32. — Personne ne peut exiger que les Baigneurs lui délivrent des eaux ou lui administrent des bains sans un ordre de l'Inspecteur et un reçu du fermier. En cas d'absence constatée de l'un ou de l'autre, le Baigneur devra donner les objets demandés après en avoir reçu le prix dont il comptera à l'adjudicataire.

ART. 33. — Les cabinets de bains et douches ne seront ouverts au public qu'au temps et aux heures où ils seront employés.

ART. 34. — La galerie couverte est à la disposition du public pour s'y promener seulement ; après dix heures du soir on ne peut y chanter, ni y jouer d'aucun instrument qui serait dans le cas de troubler le repos des Buveurs ; passée la même heure on ne peut également danser dans la salle de Compagnie.

ART. 35. — Personne ne doit faire, soit dans les fontaines d'eaux minérales ou d'eaux douces dépendantes de l'Etablissement, soit dans les batimens et leurs alentours, rien qui soit susceptible de dégrader ou nuire à la propreté, à peine d'être poursuivie, conformément aux lois de police, sur l'avis qui en sera donné par l'Inspecteur à l'autorité compétente.

C'est dégrader que crayonner sur les murs ; c'est nuire à la propreté que de jeter un corps étranger quelconque dans les fontaines et laver du linge, des ustensiles de cuisine ou des animaux dans les environs des sources.

Les parens sont responsables des faits de leurs enfans ; les maîtres de ceux de leurs domestiques.

ART. 36. — En cas de contestation relative à l'exécution du présent règlement, entre les Buveurs, les Baigneurs ou le Fermier, l'Inspecteur après avoir employé tout moyen de conciliation prononcera provisoirement, sauf le recours près du Préfet du département.

ART. 37. — S'il y a lieu dans la suite de faire quelque article additionnel au dit règlement, l'Inspecteur les proposera de suite au Préfet, qui les adoptera ou les rejetera.

ART. 38. — La durée du bail sera de douze années ; la première commencera le 1er germinal an onze.

ART. 39. — Le droit dont jouit l'hôpital de percevoir cinq centimes sera compris dans la ferme, parce qu'alors le fermier sera tenu de verser le tiers du prix du bail dans la caisse du trésorier du dit hospice en quatre paiements égaux de trois mois en trois mois.

ART. 40. — Le paiement de la ferme sera payé en quatre paiements égaux de trois mois en trois mois.

ART. 41. — Outre le prix de la ferme, le fermier paiera la somme de cinq mille cinq cents francs hors bail dans l'année à dater du jour de l'adjudication.

ART. 42. — Cette somme de cinq mille cinq cents francs sera payée par le fermier sur les mandemens du Préfet, pour les travaux et les réparations, d'après les avis des ingénieurs dont est ci-joint copie.

ART. 43. — Le fermier payera les contributions auxquelles seront imposées les dites eaux minérales, le traitement du Médecin Inspecteur, du Baigneur Chef, les mémoires d'ouvriers sur les mandats délivrés par le Préfet et le tiers attribué à l'hospice de Vichy.

Desquels paiements il lui sera tenu compte en déduction du prix de la ferme.

ART. 44. — Le fermier fournira dans chaque cabinet de bains, des porte-manteaux, des chaises, un miroir, des éponges.

Dans chaque cabinet de douches des tuyaux en cuirs, des sièges ;

L'Exploitation de l'Etablissement Thermal de Vichy du 23 Vendémiaire an VI au 1er janvier 1824.

pour tout l'établissement au moins trente baignoires en bois ou en cuivre bien conditionnées, (le médecin Inspecteur déterminera la forme de ces divers objets qui devront être reçus par lui avant d'être mis en service) ; quatre bons thermomètres, une chaise à porteur, une pendule dans le vestibule, des paniers à chauffer le linge, des réchauds et tous autres objets nécessaires à l'administration des bains et des douches ou pour entretenir la propreté.

Art. 45. — Le fermier fournira dans chaque cabinet de bains, des rideaux blancs pour séparer chaque baignoire et à chaque fenêtre et portes vitrées.

Art. 46. — Le fermier tiendra à la disposition des Baigneurs le combustible nécessaire pour chauffer le linge, l'eau destinée aux bains chauds d'eau douce, des bouchons, du goudron dont la bonne qualité sera reconnue par le Médecin Inspecteur, un litre, un entonnoir, un sceau dont l'empreinte et les dimensions seront déterminées, des bouteilles, des planches, des cloux, et tous les objets nécessaires pour l'expédition et en assez grande quantité pour assurer le service.

Art. 47. — L'adjudicataire aura la jouissance du cabinet au rez-de-chaussée où il y a une cheminée, des chambres qui sont au dessus et de tous les greniers du batiment des Bains.

Art. 48. — Tous les cabinets de bain et de douche situés dans le Batiment seront mis à la disposition du fermier. Sont exceptés les cabinets affectés au service de l'hôpital et situés à l'extrémité Ouest du dit bâtiment.

Art. 49. — Toutes les sources d'eaux minérales cy-après désignées seront mises à la disposition du fermier, le gouvernement s'obligeant de terminer la question de propriété élevée par le citoyen Quintien Sornin :

1° La source dite Grande-Grille, 2° le puits Chomel, 3° le puits Quarré, 4° la fontaine dite des Galeux, 5° la fontaine dite de Sornin adossée au batiment du dit Quintien Sornin, 6° la fontaine dite Gros Boulet vis à vis l'hôpital, 7° la fontaine des Célestins.

Les dites fontaines seront couvertes, encaissées de manière à assurer au fermier le puisement exclusif des Eaux.

Art. 50. — Il ne peut y avoir dans les communes ou sont situées les sources d'eau minérale aucun entrepôt ou bureau de distribution. En conséquence le fermier seul aura le droit d'emballer et expédier des eaux, soit pour les particuliers soit pour les bureaux de distribution.

Art. 51. — Pour assurer l'exécution de l'article précédent le fermier sera tenu de déposer entre les mains du Médecin Inspecteur les lettres de demande ou une copie pour que ce dernier puisse satisfaire aux dispositions des articles 9, 10 11, 12 et de l'arrêté du Directoire Exécutif du 29 floréal an 7.

Art. 52. — Le Baigneur ne pourra puiser et délivrer des eaux qu'après qu'on lui aura justifié de l'exécution de l'article 51.

Art. 53. — Le Baigneur Chef ne pourra expédier des Eaux sans un certificat du médecin. Il remettra chaque jour au Médecin Inspecteur l'état nominatif et détaillé de la quantité de bouteilles d'eau puisées et expédiées et des bains ou douches administrés.

Art. 54. — Le fermier percevra pour chaque douche un franc vingt cinq centimes, pour chaque bain d'eau douce un franc, pour chaque bain d'eau minérale soixante quinze centimes, pour chaque bouteille bouchée et goudronnée quinze centimes. Et lorsque le fermier aura fourni le verre, l'encaissement et l'emballage, chaque bouteille sera payée soixante cinq centimes.

Art. 55. — L'adjudicataire ne pourra s'immiscer en aucune manière dans l'Administration des Eaux ou leur puisement, cette partie regarde exclusivement le Médecin Inspecteur qui la fait exécuter par des agens qu'il nomme à cet effet et qui sont sous sa direction.

Art. 56. — L'adjudicataire entrant est tenu de prendre les ustensiles et diverses fournitures à l'usage du service de l'administration des Eaux faites par le fermier sortant, le tout d'après une estimation amiable à dire d'experts.

Art. 57. — Le fermier entretiendra en bon état de réparations locatives les fontaines, douches, conduits et canaux de dégorgement qu'il sera tenu de faire nettoyer et vider selon l'exigence, de même que les batiments servant aux bains et ceux dont la jouissance lui est accordée par cette adjudication ; il souffrira les grosses réparations et préviendra aussitôt le Médecin Inspecteur de toutes les dégradations et déteriorations qui pourraient arriver pendant le cours de la ferme.

Art. 58. — L'adjudicataire entrant demeure subrogé aux droits du gouvernement pour se faire remettre par le fermier sortant, les batiments, les fontaines, bains, douches, conduits, canaux en bon état de réparations locatives, ainsi que les ustensiles nécessaires, dont il s'est chargé à son entrée en jouissance, et du tout il sera dressé procès-verbal aux frais de l'adjudicataire par homme public en présence du Maire de la commune de Vichy, du Médecin Inspecteur, du Fermier sortant et de l'Adjudicataire, lequel se chargera de rendre le tout en semblable état à sa sortie. Expéditions du dit procès verbal seront remises tant au Sous-Préfet de l'arrondissement qu'au Médecin Inspecteur.

L'Exploitation de l'Etablissement Thermal de Vichy du 23 Vendémiaire an VI au 1er janvier 1824.

Art. 59. — Les frais d'affiches, de publication, d'adjudication, d'enregistrement, d'impressions de factures ou certificats délivrés par le Médecin Inspecteur, ainsi que 100 exemplaires du règlement seront supportés par l'adjudicataire sans diminution du prix du bail duquel il fournira expéditions au Sous-Préfet et au dit Inspecteur.

Art. 60. — L'adjudicataire pourra céder la ferme, mais il demeurera toujours principal obligé et garant du cessionnaire.

Art. 61. — Le gouvernement n'interviendra dans aucun procès ou actions intentés par l'adjudicataire, mais dans le cas ou la propriété ou le fonds des droits dépendant de l'administration des dites Eaux Minérales seraient attaqués, l'adjudicataire le dénoncera au Médecin Inspecteur qui en fera part dans le plus bref délai au Préfet du Département.

Le Sous-Préfet de l'arrondissement,
COSSONNIER.

Le Médecin Inspecteur des Eaux Minérales de Vichy,
A. LUCAS.

Vu et approuvé par le préfet du département de l'Allier :
A Moulins, le 1er Fructidor an 10 (19 août 1802).

Le préfet du département de l'Allier,
BUREAUX DE PUSY [1].

C'est sur ce cahier des charges qu'eut lieu, à la fin de l'an x (1802), l'adjudication, pour douze ans, du produit de l'Etablissement thermal de Vichy. J'en donne ci-dessous le procès-verbal in-extenso :

Aujourd'hui quatrième jour complémentaire de l'an x de la République [2], le Sous-Préfet du quatrième arrondissement du département de l'Allier, par autorisation du Préfet du département consigné en sa lettre du 10 fructidor et en exécution des affiches et publications qui ont été faites tant dans les villes et principales communes de l'arrondissement que dans celles des autres arrondissements du département et autres circonvoisins duement certifiées, a procedé en présence des maire et adjoint de Vichy et des membres de la Commission de l'hospice, ainsi que du citoyen Meilheurat, médecin à Gannat, remplaçant

1. *Archives départementales de l'Allier.* Série X ; liasse 14-40 ; dossier 28.
2. 21 septembre 1802.

le médecin-inspecteur des Eaux absent pour cause de maladie, à l'adjudication à la chaleur des enchères et à l'extinction des feux, des Eaux minérales de Vichy dans la grande salle de l'Etablissement, lieu indiqué par les affiches, sous les charges, clauses et conditions insérées dans le Règlement et cahier des charges arrêté par le médecin-inspecteur des Eaux et le Sous-Préfet et définitivement arrêté par le Préfet du département le 1er fructidor an x, ainsi qu'il suit, à la charge pour l'adjudicataire de donner caution dans la quinzaine qui sera discutée par le Maire de Vichy et reçue ou rejetée par le Sous-Préfet ; en cas de rejet, l'adjudicataire aura une autre quinzaine pour fournir caution non grevée d'inscriptions.

Un premier feu a été allumé et pendant sa durée, mise a été faite par le citoyen Boismandé, négociant à Gannat, de la somme de *six mille francs ;* par le citoyen Lebœuf, propriétaire à Vichy, de la somme de *six mille cinquante francs ;* par le citoyen Boismandé, enchère a été faite de la somme de *six mille six cents francs ;* par le citoyen Meilheurat, médecin à Gannat, pour son ami élu ou à élire, de la somme de *sept mille francs.*

Un second feu allumé, mise a été faite par le citoyen Charles Diot, propriétaire à Cusset, de la somme de *sept mille cent francs ;* par le citoyen Tantillon, de Clermont, de la somme de *sept mille deux cents francs ;* par le citoyen Joseph Desroy, propriétaire à Vaux, demeurant à Paris, de la somme de *sept mille trois cents francs ;* par le citoyen Antoine Lebœuf de la somme de *sept mille quatre cents francs ;* par le citoyen Boismandé de la somme de *sept mille cinq cents francs ;* par le citoyen Gabriel de la Colombe, propriétaire à Issoire, de la somme de *huit mille francs ;* par ledit Diot pour la somme de *huit mille trois cents francs ;* et par ledit citoyen Joseph Desroy, de la somme de *huit mille quatre cents francs.*

Un dernier feu allumé, et proclamé définitif à défaut d'enchères, s'étant éteint, sans que la dernière mise ait été couverte, le citoyen Joseph Desroy, dernier enchérisseur, a été déclaré définitivement adjudicataire de la ferme des Eaux minérales de Vichy, moyennant la dite somme de *huit mille quatre cents francs* et aux charges, clauses et conditions porté tant au règlement et cahier des charges, qu'au préambule du présent procès-verbal.

L'adjudicataire a présenté sa caution, le citoyen Gabriel de la Colombe, de la Chapelle-sur-Thon, arrondissement d'Issoire, département du Puy-de-Dôme, lequel ci-présent s'est rendu caution solidaire dudit citoyen Desroy et s'est obligé conjointement avec lui à l'exécution entière de toutes et chacune des clauses, charges et conditions de ladite adjudication et à cette exécution, outre les obligations personnelles, il a soumis et affecté par hypothèque un domaine appelé Guéri, situé en ladite commune de La Chapelle, consistant en maisons, bâtiments, granges, étableries, cour, jardin, chenevière, bois, taillis, revenans, prés, terres et paquiers compris aux matrices de rôle de la dite commune de la valeur de vingt mille francs et, après discussion, a été admis et reçu, à la charge toutefois de rapporter dans quinzaine un extrait certifié par le Maire et visé par le Sous-Préfet, des états de sections ou matrice de rôles, comprenant les fonds qui composent le domaine hypothéqué, et un certificat de non inscription du Conservateur des hypothèques de l'arrondissement. Au surplus l'adjudicataire acquittera les frais d'inscriptions qui seront prises en vertu du présent, lequel a été fait et clos lesdits jour et an et signé tant par l'adjudicataire que par sa caution, par les maire et adjoint de la ville de Vichy, les membres présents de la Commission de l'hospice et par le citoyen Meilheurat, médecin.

L'Exploitation de l'Etablissement Thermal de Vichy du 23 Vendémiaire an VI au 1er janvier 1824.

Ainsi signé à la minute : Joseph DESROY, adjudicataire, DE LA COLOMBE, MEILHEURAT, SAURET, maire, NOYER, adjoint, et COSSONNIER, sous-préfet [1].

Desroy prit possession de sa ferme le 1er germinal an XI (22 mars 1803). Mais, retenu à Paris par son important commerce d'Eaux minérales, il s'entendit immédiatement avec Jean Barnichon [2], qui, du temps de Noyer, déjà baigneur-chef de l'Etablissement et bien en cour auprès de M. Lucas, consentit à assurer, en son lieu et place, l'entière exploitation des Eaux minérales de Vichy.

Lorsque le nouveau fermier voulut prendre possession, conformément à la teneur formelle de l'article 49 de son cahier des charges, « de la source dite *Sornin* », il se trouva

1. *Archives Départementales de l'Allier*. Série X, dossier 67.

2. Jean Barnichon était né à Cusset le 11 mai 1759 de Jean Barnichon, tisserand, et d'Antoinette Puravel. Il avait appris le métier de son père et, lors de son mariage, à Cusset, le 21 février 1786, avec Marie Roux, âgée de 22 ans, il était, lui aussi, tisserand. Il fut amené à Vichy en 1793 par le docteur en médecine Laurent Desbret, lorsque celui-ci devint fermier des eaux minérales ; dès lors il ne quitta plus cette ville, ni son établissement thermal. Depuis le bail Noyer, il fut à cet établissement thermal le baigneur-chef, c'est-à-dire le second, fidèle et dévoué, de l'inspecteur Lucas, et l'on peut dire de lui qu'il mourut sur la brèche en 1826, sans n'avoir jamais démérité. Il étai le père de M. Elie Barnichon, qui fut avoué à Moulins.

en présence d'un refus absolu de Quintien Sornin de livrer les clefs de la fontaine qui, disait-il, n'appartenait pas encore au gouvernement, mais était sa propriété pleine et entière. Il fallut donc faire constater par un procès-verbal officiel ce refus de Sornin le jeune, et il fut convenu amiablement, par les parties elles-mêmes, qu'on s'en irait devant le maire de Vichy et qu'on le prierait, d'un commun accord, de rédiger le procès-verbal de cette rencontre. Ainsi fut fait dans les termes qui suivent :

Aujourd'hui, 9 floréal an XI[1] de la République française, est comparu en la maison commune et par devant nous, Godefroy de Bardon, maire de cette ville de Vichy, le citoyen Jean Barnichon fils, propriétaire et agent du fermier des eaux minérales de cette ville, y demeurant, lequel, au nom et comme fondé de pouvoir du citoyen Joseph Desrois, adjudicataire de la ferme desdites eaux thermales, demeurant à Paris, rue Saint-Claude, n° 393, division des Bonnes-Nouvelles, suivant la procuration sous seing privé, en date du 10 germinal dernier[2], enregistré à Cusset le 11 du même mois[3], nous a remontré que, par le procès-verbal d'adjudication de ces mêmes eaux en date du quatrième jour complémentaire de l'an X[4], enregistré à Lapalisse le 2 vendémiaire suivant[5], on avait compris dans cette ferme la fontaine dite *de Sornin*, adossée au batiment de Quintien Sornin, situé au lieu des Bains, ainsi que le porte l'article 49 du cahier des charges annexé au dit procès-verbal d'adjudication ;

Que depuis le 1er germinal dernier[6], le citoyen Desrois était en ferme des objets compris en son bail, sans que le dit Sornin lui ait remis la clef de la dite fontaine adossée à son batiment ; et attendu que toutes contestations qui pourraient survenir à l'égard de cette fontaine doivent être jugées administrativement, il nous requérait au dit nom de nous transporter sur les lieux, à l'effet de le mettre en possession de la dite fontaine Sornin ;

A quoi adhérant, nous nous sommes transporté, accompagné du remontrant, au lieu des Bains et près la fontaine dont il est question, où

1. 29 avril 1803.
2. 31 mars 1803.
3. 1er avril 1803.
4. 21 septembre 1802.
5. 24 septembre 1802.
6. 22 mars 1803.

étant arrivé, nous avons trouvé le citoyen Quintien Sornin, propriétaire, demeurant audit Vichy, auquel nous avons expliqué le sujet de notre transport et l'avons engagé à remettre au fermier la clef de la dite fontaine ;

L'Exploitation de l'Etablissement thermal de Vichy du 23 Vendémiaire an VI au 1er janvier 1824.

Lequel a répondu que la fontaine dont il s'agit prend naissance dans son héritage et lui appartient incontestablement ; qu'il a fait, depuis longtemps, sous la galerie et dans les murs de sa maison, les constructions nécessaires pour conserver cette fontaine ;

Que les propriétés étant sacrées, il a le droit de continuer la jouissance de sa fontaine sous l'inspection du médecin des Eaux ou de tout autre surveillant que le Gouvernement jugera à propos d'établir, mais qu'il ne peut consentir à se voir dépouillé de sa propriété sans un arrêté formel du Gouvernement de la République française qui lui alloue une juste et préalable indemnité ;

Que si le Gouvernement juge convenable d'acquérir sa fontaine, il ne résistera pas à son vœu et s'empressera de passer contrat de vente, non seulement de la dite fontaine, mais encore de la maison dont elle est une dépendance tellement essentielle que la maison deviendrait entièrement incommode et presque inhabitable si la fontaine appartenait à un particulier ou au Gouvernement et la maison à une autre personne ;

Qu'il y a des propositions préliminaires d'indemnité, relativement à l'acquisition de la dite fontaine de la part du citoyen Sous-Préfet et de la part du citoyen Sauret, maire, Boudet et Bouquet, commissaires ;

Que le comparant a même donné, dans le temps, une adhésion à ces propositions, mais que le gouvernement n'a pas encore pris d'arrêté à ce sujet et qu'il n'y a rien de consommé ;

Que le comparant a réfléchi que la somme de deux mille quatre cents francs qu'on lui offrait à titre d'indemnité n'était point suffisante, et qu'il était nécessaire que la maison où est la fontaine en suivît le sort ;

Qu'en conséquence il convenait, si le gouvernement voulait acquérir la fontaine, qu'il fît aussi l'acquisition de la maison où jaillit la source ;

Que le comparant, toujours empressé d'obéir aux ordres du gouvernement, offre de nommer expert pour faire l'évaluation de la fontaine et de la maison, conjointement avec celui qui sera nommé de la part du gouvernement et de passer contrat aussitôt que l'indemnité qui sera fixée par les experts lui aura été assurée ;

Mais, jusque là, le comparant entend conserver la jouissance de sa fontaine et il se confie pleinement en la justice et l'humanité du Gouvernement réparateur qui fait triompher le droit sacré de la proprieté et qui, certainement, n'a jamais songé à dépouiller un citoyen de ses propriétés.

Et nous a requis, le dit Sornin, d'insérer ces présentes observations au procès verbal.

Desquelles comparutions et observations, nous avons donné acte aux dits Barnichon et Sornin, les jour, mois et an que dessus.

Signé : SORNIN jeune, BARNICHON, BARDON, maire.

Enregistré à Cusset, le 9 floréal an XI par Lecoutre qui a reçu un franc dix centimes, decimes compris [1].

Cette question de la Source Sornin et la juste réclamation du fermier Desroy à son propos furent donc portées devant le gouvernement lui-même, qui la résolut facilement en donnant satisfaction à Quintien Sornin auprès duquel M. Lucas dut s'entremettre pour cela une fois de plus.

Mais l'examen du dossier de cette affaire par Chaptal, ministre de l'Intérieur, lui permit de relever que la dernière adjudication de la ferme des Eaux minérales de Vichy avait été faite, pour douze années, *sans l'autorisation* du gouvernement et contrairement à l'arrêté des Consuls du 7 germinal an IX (28 mars 1801) et à l'instruction ministérielle du 12 floréal an IX (2 mai 1801) sur les baux à longue durée. Il décida donc qu'avant de se prononcer sur la validité de cette adjudication, il serait fait une information *de commodo et incommodo* sur les avantages et les inconvénients, la commodité et l'incommodité qui pourraient résulter du bail consenti au citoyen Desroy des Eaux minérales de Vichy.

Le juge de paix du canton de Cusset fut chargé de cette enquête [2]. Elle eut lieu dans le prétoire de son tribunal le 24 vendémiaire an XII (17 octobre 1803). Il y entendit toutes les parties intéressées : la commission administrative de l'hospice de Vichy, le médecin-inspecteur, le fermier Desroy, le public, et, conformément à l'arrêté du sous-préfet de Lapalisse du 27 thermidor an XI (15 août 1803), il fit tenir ensuite le procès-verbal de cette information au maire de Vichy. Celui-ci en saisit l'administration hospita-

1. *Archives communales de Vichy* postérieures à 1790.
2. *Archives hospitalières de Vichy*, série A, dossier n° 31, pièce n° 3.

L'Exploitation de l'Etablissement Thermal de Vichy du 23 Vendémiaire an VI au 1er janvier 1824.

lière, et le médecin-inspecteur ; puis il soumit le résultat de cette enquête à son Conseil municipal qui délibéra comme suit :

Aujourd'hui premier frimaire an XII de la République française [1] à dix heures du matin les membres du Conseil municipal réunis à la mairie de cette ville en vertu de l'arrêté du Sous-Préfet du quatrième arrondissement du département de l'Allier du 27 thermidor an XI, concernant le commodo et l'incommodo de l'adjudication de la ferme des Eaux minérales de cette commune faite pour 12 années consécutives au citoyen Desroy, habitant de la ville de Paris, ayant pris communication du procès-verbal du juge de paix de ce canton, les informations faites par le dit juge, les observations et réponses du médecin-inspecteur des dites eaux minérales, celles de la commission administrative de l'Hospice de cette ville, après un strict examen de toutes les pièces de la procédure déposées sur le bureau, sommes convenus qu'elle est dans les formes les plus régulières selon les lois anciennes et nouvelles et encore après avoir examiné scrupuleusement l'intérêt du gouvernement et dudit hospice, nous sommes d'avis que ledit bail ait son entière exécution.

Délibéré en mairie, à Vichy, etc., etc. [2]

Le 26 pluviôse an XII (16 février 1804), intervenait, enfin, l'arrêté qui suit :

Le gouvernement de la République,

Sur le rapport du ministre de l'Intérieur,

Vu l'information de commodo et incommodo sur le bail fait pour douze années des Eaux minérales de Vichy ; l'avis du Sous-Préfet et du Conseil municipal ; ceux de l'inspecteur des Eaux et de la Commission administrative de l'hospice de Vichy et l'arrêté du préfet de l'Allier ;

Le Conseil d'État entendu,

Arrête :

ART. 1er. — Le bail des Eaux minérales de Vichy adjugé pour douze années au citoyen Desroy, et dont le procès verbal demeurera annexé au présent arrêté, passé le quatrième jour complémentaire an 10, est

1. 23 novembre 1803.
2. *Registre des délibérations du Conseil municipal de Vichy.*

confirmé pour être exécuté dans les clauses, charges et conditions qu'il contient.

ART. 2. — Le ministre de l'Intérieur est chargé de l'exécution du présent arrêté.

Le premier Consul,

Par le premier Consul, le secrétaire d'Etat, *Signé :* BONAPARTE.

Signé : Hugues-B. MARET [1].

Je n'ai pas besoin de dire que toute cette information qui dura près d'un an n'interrompit, en aucune façon, l'exploitation des thermes de Vichy par Desroy ou son agent Jean Barnichon, exploitation commencée, comme on l'a vu plus haut, le 1er germinal an XI (22 mars 1803), et qui se continua, sans le moindre incident, sous la direction et la surveillance du médecin-inspecteur Lucas, pendant toute la durée du premier Empire.

***

Mme la duchesse d'Angoulême vint « prendre les eaux de Vichy » du 29 juin au 5 août 1814. Elle fut naturellement soignée, pendant cette longue saison par l'inspecteur de l'Etablissement thermal, le docteur Auguste Lucas, qui gagna rapidement sa confiance. Avant de quitter Vichy, elle lui confia les projets qu'elle avait de transformer cette ville d'eaux en agrandissant considérablement la maison des Bains et en débarrassant celle-ci de tout ce qui la gênait et l'obstruait. Elle lui demanda, en outre, de concentrer entre ses mains toute l'action administrative thermale afin qu'elle pût avoir près d'elle à Paris quelqu'un pour la renseigner et à qui elle donnerait ainsi facilement ses directives et ses conseils.

Pour répondre à ce désir royal, M. Lucas proposait, aussitôt après la saison de 1814, le RÈGLEMENT suivant *« nécessaire pour le maintien de l'ordre et de la discipline dans l'administration des eaux » :*

1. *Archives départementales de l'Allier*, série X., dossier 67.

L'Exploitation de l'Etablissement Thermal de Vichy du 23 Vendémiaire an VI au 1er janvier 1824.

Première Section

DU MÉDECIN-INSPECTEUR

ARTICLE PREMIER. — Le médecin Inspecteur est chargé de rendre chaque année au préfet un compte détaillé de la situation de l'établissement, de lui faire connaître les réparations nécessaires, de lui indiquer les améliorations qu'il juge convenables et de le prévenir des dégradations opérées accidentellement ou par le fait de quelque individu.

ART. 2. — Dans le cas de dégradations accidentelles et que les réparations seront reconnues d'une urgence indispensable, qu'elle n'excède pas cent francs, l'inspecteur est autorisé à les faire faire de suite et en avisera sur le champ Monsieur le Sous préfet de l'arrondissement.

Il est également autorisé à faire réparer celles qui auraient été causées par quelques individus, sauf à répéter s'il y a lieu, auprès des délinquants, la rentrée des sommes auxquelles auront monté les dites réparations, et ce par devant les autorités compétantes.

Le payement de ces sortes de réparations sera avancé par le fermier qui ne les effectuera aux ouvriers que sur un mandat du médecin Inspecteur et sur les états dressés et affirmés sincères et véritables par les ouvriers qui y auront été employés.

ART. 3. — L'inspecteur ordonne, surveille et assure toutes les parties du service public. Les malades qui voudront faire usage des Eaux minérales, soit en boisson, bain ou douche en préviendront l'Inspecteur qui leur indiquera l'heure à laquelle, ils pourront être servis. Les personnes qui voudront faire exporter des Eaux s'adresseront également à lui, pour qu'il leur indique l'époque, le jour et l'heure à laquelle les puisements auront lieu.

Il veillera à ce que les bouteilles soient neuves, rincées et remplies avec soin, exactement bouchées, suffisamment goudronnées et scellées du cachet de l'Etablissement. Il délivrera, par chaque envoye, des certificats constatant la quantité de bouteilles expédiées et la datte de l'envoye.

ART. 4. — Il fera ouvrir les fontaines à ceux qui désireront boire les Eaux sur les lieux et les fera fermer aux époques et heures qu'il jugera convenables.

ART. 5. — Il donnera des conseils et des soins aux indigents admis à l'hospice pour y faire usage des Eaux minérales.

ART. 6. — Il est chargé d'assurer dans toutes les parties de l'Établissement le maintien de l'ordre, la propreté et l'exécution du présent règlement.

ART. 7. — L'inspecteur se conformera en outre à l'arrêté du Directoire exécutif en datte du 29 floréal an 7 concernant les sources et fontaines d'Eau minérale.

ART. 8. — Les appointements de l'inspecteur seront réglés sur le prix de la ferme, conformément à la progression établie par les articles 9 et 10 de l'arrêté des Consuls du 3 floréal an 8.

Deuxième Section

DU BAIGNEUR ET DE SON SERVICE

ART. 9. — Le service de l'administration des Bains et du puisement des Eaux sera fait par le Baigneur et ses aides.

ART. 10. — Le Baigneur sera tenu de rincer avec soin les bouteilles et de les remplir, les boucher, les goudronner et les sceller.

ART. 11. — L'Inspecteur nommera le Baigneur qui lui présentera ses aides ; l'Inspecteur pourra les admettre ou refuser et en exiger le renvoye s'ils fournissent quelques sujets de mécontentement.

Les hommes et les femmes devant être servis soit au bain soit à la douche par des personnes de leur sexe, le baigneur devra prendre ses aides par moitié de chacun des deux sexes.

Les appointements du Baigneur seront de mille francs par année, payables par trimestre, sur les mandats qui lui seront délivrés par le Préfet ; au moyen de cette somme de mille francs le Baigneur sera tenu de payer ses aides. Il s'opposera à ce qu'ils fassent aucune dégradation aux batiments et fontaines et ustensiles. Et dans le cas où il en surviendrait de leur fait, il en est personnellement responsable et sera tenu de les réparer à ses frais.

ART. 12. — Le Baigneur netoyera ou fera nétoyer par ses aides les baignoires, cabinets de bains et douches ; préparera les bains, les maintiendra au degré de température prescrit par le médecin, chauffera les linges et servira les personnes baignées ou douchées dans l'intérieur des bains seulement. Il est également chargé de diriger ou faire diriger la douche sur les malades.

ART. 13. — Il servira ou fera servir avec honnêteté et exactitude sans que lui ni ses aides puissent exiger aucune rétribution.

ART. 14. — Il n'agira que d'après les ordres de l'Inspecteur, se conformera à la méthode qui lui sera tracée et exécutera ponctuellement tout ce qui sera prescrit pour le service et la bonne tenue de l'administration des Eaux et de leurs accessoires.

L'Exploitation de l'Etablissement Thermal de Vichy du 23 Vendémiaire an VI au 1er janvier 1824.

ART. 15. — Nulle autre personne que le Baigneur ou ses aides ne peut s'immiscer dans aucune des fonctions qui lui sont attribuées, à moins d'une permission expresse du médecin Inspecteur.

ART. 16. — Les malades doivent être servis avec soin, douceur et honnêteté, mais ils ne pourront se permettre aucun mauvais traitement à l'égard du Baigneur et de ses aides. Ceux qui auront des sujets de plainte s'adresseront à l'Inspecteur qui s'empressera d'y faire droit.

ART. 17. — Le Baigneur préviendra le médecin-inspecteur de toutes les dégradations et détériorations qui pourraient arriver au Bâtiment thermal, aux fontaines et conduites d'eau tant intérieures qu'extérieurement, afin qu'il en sollicite la plus prompte réparation auprès du préfet dans les cas où la dépense devrait excéder celle prévue par l'article 2 afin que le service n'éprouve aucun retard.

ART. 18. — Nulle personne ne peut être introduite dans les cabinets de bains ou douches, si elle n'est demandée par celle qui s'y trouve et autorisée par le médecin-inspecteur.

Sont exceptés l'Inspecteur qui doit surveiller le service et les Baigneurs et Baigneuses qui sont chargés du soin des malades.

ART. 19. — L'Inspecteur ayant désigné l'heure et le local où chaque personne sera baignée ou douchée et le temps qu'elle devra y demeurer, nulle ne pourra intervertir l'ordre arrêté par lui. Celles qui ne voudraient ou ne pourraient prendre leurs bains aux heures indiquées devront attendre que toutes celles qui doivent passer après elles soient servies ou qu'il y ait un cabinet vacant.

Les personnes qui ne pourront prendre leurs bains ou douches aux heures désignées sont invitées à en prévenir l'Inspecteur afin que les autres soient servies plus promptement.

Hors les heures du service des bains et douches, nul ne pourra s'introduire dans les cabinets, ils seront soigneusement fermés.

ART. 20. — La galerie couverte est à la disposition du public pour s'y promener seulement jusqu'à dix heures du soir ; passée cette heure, le garde de la promenade fera retenir les personnes qui voudraient y rester. Il est défendu d'y chanter, d'y jouer des instruments, ni d'y rien faire qui puisse troubler le repos des buveurs ; la danse et les réunions dans le salon de compagnie cesseront à la même heure.

DU JARDINIER GARDE

ART. 21. — Le Jardinier Garde nommé par arrêté de Monsieur le Préfet sera logé aux frais du Gouvernement, son traitement sera de

300 francs par an, payables par trimestre, sur mandat de M. le Préfet. Le prix de son logement sera fixé et également payé sur mandat du préfet.

Il sera tenu de prévenir M. l'Inspecteur des dégradations qui pourront survenir à la promenade, ses autres fonctions sont déterminés par arrêté du préfet.

ART. 22. — Il sera établi trois reverbères à quatre becs allumés et entretenus aux frais du Gouvernement, le médecin Inspecteur indiquera les lieux ou ils devront être placés et les jours et heures auxquels ils devront être allumés et éteints.

ART. 23. — Si quelques articles réglementaires deviennent nécessaires, Monsieur le médecin-inspecteur les proposera à M. le Préfet.

Rédigé à Paris et adressé à Monsieur le Sous-Préfet de Lapalisse,
Le 8 octobre 1814.

Aug. LUCAS,
Médecin Inspecteur des Eaux de Vichy [1].

*
* *

Le bail Desroy prenait fin le 24 mars 1815. Il fallut donc songer, aussitôt après la saison de 1814, à un nouvel affermage des Eaux minérales de Vichy. A cet effet, M. Lucas adressait, le 22 novembre 1814, à M. le sous-préfet de Lapalisse le projet de cahier des charges qui suit :

ARTICLE PREMIER. — Conformément à l'arrêté des Consuls et d'après la fixation ci-après approuvée par son Excellence le ministre de l'Intérieur, le 26 floréal an 10, on continuera à percevoir :

1° Pour chaque douche, *un franc vingt-cinq centimes ;*

2° Pour chaque bain d'eau douce ou d'un tiers minérale, *un franc ;*

3° Pour chaque bain d'eau minérale, *soixante et quinze centimes.*

ART. 2. — Il sera perçu pour les eaux bues sur les lieux, par jour et chaque individu, cinq centimes. Cette rétribution formera le salaire des agents établis près chaque fontaine pour donner à boire à chaque buveur et entretenir la propreté.

ART. 3. — Ces agents seront, comme le baigneur, nommés par le médecin-inspecteur et sous sa direction. La nomination sera soumise à l'approbation de M. le sous-préfet.

1. *Archives Départementales de l'Allier*. Série X, 14-40. Dossier 29.

L'Exploitation de l'Etablissement Thermal de Vichy du 23 Vendémiaire an VI au 1er janvier 1824.

ART. 4. — Ne sont pas assujettis au payement des eaux bues sur les lieux, les habitants de la commune et les indigents.

ART. 5. — Toute personne, moyennant la dite somme de cinq centimes par jour, pourra transporter jusqu'à concurrence d'une bouteille d'eau pour les mélanger ou les boire à domicile.

ART. 6. — Les malades admis à l'Hospice et les indigents qui ne pourront pas y être admis, recevront gratuitement les bains et les douches à la charge de justifier d'un certificat d'indigence pour obtenir de l'Inspecteur l'autorisation nécessaire.

ART. 7. — Le fermier sera tenu de fournir le linge nécessaire.

Chaque serviette sera payée dix centimes ; chaque peignoir, trente centimes, et chaque drap pour douche ou fond de baignoire, soixante centimes.

A cet effet et pour chauffer le dit linge il sera construit une étuve dans chaque cabinet de chaudière et aux frais du gouvernement.

ART. 8. — Le fermier sera tenu de fournir dans chaque cabinet de bains, des rideaux et des tringles tant pour les croisées que pour séparer chaque baignoire, des portemanteaux, des chaises, des miroirs, des éponges et quarante baignoires en bois pour le grand batiment thermal, et des tuyaux en cuir pour chaque cabinet de douches. Il sera tenu aux mêmes fournitures et dans les proportions déterminées pour les nouveaux cabinets de bains et de douches projetés à l'Hôpital.

ART. 9. — Le fermier tiendra à la disposition du baigneur le combustible nécessaire pour chauffer l'eau douce, le linge et généralement tous les objets nécessaires pour assurer le service des bains, une chaise à porteur, une pendule dans le vestibule et quatre thermomètres.

ART. 10. — Le baigneur ne pourra donner aucun bain d'eau minérale ou des douches sans une autorisation du médecin-inspecteur ; bien entendu qu'il pourra donner des bains d'eau douce sans autorisation.

ART. 11. — Tous les cabinets des bains et des douches, tant du batiment thermal que de l'Hospice, et tous les greniers du batiment thermal seront mis à la disposition du fermier.

DE LA VENTE DES EAUX

ART. 12. — Il ne peut y avoir dans la commune de Vichy aucun entrepôt ou bureau de distribution. En conséquence le fermier seul aura le droit de fournir les bouteilles, d'emballer, d'expédier les eaux soit pour les particuliers, soit pour les bureaux de distribution, dans des bouteilles neuves de la fabrique de Messieurs Pierron de Souvigny qui consentent à ne pas vendre ces bouteilles plus de 24 francs le cent, rendues conduit à Vichy, exemptes de casse et les quatre au cent, payable un quart comptant et le restant au 1er janvier qui suivra les envois faits et sans pouvoir en augmenter le prix pendant la durée du bail ainsi que s'y sont engagés les sieurs Pierron.

Art. 13. — Il sera payé, au fermier, quinze centimes pour chaque litre d'eau bouchée et goudronnée ; soixante centimes pour chaque bouteille d'eau bouchée et goudronnée, verre compris ; et soixante et dix centimes pour chaque bouteille d'eau bouchée, goudronnée et emballée.

Art. 14. — Le fermier communiquera au médecin-inspecteur les lettres de demandes ou copie pour que ce dernier puisse satisfaire aux articles 9, 10, 11, 12, 13 de l'arrêté du Directoire exécutif du 29 floréal an VII.

Art. 15. — Le baigneur est tenu de rincer soigneusement les bouteilles, les remplir, les boucher, les goudronner et les sceller du cachet de l'Etablissement. Il ne sera pas garant de la casse. Néanmoins il doit apporter la plus grande attention pour l'éviter.

Art. 16. — Tous les envois d'eau qui seront faits par le fermier seront accompagnés d'un certificat du médecin-inspecteur, sur lequel sera appliqué le sceau de l'Etablissement.

Art. 17. — Le baigneur ne pourra puiser et délivrer les Eaux qu'après qu'on lui aura justifié de l'autorisation du médecin et en présence du fermier ou de son préposé.

Art. 18. — Toutes les sources d'eaux minérales ci-après nommées sont mises à la disposition du fermier : 1° La Source dite Grande-Grille ; 2° le Puits Chomel ; 3° le Puits des Douches ; 4° la Fontaine des Acacias ; 5° la Fontaine neuve, joignant celle des Acacias ; 6° la Fontaine dite Gros Boulet, vis à vis l'Hôpital ; 7° la Fontaine des Célestins. Les dites fontaines seront couvertes et encaissées de manière à assurer au fermier le puisement exclusif des eaux.

Art. 19. — Le fermier ne pourra s'immiscer en aucune manière dans l'administration des Eaux confiées au médecin-inspecteur qui la fait exécuter par des agents qu'il nomme à cet effet et qui sont sous sa direction.

Art. 20. — Le fermier tiendra, à portée de l'Etablissement, bouteilles, bouchons, pailles, planches, clous, goudron et tous les objets nécessaires pour l'expédition et en assez grande quantité pour assurer le service. Tous les dits objets et baignoires seront reçus par le médecin-inspecteur avant d'être employés.

Art. 21. — L'adjudicataire entrant sera tenu de prendre tous les ustensiles et approvisionnement à l'usage des eaux, faits par le fermier sortant et existant au moment de l'entrée en jouissance du nouveau fermier, le tout d'après une estimation à l'amiable ou à dire d'experts.

L'Exploitation de l'Etablissement Thermal de Vichy du 23 Vendémiaire an VI au 1er janvier 1824.

Art. 22. — La durée du bail sera de six années. La première commencera le vingt-deux mars 1815 et finira le 31 décembre de la même année et la deuxième commencera le 1er janvier 1816.

Art. 23. — Le fermier payera, en déduction du prix de la ferme : les contributions auxquelles sont imposés les bâtiments, promenades, fontaines et dépendances des eaux minérales et les nouvelles impositions qui pourront être établies par la suite ; le traitement du médecin-inspecteur, du baigneur, du jardinier, du garde et son logement ; les mémoires d'ouvriers sur mandats du préfet, aux dits ouvriers sur mandat du médecin-inspecteur autorisé par l'article 2 du règlement, et enfin, le tiers du prix de la ferme, alloué à l'Hospice de Vichy, sur les simples quittances du receveur-trésorier de l'Hospice. Tous les dits mandats et quittances seront reçus pour comptant par le receveur-trésorier des Hospices de Moulins.

Art. 24. — Les frais d'affiches, publication, adjudication, enregistrement, impression des certificats délivrés par le médecin-inspecteur, seront supportés par l'adjudicataire qui fournira copie du procès-verbal d'adjudication ainsi que du cahier des charges à M. le préfet, M. le sous-préfet, M. le maire de Vichy et M. le médecin-inspecteur des eaux, sans diminution du prix du bail duquel il fournira expédition au médecin-inspecteur.

Art. 25. — L'adjudicataire pourra céder sa ferme, mais il demeurera principal obligé et garant du cessionnaire.

Art. 26. — Le gouvernement n'interviendra dans aucun procès ou actions intentées par l'adjudicataire. Mais dans le cas où la propriété ou le fond des droits dépendant de l'administration des eaux minérales serait attaqué, l'adjudicataire le dénoncera au médecin-inspecteur qui en fera part dans le plus court délai au préfet du département pour faire droit à qui de raison [1].

Ces propositions du médecin-inspecteur Lucas furent approuvées par le sous-préfet de Lapalisse le 30 novembre 1814 et par le préfet de l'Allier le 13 décembre 1814.

Le 23 février 1815, Félix de Conny, sous-préfet de Lapalisse, procédait publiquement à l'adjudication, sur ce cahier des charges, de la ferme, pour six ans, des Eaux minérales

1. *Archives départementales de l'Allier*, série X, 938-946.

Livre IX.

de Vichy. Le procès-verbal ci-dessous de cette opération est intéressant à plus d'un point :

Aujourd'hui vingt-trois février de l'an mil huit cent quinze, le sous-préfet du quatrième arrondissement du département de l'Allier, par autorisation du préfet du département consignée en sa lettre du 12 décembre 1814, et, en exécution des affiches et publications qui ont été faites tant dans les villes, principales communes de l'arrondissement que dans celles des autres arrondissements et autres circonvoisins, duement certifié, a procédé, en présence du maire de la ville de Vichy et de M. le curé de la ville de Vichy, l'un des administrateurs de l'Hospice de Vichy, représentant la commission administrative, à l'adjudication, à la chaleur des enchères et à l'extinction des feux, des Eaux minérales de Vichy dans la salle de l'hôtel de la sous-préfecture sus-indiquée par les affiches, sur les charges, clauses et conditions insérées dans le règlement et cahier des charges arrêté par le médecin-inspecteur des Eaux et le sous-préfet, et définitivement arrêté par le préfet du département, le treize décembre de l'an mil huit cent quatorze, ainsi qu'il suit et à la charge par l'adjudicataire de donner caution, dans la huitaine, qui sera discutée par le maire de Vichy et reçue ou rejetée par le sous-préfet ; en cas de rejet l'adjudicataire aura une autre huitaine pour fournir caution non grevée d'inscription ; la mise à prix ayant été fixée, par M. le sous-préfet, à huit mille quatre cents francs, prix du bail actuel, conformément à la lettre de M. le préfet sous la date du 12 décembre 1814, un premier feu a été allumé et pendant sa durée mise a été faite :

Par M. Chocheprat de la somme de 8.500 francs ;
Par M. Barnichon Jean de la somme de 8.700 francs ;
Par M. Mérier de la somme de 9.000 francs ;
Par M. Meilheurat de la somme de 9.100 francs ;
Par M. Mérier de la somme de 9.200 francs ;
Par M. Barnichon de la somme de 9.300 francs ;
Par M. Meilheurat de la somme de 10.000 francs ;
Par M. Barnichon de la somme de 10.200 francs.
Un second feu allumé mise a été faite :
Par M. Mérier de la somme de 10.300 francs ;
Par M. Barnichon de la somme de 10.500 francs ;
Par M. Mérier de la somme de 11.000 francs ;
Par M. Chocheprat de la somme de 11.100 francs ;
Par M. Meilheurat de la somme de 11.300 faancs ;
Par M. Barnichon de la somme de 11.400 francs ;

L'Exploitation de l'Etablissement Thermal de Vichy du 23 Vendémiaire an VI au 1er janvier 1824.

Par M. Mérier de la somme de 11.500 francs ;
Par M. Meilheurat de la somme de 12.000 francs ;
Par M. Mérier de la somme de 12.100 francs ;
Par M. Meilheurat de la somme de 12.200 francs ;
Par M. Mérier de la somme de 12.300 francs ;
Par M. Meilheurat de la somme de 12.500 francs ;
Par M. Mérier de la somme de 12.600 francs ;
Par M. Meilheurat de la somme de 13.000 francs ;
Par M. Mérier de la somme de 13.100 francs ;
Par M. Meilheurat de la somme de 13.200 francs ;
Par M. Mérier de la somme de 13.300 francs ;
Par M. Meilheurat de la somme de 13.500 francs ;
Par M. Mérier de la somme de 13.600 francs ;
Par M. Meilheurat de la somme de 13.700 francs ;
Par M. Mérier de la somme de 14.000 francs ;
Par M. Meilheurat de la somme de 14.100 francs ;
Par M. Mérier de la somme de 14.200 francs.

Un troisième et dernier feu allumé est proclamé définitif à défaut d'enchères. Ledit feu étant éteint sans que la dernière mise ait été couverte, le sieur Mérier Etienne, entrepreneur, demeurant à Moulins, a été déclaré définitivement adjudicataire de la ferme des Eaux minérales de Vichy pour six années dont la première sera comptée depuis le vingt-deux mars mil huit cent quinze jusqu'au trente et un décembre suivant ; la deuxième commencera le premier janvier mil huit cent seize. Le bail expirera le trente et un décembre mil huit cent vingt. Le sieur Mérier Etienne, entrepreneur, a été déclaré adjudicataire desdites eaux moyennant la somme de quatorze mille deux cents francs aux charges, clauses et conditions portées tant au règlement et cahier des charges qu'au préambule du présent procès-verbal. L'adjudicataire a présenté pour sa caution le sieur Claude Butin, propriétaire, demeurant à Moulins, lequel sera tenu d'affecter dans l'espace de huit jours une propriété non grevée d'hypothèques de la valeur de au moins trente-six mille francs pour la sureté de l'exécution de toute et chacune des clauses, charges et conditions de la dite adjudication. La dite propriété après avoir été discutée par M. le maire de Vichy sera admise et reçue pour caution par M. le sous-préfet de Lapalisse ; dans tous les cas l'adjudicataire acquittera les frais d'inscriptions qui seront prises en vertu du présent lequel a été fait et clos lesdits jour, mois et an que dessus et signé par le sieur Mérier, adjudicataire, par M. Fouët, maire de la ville de Vichy, par M. Gabriel Guyot, curé de Vichy, l'un des administrateurs représentant la commission administrative et par le sous-préfet de l'arrondissement de Lapalisse.

Signé : MÉRIER, GUYOT, *curé, administrateur,* FOUET, *maire de la ville de Vichy,* et Vicomte Félix DE CONNY[1].

Ce bail fut enregistré à Lapalisse le 19 mai 1815 et il fut perçu au total 538 fr. 89 pour droits et dixième.

Il est certain que la venue, à Vichy, en 1814, de la duchesse d'Angoulême fut la cause de l'augmentation, si sensible, du prix de bail de la ferme de l'Etablissement thermal de cette ville. Car l'adjudicataire, en février 1815, ne prévoyait pas les Cent jours et comptait certainement que Madame Royale reviendrait chaque saison à Vichy. Son calcul ne fut pas trop déçu. Marie-Charlotte-Thérèse de France but en effet les eaux de Vichy en 1816 et 1818 et, comme en 1814, elle y fut, ces années-là, la bienfaitrice et la providence du pays.

*
* *

Le 1er août 1820, M. Lucas proposait pour la prochaine location des Eaux minérales de Vichy, qui devait avoir lieu avant le 31 décembre de cette année 1820, les seules modifications suivantes au cahier des charges approuvé par M. le Préfet de l'Allier le 13 décembre 1814 :

ARTICLE PREMIER. — Conformément à l'arrêté des Consuls et après fixation ci-après approuvée par Son Excellence le ministre de l'Intérieur le 26 floréal an VIII, on continuera à percevoir, pour chaque douche, *un franc vingt-cinq centimes ;* pour chaque bain d'eau douce ou d'un tiers minérale, *un franc ;* pour chaque bain d'eau minérale, *soixante quinze centimes.*

. . . .

ART. 21. — La durée du bail sera de trois années. La première commencera le 1er janvier 1821.

ART. 22. — Le fermier payera, en déduction du prix de la ferme, les contributions auxquelles sont imposées les bâtiments, promenades, fontaines et dépendances des Eaux minérales et les nouvelles

1. *Archives départementales de l'Allier,* série X, 938-946.

impositions qui pourront être établies par la suite, le traitement du médecin-inspecteur, du baigneur, du jardinier, du garde et de son logement; les mémoires d'ouvriers sur mandats du préfet; les dits ouvriers sur mandats du médecin-inspecteur autorisé par l'article 2 du règlement et enfin le tiers du prix de la ferme allouée à l'Hospice de Vichy, sur les simples quittances du receveur-trésorier de l'Hospice. Tous les dits mandats et quittances seront reçus pour comptant par le receveur-trésorier des Hospices de Moulins.

L'Exploitation de l'Etablissement Thermal de Vichy du 23 Vendémiaire an VI au 1er janvier 1824.

Ces modifications furent approuvées le 10 novembre 1820 par le ministre de l'Intérieur et c'est sur cet ancien cahier des charges ainsi modifié qu'eut lieu, vers la fin de cette année 1820, avant l'expiration du bail Mérier, la nouvelle adjudication de la ferme des Eaux minérales de Vichy dont je cite textuellement ci-dessous le procès-verbal :

Aujourd'hui vingt-huit décembre mil huit cent vingt, heure de onze du matin, le Sous-Préfet du quatrième arrondissement du département de l'Allier, par autorisation de M. le Préfet du département de l'Allier, consignée en sa lettre du 5 décembre 1820, et en exécution des affiches et publications qui ont été faites tant dans les villes et principales communes de l'arrondissement que dans celles des autres arrondissements du département et autres circonvoisins, dûment certifié, a procédé, en présence de M. le Maire de la ville de Vichy, président de l'Hospice de Vichy, représentant la Commission administrative, à l'adjudication aux enchères et à l'extinction des feux, des eaux thermales et minérales de Vichy, dans la salle de l'hôtel de la sous-préfecture, lieu indiqué par les affiches, sous les charges, clauses et conditions insérées dans le règlement et cahier des charges arrêté par le médecin inspecteur des Eaux et définitivement approuvé par son Excellence le ministre de l'Intérieur, suivant sa lettre écrite à M. le Préfet le 10 novembre 1820, ainsi qu'il suit et à la charge par l'adjudicataire de donner, dans la huitaine caution qui sera discutée par le maire de Vichy et reçue ou rejetée par le Sous-Préfet. En cas de rejet, l'adjudicataire aura une autre huitaine pour fournir caution non grevée d'inscription, la mise à prix ayant été fixée par M. le Sous-Préfet à quatorze mille deux cents francs, prix du bail actuel, conformément à la lettre de M. le Préfet sous la date du 13 décembre 1820.

Un premier feu a été allumé et pendant la durée mise a été faite, par M. Mérier Etienne de la somme de quatorze mille trois cents francs ; par M. Sornin de la somme de quatorze mille quatre cents francs ; par M. Batilliat de la somme de quatorze mille cinq cents francs ; par M. Sornin de la somme de quinze mille francs ; par M. Bretet de la somme de quinze mille cinq cents francs.

Un second feu allumé, mise a été faite par M. Mérier de la somme de seize mille francs ; par M. Barbe de la somme de seize mille cent francs ; par M. Sornin de la somme de seize mille quatre cents francs ; par M. Desbrest de la somme de seize mille cinq cents francs ; par M. Barbe de la somme de seize mille six cents francs ; par M. Bretet de la somme de dix sept mille francs ; par M. Sornin de la somme de dix-sept mille deux cents francs ; par M. Butin de la somme de dix-sept mille trois cents francs.

Un troisième et dernier feu allumé et proclamé définitif à défaut d'enchères, le dit feu étant éteint, sans que la dernière mise ait été couverte, le sieur Butin Claude, propriétaire en la ville de Moulins, a été déclaré définitivement adjudicataire de la ferme des Eaux thermales et minérales de Vichy pour trois années dont la première commencera le premier janvier mil huit cent vingt et un et la dernière expirera le trente et un décembre mil huit cent vingt-trois. Le sieur Claude Butin, propriétaire demeurant en la ville de Moulins, déclaré adjudicataire des dites Eaux moyennant la somme de dix-sept mille trois cents francs, aux charges, clauses et conditions portées, tant au règlement et cahier des charges qu'au présent procès-verbal, l'adjudicataire a présenté pour la caution le sieur Mérier Etienne, propriétaire demeurant à Moulins, lequel sera tenu d'affecter, dans l'espace de huit jours, une propriété non grevée d'hypothèques, de la valeur de au moins quarante mille francs pour la sûreté de l'exécution de toutes et chacune des charges, clauses et conditions de la dite adjudication. La dite propriété après avoir été discutée par M. le Maire de Vichy sera admise et reçue pour caution par M. le Sous-Préfet de l'arrondissement de Lapalisse. Dans tous les cas l'adjudicataire acquittera les frais d'inscriptions qui seront prises en vertu du présent, lequel a été fait et clos les dits jour, mois et an que dessus et signé par le sieur Butin, adjudicataire, Mérier, caution, Fouët, maire de la ville de Vichy, représentant la commission administrative de l'Hospice de Vichy, et par le Sous-Préfet de l'arrondissement de Lapalisse.

Signé : BUTIN, MÉRIER, FOUET et LEPÈRE.

Enregistré à Lapalisse le neuf janvier 1821, fol. 78 verso, case 6 et 7, reçu, bail : deux cent quatre-vingt-quatorze francs dix centimes ; cautionnement : cent quarante-sept francs cinq centimes ; plus quarante-quatre francs onze centimes pour substitution. *Signé :* GUILLAUMET.

L'Exploitation de l'Etablissement Thermal de Vichy du 23 Vendémiaire an VI au 1er janvier 1824.

L'exploitation des eaux de Vichy restait ainsi dans les mêmes mains que depuis 1815. Claude Butin, qui avait pour caution Etienne Mérier, était le beau-frère de cet Etienne Mérier auquel il avait lui-même servi de caution en 1815. Mérier et Butin étaient tous deux propriétaires à Moulins. Etienne Mérier, qui était l'époux de Reine Butin, avait, en 1820, soixante et un ans. Il mourut, en effet, à Moulins, rue de la Souche, le 18 mai 1821, âgé de soixante-deux ans.

CHAPITRE IV

L'EXPLOITATION EN RÉGIE DE L'ÉTABLISSEMENT THERMAL DE VICHY

SOUS LE MÉDECIN-INSPECTEUR LUCAS, DU 1er JANVIER 1824 AU 1er JANVIER 1833

L'Exploitation de l'Etablissement Thermal de Vichy du 1er janvier 1824 au 1er janvier 1833.

Le 6 décembre 1823, le Préfet de l'Allier annonçait au médecin-inspecteur des eaux thermales de Vichy que, sur sa proposition, Son Excellence le Ministre de l'Intérieur avait décidé, le 29 octobre 1823, que l'Etablissement Thermal de Vichy nouvellement bâti et qui était prêt à être ouvert, serait mis en régie à partir du 1er janvier 1824. Il demandait en même temps, au baron Lucas, de lui envoyer le plus tôt possible un projet de règlement de cet Etablissement de Vichy basé sur les dispositions de l'Ordonnance royale du 18 juin 1823 [1].

Cette lettre ne parvint à Lucas, rue Saint-Honoré, n° 346, à Paris, que le 25 décembre. Dès le lendemain il y répondait, et dans sa réponse il disait :

> Je crois aussi que, pour assurer le service et pour le bien de l'Etablissement, le sieur Barnichon est l'homme qui convient le mieux pour cette place de régisseur. C'est un homme de la plus grande probité et d'une grande exactitude. En lui allouant 1.200 francs, il pourra payer un copiste pour tenir son registre de trimestre et soigner les écritures ; les fermiers lui allouaient cette somme [2].

1. *Archives départementales de l'Allier* : Série X, dossier 30, liasse 14-40.
2. *Archives départementales de l'Allier* : Série X, dossier 30, liasse 14-20.

Le 31 décembre 1823, le Préfet de l'Allier écrivait au maire de Vichy la lettre qui suit :

Monsieur le Maire, Son Excellence le Ministre de l'Intérieur a, par décision du 29 octobre dernier, arrêté que l'Etablissement thermal de Vichy sera mis en régie à compter du 1er janvier prochain. Je vais proposer à Son Excellence un règlement pour ce mode d'administration, mais en attendant il est nécessaire que le fermier fasse sans délai la remise du service. Je vous prie de lui notifier de se rendre avec vous à l'Etablissement, où il devra être fait un inventaire détaillé de tous les effets délaissés par le fermier, tant de ceux appartenant à l'administration de l'Etablissement que de ceux fournis par le fermier dont l'estimation sera faite incessamment conformément à l'article 21 du cahier des charges de l'adjudication. Cette opération sera faite en présence du sieur Barnichon qui se chargera sous son récépissé de la garde de tous les effets, et fera provisoirement le service en qualité de régisseur jusqu'à nouvel ordre. Vous dresserez un procès-verbal de cette opération et vous m'en enverrez une copie ; il est convenable, aussi, de vous concerter à cet effet avec M. Roze-Beauvais, architecte de l'Etablissement.

Veuillez agréer, etc. [1].

En l'absence du baron Lucas, qui était maire de Vichy depuis le 14 mai 1822, ce fut son adjoint, Frédéric de Bardon, qui reçut cette lettre et qui exécuta strictement les ordres qu'elle lui portait.

Le 9 janvier 1824 un arrêté préfectoral nommait Jean Barnichon régisseur et baigneur chef des eaux minérales de Vichy et lui allouait un traitement annuel de 1.200 francs. Cette nomination était approuvée le 21 février 1824 par le Ministre de l'Intérieur en même temps que le réglement qui suit fixant le mode de régie et l'ordre qui doit être observé dans l'administration de l'Etablissement thermal de Vichy :

RÈGLEMENT

Pour l'Etablissement thermal de Vichy, mis en régie à compter du 1er janvier 1824, suivant une décision de Son Excellence le Ministre de l'Intérieur, du 29 octobre 1823.

Article premier. — L'Etablissement thermal sera mis en régie le 1er janvier 1824.

1. *Archives départementales de l'Allier* : Série X, dossier 30, liasse 14-40.

L'Exploitation de l'Etablissement Thermal de Vichy du 1er janvier 1824 au 1er janvier 1833.

ART. 2. — Le régisseur fera la recette des produits provenant de la vente des eaux pour l'expédition et des prix des bains et des douches.

ART. 3. — Il fera l'achat des objets nécessaires pour assurer le service de la vente des eaux et celui des cabinets de bains et de douches.

ART. 4. — Il remettra au médecin-inspecteur, au commencement de chaque trimestre, l'état des besoins pour le service et soumettra à son approbation le prix des objets à acheter et copie nous en sera adressée.

ART. 5. — Il tiendra deux registres pour sa régie, le premier de recette et de dépense journalières, et le second de recettes et de dépenses de chaque trimestre divisé par nature d'objets.

ART. 6. — A la fin de chaque trimestre il versera le produit de sa recette dans la caisse du receveur des hospices de Moulins.

ART. 7. — Le régisseur sera tenu de se conformer aux ordonnances et règlement suivants sur l'adminisrration de ces eaux :

« ARTICLE PREMIER. — On continuera de percevoir conformément à un arrêté du gouvernement du 16 mai 1802 (26 floréal an x) :

« 1° Pour chaque douche un franc vingt-cinq centimes ci.......... 1 fr. 25

« 2° Pour chaque bain d'eau douce ou d'un tiers d'eau minérale, un franc, ci.......... 1 fr. »»

« 3° Pour chaque bain d'eau minérale, soixante-quinze centimes, ci.......... 0 fr. 75

« ART. 2. — Il sera perçu pour les eaux bues sur les lieux par jour et par chaque individu cinq centimes, ci..... 0 fr. 05

« Cette rétribution formera le salaire des agents établis près de chaque fontaine pour donner à boire à chaque buveur et entretenir la propreté.

« ART. 3. — Ces agents seront, comme le baigneur, nommés par le médecin-inspecteur et sous sa direction ; la nomination sera soumise à l'approbation de M. le Préfet.

« ART. 4. — Ne seront pas assujettis au payement des eaux bues sur les lieux les habitants de la commune et les indigents.

« ART. 5. — Toute personne moyennant la dite somme de cinq centimes par jour pourra transporter jusqu'à concurrence d'une bouteille d'eau pour les mélanger ou les boire à domicile.

« ART. 6. — Les malades admis à l'hospice et les indigents qui ne pourront pas y être admis recevront gratuitement les bains et les douches à la charge de justifier d'un certificat d'indigence pour obtenir de l'Inspecteur l'autorisation nécessaire.

Livre IX.

« Art. 7. — Le régisseur fournira le linge nécessaire :

« Chaque serviette sera payée dix centimes, ci.... 0 fr. 10

« Chaque peignoir, vingt centimes, ci............ 0.20

« Et chaque drap pour douche ou fond de baignoire quarante centimes, ci.................................... 0.40

« Art. 8. — Le régisseur fournira dans chaque cabinet de bains une assez grande quantité de rideaux pour qu'on puisse en changer toutes les fois que besoin sera et des tringles tant pour les croisées que pour séparer chaque baignoire, des porte-manteaux, des chaises, des miroirs, des éponges et 43 baignoires en bois pour le grand bâtiment thermal et des tuyaux en cuirs pour chaque cabinet de douches ; il fera les mêmes fournitures et dans des proportions déterminées pour les nouveaux cabinets de bains et de douches du nouveau bâtiment près la source de l'hôpital.

« Art. 9. — Le régisseur tiendra à la disposition du baigneur le combustible nécessaire pour chauffer l'eau douce, le linge et généralement tous les objets nécessaires pour assurer le service des bains, une chaise à porteur, une pendule dans le vestibule et quatre thermomètres:

« Art. 10. — Le baigneur ne pourra donner aucun bain d'eau minérale ou des douches sans une autorisation du médecin-inspecteur, bien entendu qu'il pourra donner des bains d'eau douce sans autorisation.

« Art. 11. — Il ne peut y avoir dans la commune de Vichy aucun entrepôt ou bureau de distribution, en conséquence le régisseur seul aura le droit de fournir les bouteilles, d'emballer, d'expédier les eaux soit pour les particuliers, soit pour les bureaux de distribution dans des bouteilles neuves de la fabrique de MM. Pierron de Souvigny qui consentent à ne pas vendre ces bouteilles plus de vingt-quatre francs le cent rendu conduit à Vichy, exemptes de casse et les quatre au cent, payable un quart comptant et le restant au 1er janvier qui suivra les envois faits et sans pouvoir en augmenter le prix.

« Art. 12. — Il sera payé au régisseur vingt centimes pour chaque litre d'eau bouché et goudronné, soixante centimes pour chaque bouteille d'eau bouchée et goudronnée, verre compris, et soixante-dix centimes pour chaque bouteille d'eau bouchée, goudronnée et emballée.

« Art. 13. — Le régisseur communiquera au médecin-inspecteur les lettres demande des ou copies pour que ce dernier puisse satisfaire aux articles 9, 10, 11, 12 et 13 de l'arrêté du gouvernement du 8 mai 1799 (10 floréal an 7).

L'Exploitation de l'Etablissement Thermal de Vichy du 1er janvier 1824 au 1er janvier 1833.

« ART. 14. — Le baigneur lavera soigneusement les bouteilles, les remplira, les bouchera, les goudronnera et les scellera du cachet de l'établissement ; il ne sera pas garant de la casse, néanmoins il doit apporter la plus grande attention pour l'éviter.

« ART. 15. — Tous les envois d'eau qui se feront par le régisseur seront accompagnés d'un certificat du médecin-inspecteur sur lequel sera appliqué le sceau de l'établissement.

« ART. 16. — Le baigneur ne pourra puiser et délivrer les eaux qu'après qu'on lui aura justifié de l'autorisation du médecin et en présence du régisseur.

« ART. 17. — Toutes les sources d'eau minérale ci-après nommées sont mises à la disposition du régisseur : 1° la source dite Grande-Grille ; 2° le puits Chaumel ; 3° le puits des douches ; 4° la fontaine des Accacias ; 5° la fontaine neuve joignant celle des Accacias ; 6° la fontaine dite Gros Boulet vis à vis de l'Hôpital ; 7° la fontaine des Célestins ; les dites fontaines seront couvertes et encaissées de manière à assurer au régisseur le puisement exclusif des eaux.

« ART. 18. — Le régisseur ne pourra s'immiscer en aucune manière dans l'administration des eaux confiée au médecin-inspecteur qui la fait exécuter par des agents qu'il nomme à cet effet et qui sont sous sa direction.

« ART. 19. — Le régisseur tiendra à portée de l'établissement, bouteilles, bouchons, paille, planches, clous, goudron, et tous les objets nécessaires pour l'expédition et en assez grande quantité pour assurer le service ; tous les objets et les baignoires seront reçus par le médecin-inspecteur avant d'être employés.

« ART. 20. — Le régisseur prendra tous les ustensiles et approvisionnements à l'usage des eaux, faits par le fermier sortant et existant au moment de son entrée en jouissance d'après une estimation à l'amiable ou à dire d'experts reconnus et admis par le médecin-inspecteur et il recevra également tous ceux non fournis par le fermier et appartenant à l'établissement.

« ART. 21. — Le régisseur payera, sur le produit de l'Etablissement : 1° Les contributions auxquelles sont imposées les bâtiments, les fontaines et leurs dépendances ainsi que les nouvelles impositions qui pourraient être établies pendant la régie ; 2° d'après la présentation des mandats au Préfet, le traitement du médecin-inspecteur, les gages du baigneur, du jardinier, du garde et le prix de son logement ainsi que les mémoires d'ouvriers loyalement réglés pour travaux d'entretien et autres.

« ART. 22. — Il versera à l'Hospice de Vichy le tiers du produit des eaux fixé provisoirement au tiers du montant de la dernière ferme, sauf à régulariser le compte à la fin de l'année. Le payement de ce tiers aura lieu sur les simples quittances du trésorier de l'Hospice.

« ART. 23. — Les mandats et quittances ci-dessus énoncés seront reçus pour comptant par le receveur des hospices de Moulins [1]. »

Jean Barnichon, dès la fin de la saison de 1825, s'alita. Il avait 66 ans et depuis son bas âge il avait toujours travaillé plus qu'il ne pouvait, ce qui l'avait fortement épuisé et l'obligeait, maintenant, à s'arrêter. Le 10 novembre 1825, le baron Lucas écrivait à Roze-Beauvais qui, déjà, avait sollicité, en faveur d'un de ses amis, son appui pour la succession éventuelle du régisseur de l'Etablissement thermal : « J'apprends avec un bien grand chagrin le « mauvais état de la santé de Barnichon. J'espère cependant « qu'elle se rétablira. Je serais très embarrassé pour le « remplacer et je ne crois pas que les personnes que vous « recommandez soient en état de remplir cet important « service. Au reste je n'ai pas à m'en occuper en ce moment « et vous pouvez être assuré de tout l'intérêt que je porte « à Pérol [2], intérêt bien fortifié par celui que vous y prenez. »

Barnichon mourut, à Vichy, moins de trois mois après cette lettre, le 4 février 1826. Roze-Beauvais annonça immédiatement cette perte au baron Lucas et insista de nouveau auprès de lui en faveur de Joseph Pérol. Il reçut, à ce propos, du médecin-inspecteur des eaux thermales de Vichy la lettre suivante qui est du 2 mars 1826 quoiqu'elle soit datée, par erreur, du 2 février : « Avant la mort de Barnichon, je vous « avais fait connaître mon opinion sur la demande de « M. Pérol que j'estime, que j'aime et pour lequel je suis

1. *Archives départementales de l'Allier :* Série X, liasse 14-40, dossier 30.

2. Joseph Pérol était né, à Vichy, le 24 janvier 1769, de Georges Pérol, instituteur, et de Catherine Mianet. Il avait épousé Marie Pajot et était traiteur aux bains, dans la maison de son père dont il avait pris la suite. Cette maison était située vis à vis de la source de la Grande-Grille, presque en face de la maison de l'Inspecteur, à l'angle des chemins tendant de la ville aux bains, et des bains au chemin de Cusset. Conseiller municipal pendant toute la durée du premier Empire, Pérol fut nommé administrateur de l'Hôpital le 25 juin 1824. Il mourut à Vichy dans sa maison des bains, remplissant toujours ponctuellement les devoirs de cette dernière fonction, le 27 mars 1844.

L'Exploitation de l'Etablissement Thermal de Vichy, du 1er janvier 1824 au 1er janvier 1833.

« disposé à faire tout ce qui pourra lui être utile, mais sans « compromettre le service ; et j'ai l'intime conviction que le « service serait mal fait si j'acceptais votre demande. L'autre « personne que l'on me recommande présente, ainsi que sa « femme, plus de garantie ; mais j'ai le plus grand effroi de « la belle-mère, dont le *bavardage* peut troubler le service « de *mon* établissement et nuire beaucoup à ces jeunes « gens. »

Néanmoins, et malgré ce « grand effroi », le baron Lucas donna son appui à Jean-Louis Claustre, qui fut nommé, avant l'ouverture de la saison de 1826, régisseur et baigneur chef de l'Etablissement thermal de Vichy, au lieu et place de son oncle maternel par alliance, Jean Barnichon.

Jean-Louis Claustre était né à Cusset le 3 nivôse an VI (23 décembre 1797) de Jacques Claustre, serrurier, et de Marie Georgeon, sa femme. Lorsqu'il s'y maria, le mardi 12 janvier 1819, il était commis aux hypothèques. Il épousait, ce jour-là, Rosalie Goutte, fille de défunt Louis Goutte et de Edmée Barnichon, la sœur de Jean Barnichon, cette belle-mère dont le baron Lucas redoutait tant le *bavardage* [1].

Leurs parentés avec Barnichon et avec les Georgeon, hôteliers à Vichy, avaient fortement incité le baron Lucas, il faut bien le dire, à faire nommer les Claustre à l'Etablissement thermal de Vichy. Il n'eut pas à s'en plaindre pendant les quelques années qu'il les eut sous ses ordres.

Le 15 août 1830, Claustre mourait à Vichy, « en son domicile aux bains », à l'âge de trente-trois ans. Ce fut, là, un nouvel ennui pour le médecin-inspecteur de Vichy qui, depuis les journées de Juillet, sentait bien que son influence allait être considérablement diminuée, surtout parce que cette influence était toute-puissante sous le précédent gouvernement.

Cependant, un mois jour pour jour après la mort de Claustre, le baron Lucas, qui avait déjà quitté Vichy, écrivait

1. Edmée Barnichon, veuve de Louis Goutte, mourut à Vichy, chez son fils, le 10 mars 1828, à l'âge de 51 ans.

Livre IX. de Paris à Roze-Beauvais : « M. le Préfet a ajourné toute « nomination à la place de régisseur, car il veut avoir le « temps pour faire un choix et se concerter avec moi. » Mais, hélas ! Madame la duchesse d'Angoulême n'est plus là et Son Altesse Royale Mademoiselle d'Orléans, à qui le médecin de Vichy essaye le plus qu'il peut de faire sa cour, n'a pas, sous le gouvernement de son frère, l'influence décisive que Madame la Dauphine possédait sous celui de Charles X. Les préfets de l'Allier n'ont plus à compter avec le baron Lucas et ils en prennent à leur aise vis à vis de lui. Le 15 septembre 1830, en effet, sans que personne ne s'y attende, sans que personne ne s'en doute et alors que la veuve Claustre avait fait une demande motivée, appuyée par le maire de Cusset, Annet Arloing, pour rester dans la place de son mari jusqu'au 1er janvier 1831, André-François Féaux était nommé, par arrêté préfectoral, baigneur en chef et régisseur de l'Etablissement thermal, en remplacement de Jean-Louis Claustre [1]. Lucas apprend indirectement cette nomination ; le coup lui paraît un peu dur. Il s'en ouvre, le 23 septembre 1830, à Roze-Beauvais : « J'ignore, lui écrit-il, les motifs qui ont déterminé M. le « préfet à ne pas me faire connaître ses intentions sur la « nomination du régisseur qu'il a choisi et dont on ne me « dit pas le nom. Je suis bien décidé à ne pas laisser prendre « à mon égard un ton qui ne serait pas convenable et je « donne l'ordre à Velay [2] de garder ma maison et de ne « laisser s'y introduire qui que ce soit, ce logement étant « affecté au médecin-inspecteur. »

Mais avec le temps les choses s'arrangèrent d'autant mieux qu'on sut faire comprendre au baron Lucas que son règne était bien fini ; qu'il fallait, s'il voulait rester à Vichy et voir régulariser toutes ses fantaisies administratives et les acquisitions qu'il avait faites pour le compte de l'Etat, qu'il se pliât aux règles de la plus stricte hiérarchie admi-

1. Par l'arrêté du 15 septembre 1830, le traitement de Féaux était fixé à 2.200 fr., dont 1.000 fr. comme baigneur chef et 1.200 fr. comme régisseur de l'Etablissement thermal.

2. Valet de chambre, à Vichy, du baron Lucas.

L'Exploitation de l'Etablissement Thermal de Vichy du 1er janvier 1824 au 1er janvier 1833.

nistrative, hiérarchie que, jusque-là, il avait presque totalement méconnue et dont il ne tenait généralement aucun compte. Il le reconnaît lui-même dans une lettre du 2 avril 1831 à son vieil ami Roze-Beauvais : « Notre position, « lui dit-il, est changée, mon cher ami ; nous avons pu, forts « de notre loyauté, de nos bonnes intentions et d'un puissant « appui, nous écarter des *formes légales,* dans l'intérêt « même de notre établissement. Aujourd'hui, il faut absolu- « ment rentrer dans la rigueur de cet ordre légal. Notre « appui nous manque et son souvenir pourrait même devenir « un motif de rigueur à notre égard. Je vous prie donc de « prendre vos mesures pour que toutes les dépenses soient « autorisées par M. le Préfet, auquel le régisseur devra « demander *nécessairement* un mandat spécial pour les « acquitter ; je sais bien que le service en souffrira ; mais je « ne suis plus en position de réclamer une confiance absolue « et je ne veux pas m'exposer à être rappelé à l'observation « *rigoureuse* des devoirs de ma place. »

André-François Féaux, qui succédait à Jean-Louis Claustre, était, en 1815, percepteur. Disgracié, au dire de Roze-Beauvais, il entrait comme employé au greffe du tribunal de Cusset d'où il fut renvoyé à cause de sa conduite. Simple copiste chez un notaire de cette ville, il était, lorsqu'il fut appelé à l'Etablissement thermal de Vichy, depuis cinq à six mois, sans place. Il semble bien avoir été, sous M. Lucas, un régisseur plein de zèle et consciencieux. Le médecin-inspecteur de Vichy ne s'en plaignit jamais ; au contraire, il eut, dans la dernière année de son principat, une assez grande confiance en lui.

Quelques jours avant la mort de M. Lucas, alors que Charles Petit suppléait celui-ci à Vichy, Féaux répondait comme suit à une lettre du maire de Vichy, Christophe-Théodose Bulot :

Vichy, le 12 mai 1833.

MONSIEUR LE MAIRE,

En réponse à votre lettre du jour d'hier par laquelle vous me demandez un exemplaire du règlement de police des eaux thermales de Vichy, j'ai l'honneur de vous observer qu'à mon entrée en fonction de régisseur de l'Etablissement thermal, je n'ai trouvé aucun renseignement de quelque nature que ce puisse être. Je n'ai régi que sous les ordres de M. le baron Lucas, que j'ai toujours consulté sur tout et des recommandations duquel je ne me suis jamais écarté.

Tout ce que j'ai trouvé ici et qui existe encore affiché dans les corridors de l'Etablissement, ce sont deux petits cadres dont voici le contenu :

« Extrait du règlement pour l'administration des eaux minérales de Vichy :

« Art. 1er. — Chaque douche sera payée.............. 1.25
Chaque bain d'eau douce ou d'un tiers d'eau minérale.......................... 1 »»
Chaque bain d'eau minérale, de deux tiers ou moitié d'eau minérale............ 0.75

....

« Art. 7. — Chaque serviette........................ 0.10
Chaque peignoir........................ 0.10
Chaque drap pour douche.............. 0.20
Chaque drap pour fond de baignoire...... 0.40

....

« Art. 10. — Le baigneur ne doit donner ni douche, ni bain avec de l'eau minérale sans l'autorisation du médecin-inspecteur.

« Les personnes qui se baigneront peuvent porter leur linge et s'en servir ; mais il est défendu aux gens de service de garder le dit linge dans l'établissement ; il doit être emporté immédiatement après la sortie du bain. »

Je regretterais bien sincèrement, Monsieur le Maire, que ces renseignements vous fussent insuffisants, mais ce sont les seuls qu'il soit en mon pouvoir de vous produire.

Veuillez agréer l'assurance du plus profond respect avec lequel j'ai l'honneur d'être, Monsieur le Maire, votre très humble et très obéissant serviteur.

Féaux [1].

La régie de l'Etablissement Thermal de Vichy, commencée le 1er janvier 1824, prit fin, *en droit*, le 1er janvier 1833. Mais

1. *Archives communales de Vichy postérieures à 1790.*

en fait elle se continua jusqu'après l'adjudication, aux frères Brosson, le 25 avril 1833, de la ferme, pour neuf ans, du produit des eaux minérales de Vichy.

L'Exploitation de l'Etablissement Thermal de Vichy du 1er janvier 1824 au 1er janvier 1833.

C'est en 1831, pendant cette régie, que l'Etablissement thermal de Roze Beauvais fut achevé. Mme la duchesse d'Angoulême en avait posé la première pierre le 11 juin 1821. Sa construction avait donc demandé dix ans environ [1].

Pendant les neuf années que dura la régie, sous le principat autocratique du baron Lucas, cet Etablissement thermal de Vichy rapporta :

Du 1er janvier 1824 au 1er janvier 1825...	35.518 fr. 16
Du 1er janvier 1825 au 1er janvier 1826 ..	34.025 fr. 32
Du 1er janvier 1826 au 1er janvier 1827...	26.799 fr. 10
Du 1er janvier 1827 au 1er janvier 1828...	37.252 fr. 45
Du 1er janvier 1828 au 1er janvier 1829...	43.729 fr. 05
Du 1er janvier 1829 au 1er janvier 1830...	39.418 fr. 43
Du 1er janvier 1830 au 1er janvier 1831...	33.380 fr. 65
Du 1er janvier 1831 au 1er janvier 1832...	32.869 fr. 65
Du 1er janvier 1832 au 1er janvier 1833...	27.258 fr. 64

D'après la liste officielle des étrangers, il vint, à Vichy, en 1824 : *quatre cent soixante-dix* baigneurs ; en 1825 : *quatre cent quarante-quatre ;* en 1826 : *trois cent quatre-vingt-dix ;* en 1827 ; *quatre cent vingt-six :* en 1828 ; *quatre cent vingt-neuf ;* en 1829 : *cinq cent cinquante-neuf ;* en 1830 : *quatre cent dix-huit ;* en 1831 : *trois cent quatre-vingt-sept ;* et en 1832 : *cinq cent quatre.*

En même temps que le baron Lucas, fort vieilli par les événements de 1830, fatigué et malade depuis longtemps, demandait au gouvernement de lui donner un médecin-inspecteur adjoint pour l'aider et le suppléer en cas de besoin, il indiquait qu'il serait peut-être bon d'en revenir pour Vichy à l'affermage des établissements thermaux de France prévu par les lois révolutionnaires. Le grand établissement thermal était achevé ; l'établissement des bains de l'Hôpital fonctionnait depuis 1817 ; tout semblait

1. Voir : *Histoire des Eaux minérales de Vichy*. Tome 1er, de la page 389 à la page 399.

donc prêt maintenant pour solliciter les enchères de ceux que l'exploitation des eaux de Vichy pouvait tenter. Le ministère du Commerce et des Travaux publics avait pris cette dernière suggestion en considération et il avait demandé au médecin-inspecteur de vouloir bien envoyer à M. le sous-préfet de Lapalisse des notes pour lui permettre de rédiger le cahier des charges d'une future adjudication publique de cet affermage des eaux thermales de Vichy. En 1832, le baron Lucas avait rédigé, pendant la saison des eaux, ce qu'on lui demandait et il attendait la fin de la régie de cet établissement thermal dans lequel il se trouvait maintenant mal à l'aise depuis qu'il ne s'y sentait plus le maître absolu et respecté. Le 22 décembre 1832, alors que, depuis le 26 octobre précédent, Charles Petit était médecin-inspecteur adjoint, il écrivait à Roze Beauvais : « Le ministre « n'a pas encore reçu de réponse aux renseignements « qu'il a fait demander à la préfecture pour autoriser « l'adjudication du bail à ferme de l'Etablissement. Cette « adjudication aura-t-elle lieu ? A quelle époque ? On n'a « pas pu me répondre à ces questions. »

Il était dit que Monsieur ne survivrait pas à cette adjudication. Elle eut lieu en effet le 25 avril 1833 ; le 18 mai suivant, le baron Lucas mourait à Paris, emporté, après de vives souffrances, par une violente attaque de goutte.

CHAPITRE V

L'EXPLOITATION PAR AFFERMAGE DE L'ÉTABLISSEMENT THERMAL DE VICHY

SOUS LE MÉDECIN-INSPECTEUR PRUNELLE, DU 1er JANVIER 1833 AU 1er JANVIER 1842

L'Exploitation de l'Etablissement Thermal de Vichy du 1er janvier 1833 au 1er janvier 1842.

Le 4 mars 1833, le ministre du Commerce et des Travaux publics approuvait le cahier des charges qui devait servir de base à l'adjudication à intervenir pour la mise en ferme des Eaux thermales de Vichy, à partir du 1er janvier 1833 jusqu'au 31 décembre 1841. Ce cahier des charges, rédigé et présenté, ainsi que je l'ai dit à la fin du chapitre précédent, par M. le sous-préfet de l'arrondissement de Lapalisse, d'après les propositions du médecin-inspecteur de ces Eaux thermales de Vichy, était ainsi conçu :

Article premier. — Conformément à l'arrêté des Consuls et d'après la fixation ci-après, approuvée par M. le Ministre de l'intérieur, le 26 floréal an 10, on continuera à percevoir :

1° Pour chaque douche, un franc ;

2° Pour chaque bain d'eau douce ou d'un tiers minérale, un franc ;

3° Pour chaque bain d'eau minérale, soixante-quinze centimes.

Art. 2. — Il sera perçu pour les eaux bues sur les lieux, par jour et par chaque individu, cinq centimes. Cette rétribution formera le salaire des agens établis près chaque fontaine, pour donner à boire à chaque buveur et entretenir la propreté.

Art. 3. — Ces agens seront, comme le baigneur, nommés par le Préfet, sur la présentation du médecin-inspecteur.

ART. 4. — Ne sont pas assujettis au payement des eaux bues sur les lieux, les habitans de la commune et les indigens.

ART. 5. — Toute personne, moyennant ladite somme de cinq centimes par jour, pourra transporter jusques à concurrence d'une bouteille d'eau pour les mélanger ou les boire à domicile.

ART. 6. — Les malades admis à l'hospice et les indigens qui ne pourront pas y être admis, recevront gratuitement les bains et les douches, à la charge de justifier d'un certificat d'indigence, pour obtenir de l'inspecteur l'autorisation nécessaire.

ART. 7. — Le fermier sera tenu de fournir le linge nécessaire :

Chaque serviette sera payée dix centimes ;

Chaque peignoir, trente centimes ;

Et chaque drap pour douche ou fond de la baignoire, soixante centimes.

ART. 8. — Le fermier sera tenu de fournir, dans chaque cabinet de bains, des rideaux et des tringles, tant pour les croisées que pour les baignoires ; des porte-manteaux, des chaises, des urinoirs, des éponges et des tuyaux en cuir pour chaqne cabinet de douches ; il sera tenu aux mêmes fournitures, et dans les proportions déterminées pour les nouveaux cabinets de bains et de douches projetés à l'Hôpital.

ART. 9. — Le fermier tiendra à la disposition du baigneur le combustible nécessaire pour chauffer l'eau douce, le linge et généralement tous les objets nécessaires pour assurer le service des bains et une chaise à porteur.

ART. 10. — Le baigneur ne pourra donner aucun bain d'eau minérale ou des douches, sans une autorisation du médecin-inspecteur ; bien entendu qu'il pourra donner des bains d'eau douce sans autorisation.

ART. 11. — Tous les cabinets de bains et de douches, tant du bâtiment thermal que de l'hospice, et tous les greniers dudit bâtiment thermal, seront à la disposition du fermier.

ART. 12. — Sont compris dans le bail de la ferme les appartemens de l'édifice thermal qui servent de salon aux buveurs d'eaux, à la charge par l'adjudicataire d'entretenir cette partie de l'établissement telle qu'elle l'a été jusqu'à présent, en conservant les prix d'abonnement précédemment fixés et en se conformant à cet égard, à un règlement qui sera concerté entre le préfet et le médecin-inspecteur.

DE LA VENTE DES EAUX

ART. 13. — Il ne peut y avoir, dans la commune de Vichy, aucun entrepôt du bureau de distribution : en conséquence, le fermier seul aura le droit de fournir les bouteilles, d'emballer, d'expédier les eaux, soit pour les particuliers, soit pour les bureaux de distributions, dans des bouteilles neuves de la fabrique de MM. Pierron de Souvigny, qui consentent à ne pas vendre ces bouteilles plus de 24 francs le cent, rendues conduites à Vichy, exemptes de casse et les quatre au cent, payables un quart comptant et le restant au 1er janvier qui suivra les envois faits et sans pouvoir en augmenter le prix, pendant la durée du bail, ainsi que s'y sont engagés les sieurs Pierron.

L'Exploitation de l'Etablissement Thermal de Vichy du 1er janvier 1833 au 1er janvier 1842.

Art. 14. — Il sera payé au fermier quinze centimes pour chaque litre d'eau *bouchée et goudronnée*, soixante centimes pour chaque bouteille d'eau bouchée et goudronnée, *verre compris*, et soixante et dix centimes pour chaque bouteille d'eau bouchée, goudronnée et *emballée*, sauf l'exception prévue à l'article 5 du présent cahier des charges.

Art. 15. — Le fermier communiquera au médecin-inspecteur les lettres de demandes ou des copies exactes, pour que ce dernier puisse satisfaire aux articles 9, 10, 11, 12 et 13 de l'arrêté du directoire exécutif, du 29 floréal an 7.

Art. 16. — Le baigneur est tenu de rincer soigneusement les bouteilles, les remplir, les boucher, les goudronner et les sceller du cachet de l'établissement. Il ne sera pas garant de la casse, néanmoins il doit apporter la plus grande attention pour l'éviter.

Art. 17. — Tous les envois d'eau qui seront faits par le fermier seront accompagnés d'un certificat du médecin-inspecteur, sur lequel sera appliqué le sceau de l'établissement.

Art. 18. — Le baigneur ne pourra puiser et délivrer les eaux qu'après qu'on lui aura justifié de l'autorisation du médecin, et ce en présence du fermier ou de son préposé.

Art. 19. — Toutes les sources d'eau minérale, ci-après nommées, sont mises à la disposition du fermier : 1° la source dite *Grande Grille ;* 2° le *puits Chomel ;* 3° le *puits des douches ;* 4° la *fontaine des Acacias ;* 5° la fontaine Neuve, dite *Source Lucas :* 6° la fontaine dite *Gros Boulet*, vis-à-vis de l'hôpital ; 7° la *fontaine des Célestins*. Les dites fontaines seront couvertes et encaissées, de manière à assurer au fermier le puisement exclusif des eaux.

Art. 20. — Le fermier ne pourra s'immiscer en aucune manière dans l'administration des eaux confiées au médecin-inspecteur qui la fait exécuter par des agens qu'il fait nommer à cet effet et qui sont sous sa direction.

Art. 21. — Le fermier tiendra, à portée de l'établissement, bouteilles, bouchons, paille, planches, clous, goudron et tous les objets nécessaires pour l'expédition, et en assez grande quantité pour assurer le service. Tous les dits objets et les baignoires seront reçus par le médecin-inspecteur avant d'être employés.

ART. 22. — L'adjudicataire sera tenu de prendre tous les objets mobiliers, ustensiles et approvisionnemens à l'usage des eaux existant dans l'établissement, au moment de son entrée en jouissance, le tout d'après une estimation faite par deux experts, l'un nommé par le preneur et l'autre par l'administration, et à sa sortie il sera tenu d'en rendre pour pareille valeur et sur estimation faite contradictoirement comme il a été expliqué ci-dessus.

ART. 23. — Les réparations locatives seront à la charge du fermier; en conséquence il sera dressé contradictoirement entre lui et l'administration, à son entrée en jouissance, un état des lieux.

ART. 24. — La durée du bail sera de neuf années, la première commencera le 1er janvier 1833 et la dernière finira le 31 décembre 1841.

ART. 25. — Le fermier payera, en déduction du prix de la ferme, les contributions auxquelles sont imposés les bâtimens, promenades, fontaines et dépendances des eaux minérales et les nouvelles impositions qui pourront être établies par suite; le traitement du médecin-inspecteur, du baigneur, de l'architecte attaché à l'établissement, du jardinier, du garde et son logement, les mémoires d'ouvriers sur mandat du préfet, et ceux ordonnancés par le médecin-inspecteur, conformément aux dispositions de l'article 2 du règlement, enfin le tiers du prix de la ferme allouée à l'hospice de Vichy sur les simples quittances du receveur-trésorier de l'hospice. Tous lesdits mandats et quittances seront reçus pour comptant par le receveur-trésorier des hospices de Moulins.

ART. 26. — Les frais d'affiches, publications, adjudication, enregistrement, impression des certificats délivrés par le médecin-inspecteur seront supportés par l'adjudicataire sans diminution du prix du bail, duquel il fournira expédition au médecin-inspecteur.

ART. 27. — L'adjudicataire pourra céder sa ferme; mais il demeurera principal obligé et garant du cessionnaire.

ART. 28. — Le Gouvernement n'interviendra dans aucun procès ou actions intentés par l'adjudicataire, mais dans le cas ou la propriété, ou le fonds des droits dépendant de l'administration des eaux minérales serait attaqué, l'adjudicataire les dénoncera au médecin-inspecteur, qui en fera part, dans le plus court délai, au Préfet du département, pour faire droit à qui de raison.

ART. 29. — Toutes les contestations auxquelles pourrait donner lieu l'exécution des clauses et conditions du présent cahier des charges seront jugées par le Conseil de préfecture, qui pourra prononcer immé-

L'Exploitation de l'Etablissement Thermal de Vichy du 1er janvier 1833 au 1er janvier 1842.

diatement la résiliation du bail en cas de violation dudit cahier des charges.

Fait en Sous-Préfecture, à la Palisse, le vingt-cinq septembre 1832.

Le Sous-Préfet,
Signé : DESVERNOIS.

Vu et proposé par Nous, Préfet du Département de l'Allier, le présent cahier des charges, sauf la suppression de l'obligation imposée au fermier par l'article 13, de prendre ses bouteilles dans la fabrique de MM. Pierron frères à Souvigny, et l'insertion dans l'article 25, de la condition expresse qu'aucune dépense ne pourra être faite et payée avant qu'au préalable elle n'ait été autorisée et mandatée par le Préfet, à l'exception seulement de celles qui seraient reconnues d'une urgence indispensable.

Moulins, le 31 octobre 1832.

Le doyen du Conseil de Préfecture
remplissant par intérim les fonctions de Préfet de l'Allier,
Signé : DE BANVILLE.

Vu et approuvé par Nous, Ministre du Commerce et des Travaux publics, sauf l'insertion d'un article ainsi conçu :

« L'adjudicataire de la ferme des eaux pourra employer les dites eaux à tel usage qu'il jugera convenable, après qu'il en aura obtenu l'autorisation du médecin-inspecteur qui devra s'assurer qu'il ne peut résulter de l'application projetée aucun danger pour l'Etablissement, ni aucun inconvénient pour le service médical. »

Paris, le 4 mars 1833. *Signé :* THIERS[1].

Comme suite à ce cahier des charges intervenait, le 25 avril 1833, l'adjudication de la ferme du produit des Eaux thermales de Vichy, dont le procès-verbal suit :

Aujourd'hui vingt-cinq avril mil huit cent trente-trois, en exécution de l'ordonnance royale du 10 mai 1829 relative aux formes à suivre pour les adjudications ;

D'après l'époque fixée au dit jour 25 avril 1833 par l'affiche unique apposée dans les principales communes du département et envoyée à Messieurs les Préfets des départements limitrophes, pour la réception et le dépôt des soumissions des personnes qui désirent se rendre adjudicataires de la ferme des dites Eaux thermales de Vichy aux conditions stipulées dans le cahier des charges, approuvé par M. le Ministre du

1. *Archives départementales de l'Allier*, série X, n° 429.

Livre IX.

commerce et des travaux publics le 4 mars 1833; étant réunis dans la salle ordinaire des séances du Conseil de Préfecture, à l'effet de procéder à l'exécution des dispositions prescrites par l'ordonnance royale précitée :

Cinq paquets cachetés ont été déposés sur le bureau; ouverture ayant été faite de la première enveloppe des dits paquets en présence du public, il a été dressé l'état ci-après des pièces contenues sous le premier cachet :

Nos des paquets	PIÈCES contenues sous le premier cachet	NOMS des cautions	NOMS des soumissionnaires
1	Une soumission et un acte de cautionnement.	Pouchol	Pouchol
2	id. id.	Labrosse	Barnichon
3	id. id.	Brosson père	Brosson frères
4	id. id.	Ramin	Favereux
5	id. id.	Lemoine	Lemoine

Immédiatement après cette formalité, les soumissionnaires ont été invités à se retirer de la salle d'adjudication et M. le Préfet, après avoir consulté MM. les conseillers de Préfecture, a arrêté la liste des concurrents agréés.

La séance étant redevenue publique, M. le Préfet a donné lecture de la liste arrêtée et il a été de suite procédé à l'ouverture des soumissions pour l'exécution de la mise en ferme des Eaux thermales de Vichy, suivant les conditions du cahier des charges précité. Desquelles soumissions il a été donné lecture et formé le tableau suivant, dans lequel ont été compris tous les soumissionnaires qui ont été reconnus posséder la solvabilité nécessaire pour être admis comme adjudicataire :

NOMS des soumissionnaires	DÉSIGNATION DE L'ADJUDICATION	MONTANT des soumissions
	Adjudication de la ferme du produit des eaux thermales de Vichy pendant un bail de 9 années qui commenceront le 1er janvier 1833.	
Pouchol	....	20.012
Barnichon	....	20.150
Brosson frères	adjudicataires........	26.600
Favereux	....	18.000
Lemoine	....	18.600

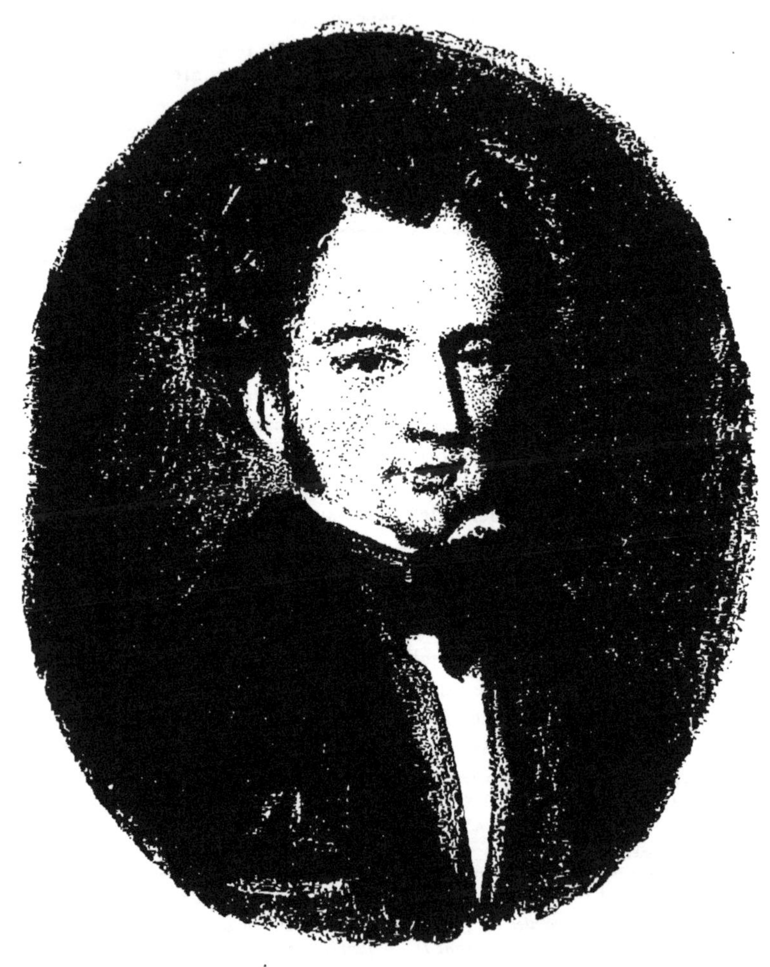

François Brosson
(1792-1845)

MASSON & Cie, Editeurs.

L'Exploitation de l'Etablissement Thermal de Vichy du 1er janvier 1833 au 1er janvier 1842.

Il est résulté du dépouillement des dites soumissions, proclamé à haute voix par le Préfet, que les sieurs Brosson frères ont fait la soumission la plus avantageuse au gouvernement ; en conséquence M. le Préfet, de l'avis du conseil, a déclaré que les dits Brosson frères sont et demeurent définitivement adjudicataires de la ferme des eaux thermales de Vichy, pendant un bail de 9 années consécutives, à partir de 1833, moyennant la somme de 26.600 francs, aux charges, clauses et conditions du cahier des charges ci-dessus mentionné et de plus d'acquitter annuellement en 4 termes égaux, qui échéront à l'expiration de chaque trimestre, le prix de la dite ferme. A défaut de paiement d'un ou de plusieurs termes, l'adjudication sera résiliée de droit et il sera procédé à une nouvelle adjudication, à la folle enchère des adjudicataires évincés.

La présente adjudication ne sera définitive qu'après l'approbation de M. le Ministre du commerce et des travaux publics.

Fait en l'Hôtel de la préfecture à Moulins, le 25 avril 1833.

Signé : le Cte DE Ste HERMINE, BANVILLE, TALLARD, BROSSON et BROSSON, adjudicataires [1].

Les nouveaux fermiers de l'Etablissement thermal de Vichy, les deux frères Brosson, étaient de Volvic, arrondissement de Riom dans le Puy-de-Dôme. Ils étaient fils de Cirgues Brosson et de Michelle Rigaud. L'aîné, Michel Brosson, était né le 11 octobre 1789 ; il fut, de 1821 à 1828, notaire à Pont-du-Château, où il avait succédé à son beau-père, Me Baudusson. Après la vente de sa charge, il s'associa avec son frère, François Brosson ou Brosson le jeune, né le 2 juillet 1792, qui s'occupait, avec succès, d'architecture, d'entreprises industrielles, de travaux publics et, principalement, de l'exploitation des carrières de laves qui ont fait, de tout temps, la richesse de ce pays d'Auvergne.

Lorsque ces frères Brosson vinrent, au lendemain du 25 avril 1833, prendre possession de l'Etablissement thermal de Vichy, dont ils étaient rétroactivement les fermiers depuis le 1er janvier de cette année 1833, ils trouvèrent à la tête de l'Etablissement thermal, et s'apprêtant à le diriger en l'absence du baron Lucas retenu à Paris par la maladie

1. *Archives hospitalières de Vichy.*

le médecin-inspecteur adjoint, Charles Petit, qui leur fît le meilleur accueil et qui se mit entièrement à leur disposition pour les aider et les conseiller de son mieux. Petit était un pacifique, ennemi des chicanes et des controverses et ne demandant rien autre chose que remplir le plus ponctuellement et le plus libéralement possible les charges que lui imposait sa fonction.

Le 18 mai 1833, le baron Lucas mourait à Paris. Sa succession immédiatement ouverte, Petit se mit naturellement sur les rangs pour lui succéder et il fit agir auprès du Gouvernement tous ceux qu'il croyait susceptibles de l'aider dans cette circonstance. Mais, malgré les puissants appuis dont il disposait, ce fut le docteur Clément-Victor-François-Gabriel Prunelle qui fut nommé par Thiers, dont il était le collègue à la Chambre des députés, médecin-inspecteur des Eaux minérales de Vichy.

Prunelle arriva à Vichy le 21 juin 1833. Dans sa biographie que j'ai publiée au cours de cette histoire[1], j'ai dit quelle avait été son action administrative immédiatement après la prise de possession de son service. Je ne saurais mieux faire ici que de me répéter, tant il me semble que ce que j'ai publié déjà donne bien une idée exacte de l'état des esprits du monde médical du Vichy d'alors, état d'esprit qui ne se modifiera, du moins entre les deux têtes de ce monde médical, que par la disparition de l'une d'elles, le 5 août 1853, c'est-à-dire plus de vingt années après les débuts d'un antagonisme fâcheux pour les intérêts de Vichy surtout.

J'ai écrit, en 1915[2], sur la situation respective, en 1833, du médecin-inspecteur des Eaux thermales de Vichy, du médecin-inspecteur adjoint et des fermiers de ces eaux, les lignes suivantes, qu'il est nécessaire, je le répète, de reproduire ici :

A la mort du baron Lucas, le docteur Prunelle, député de l'Isère, fut nommé par Thiers, le 6 juin 1833, inspecteur des eaux minérales de

1. Voir *Histoire des Eaux minérales de Vichy*, tome II, pages 887 et suivantes.
2. Voir *Histoire des Eaux minérales de Vichy*, tome II, pages 890 et suivantes.

L'Exploitation de l'Etablissement Thermal de Vichy du 1er janvier 1833 au 1er janvier 1842.

Vichy. Sans tarder, il se rendit à son poste où il trouva Charles Petit, médecin-inspecteur-adjoint, qui le reçut plus que froidement et qui, furieux et mécontent de n'avoir pas été appelé à succéder à l'inspecteur décédé, se crut assez puissant — il était soutenu et appuyé par le maire de Vichy, Christophe-Théodose Bulot, et par les frères Brosson, fermiers des eaux, — pour pouvoir le prendre de haut avec son nouvel inspecteur, et lui faire sentir, dans leurs relations journalières, tout le dépit qu'il éprouvait de le voir venir dans cet Etablissement thermal de Vichy où il avait espéré commander en maître après Lucas et où il commanda effectivement, comme si Prunelle n'existait pas, pendant toute la saison de 1833.

Mais Prunelle n'était pas homme à se laisser faire longtemps et à souffrir que sa route fût embarassée par le si petit obstacle que pouvait être, pour lui, son médecin-inspecteur-adjoint, qui l'accusait « d'être mécontent de ce qu'un grand nombre de malades lui accordait leur confiance et de vouloir s'en assurer le monopole ». Dès son retour à Paris, après la saison de 1833, il fit des démarches pour obtenir la suppression du poste de médecin-inspecteur-adjoint de Vichy et saisit, à ce propos, le ministre des observations suivantes, écrites entièrement de sa main :

« M. Lucas était gravement malade depuis plusieurs années ; en 1833, il ne put partir pour Vichy ; un adjoint lui fut donné.

« La commission de cet adjoint portait expressément qu'elle ne lui conférait aucun droit pour arriver à la place de titulaire.

« En effet, M. Lucas étant décédé en mai 1833, M. Prunelle fut nommé à sa place le 6 juin suivant.

« Le médecin-adjoint, nommé avant M. Prunelle, fut contrarié par la nomination de ce dernier ; il savait cependant, qu'à défaut de M. Prunelle, il n'aurait pas eu le ministre pour lui.

« M. Prunelle était un homme politique, un fonctionnaire de Juillet. On n'osait pas dire hautement qu'un homme qui s'était fait dans l'enseignement et dans la pratique de la médecine une réputation de laquelle dérivait son importance politique, fût tout à fait un ignorant. Mais, dès son arrivée à Vichy, il trouva les baigneurs organisés en cabales contre lui. Maintes et maintes avanies lui furent faites. Les journaux démagogues se mirent de la partie ; pendant plusieurs mois ils ne tarissaient pas en injures contre M. Prunelle, en éloges pour M. le médecin-adjoint.

« Il est arrivé de là qu'au lieu de donner quelque chose à M. Prunelle, on l'a placé comme médecin dans une position à laquelle il avait toujours échappé dans sa longue et laborieuse pratique. Il a vu contester, pour la première fois, sa capacité médicale ! Et cela dans les intérêts de qui ?

« Mais ce n'est pas de M. Prunelle qu'il s'agit : le bien du service se trouve-t-il dans la mesure prise ?

« La lutte que la présence d'un médecin-adjoint, tout à fait indépendant, établit dans le service des Etablissements Thermaux, rompt toute l'unité qui est nécessaire au bien du service.

« Cette lutte de l'inférieur au supérieur, du plus jeune au plus âgé, de l'homme inconnu à celui qui ne l'est pas, déconsidère la profession du médecin, altère la confiance des malades, et finit par détruire les Etablissements Thermaux. Il ne serait pas difficile de citer des exemples à l'appui.

« Lorsque les eaux sont en régie, l'existence simultanée de deux médecins qui n'agissent pas de concert rend toute bonne administration impossible.

« Quand les eaux sont en ferme, les intérêts de l'Etat, propriétaire, et ceux des malades, ne sont pas toujours les mêmes que les intérêts des fermiers. Il y a une surveillance à exercer par l'inspecteur ; les fermiers cherchent à y échapper en prenant parti pour celui des médecins qui leur fait les meilleures conditions.

« Sans doute, un médecin-adjoint peut quelquefois être nécessaire pour remplacer au besoin le titulaire ; mais ce médecin-adjoint doit être dans une sorte de subordination qui le place sous la direction du premier avec lequel il doit être uni de vues et d'intention. »

Thiers n'avait pas voulu, cependant, pour complaire à Prunelle, remercier brutalement Petit sans lui donner une compensation. Il lui avait offert de le nommer inspecteur des eaux de Barèges. Le 23 décembre 1833, Petit avait refusé cette place, alléguant qu'elle n'était pas acceptable, qu'il avait abandonné, à Paris, une clientèle déjà importante pour venir à Vichy ; qu'il s'y était fait connaître ; qu'il n'avait aucune fortune et qu'il avait besoin, pour vivre, et pour élever sa famille, du produit de sa profession.

Thiers se laissa facilement convaincre. Appréciant la situation de Petit, il le fit venir dans son cabinet et lui dit, contre l'avis de Prunelle, que « décidément il n'exigeait pas qu'il quittât la position qu'il s'était acquise et qu'il retournerait à Vichy ».

Prunelle se vengea terriblement, dès l'ouverture de la saison de 1834, de l'échec qu'il venait de subir au ministère du Commerce.

Il refusa à Petit un pouvoir d'inspection quelconque tant qu'il pourrait assurer lui-même les devoirs de sa charge, et, pour n'être pas obligé de s'absenter et de passer, par conséquent, même pour quelques

L'Exploitation de l'Etablissement Thermal de Vichy du 1er janvier 1833 au 1er janvier 1842.

jours seulement, son service à son second, il donna sa démission de maire de Lyon, restant toutefois conseiller municipal de cette ville et député de l'Isère.

La vie médicale et la vie administrative de Prunelle à Vichy vont être, dès lors, dominées par sa lutte acharnée contre son confrère Ch. Petit et contre tous ceux qui sont, plus ou moins, les amis et les clients de son médecin-inspecteur-adjoint ; contre tous ceux qui ont soutenu, en 1833, cet inspecteur-adjoint lorsqu'il voulait obtenir la succession du baron Lucas.

Parmi ces derniers se trouvait, surtout, François Brosson, qui, le 24 mai 1833, avait écrit une lettre très pressante au ministère en faveur du docteur Petit, et qui, dans la suite, avait été le principal organisateur des cabales montées dans l'Etablissement même contre l'inspecteur, chef du service, et en faveur du médecin-inspecteur-adjoint.

Aussi Prunelle se montra-t-il dans la suite, impitoyable contre la ferme et les fermiers de l'Etablissement thermal de Vichy, Il surveilla les frères Brosson avec une patience, une minutie et un acharnement qui ne se relâchèrent pas un seul instant ; il discuta, comme il savait le faire quand il le voulait, leur gestion et leurs prétentions ; il fit rejeter toutes leurs demandes de prolongation de bail et prépara, dès 1834, la régie directe, par l'Etat, des thermes qu'il inspectait, heureux et fier, quelque surcroît de travail que cela pût lui donner, de se venger de ses ennemis en les délogeant, le 1er janvier 1842, d'où ils étaient depuis 1833.

Le premier acte du médecin-inspecteur, au commencement de la saison thermale de 1834, fut, après avoir abandonné en 1833, comme don de joyeux avènement son traitement d'une année à l'Hôpital de Vichy [1], de faire signer,

1. Le 4 juillet 1835, Prunelle adressait au Préfet de l'Allier la lettre suivante :

« Monsieur le Préfet,

« J'ai eu l'honneur de réclamer à diverses reprises et notamment le 12 septembre 1834, l'ordonnancement d'une somme de 1.000 francs que j'ai abandonnée à l'Hôpital de Vichy et dont le Roi a autorisé la donation.

« Nommé en juin 1833 aux fonctions d'inspecteur des eaux de Vichy, j'ai pris possession de cet emploi le 21 du même mois. C'est donc de cette époque que doit compter le traitement d'un an qui compose la somme de 1.000 francs ci-dessus.

« En arrivant j'ai fait une visite au maire ; le 20 du même mois j'avais eu l'honneur de vous voir à Moulins ; il n'a existé aucun procès-verbal d'installation et il n'y avait ni nécessité de le faire, ni personne qualifié pour s'en acquitter à moins d'une délégation que vous auriez transmise au Maire.

« Je ne sais pourquoi le payement de cette somme est toujours retardé ;

par le Préfet de l'Allier, et cela en parfait accord avec le Ministre du Commerce, un arrêté très draconien dont il avait rédigé lui-même tous les articles réglementant la police médicale de l'Etablissement thermal de Vichy. Cet arrêté était ainsi conçu :

Nous, préfet du département de l'Allier ;

Vu les lois et règlements sur la police des établissements thermaux, notamment l'Ordonnance royale du 18 juin 1823 et l'instruction ministérielle du 5 juillet suivant ;

Vu les propositions et avis de M. le médecin-inspecteur des eaux de Vichy ;

Considérant qu'il importe à la prospérité de cet établissement et à l'intérêt des malades qui s'y rendent, que le service soit réglé de manière à ce que chacun soit servi à son tour, et à l'exclusion de toute préférence dans les heures assignées aux bains ou douches et à ce que le public puisse jouir de tous les avantages des Etablissements créés avec autant de dépenses et de soins ;

Considérant que les anciens règlements relatifs à la police de l'établissement thermal de Vichy, contiennent des dispositions qui ne sont plus en harmonie avec son état actuel.

Arrêtons :

ARTICLE PREMIER

La police médicale et sanitaire de l'Etablissement thermal de Vichy, est dévolue à M. le médecin-inspecteur, sous la surveillance supérieure de l'autorité administrative.

je vous prie instamment, Monsieur le Préfet, de vouloir bien en ordonnancer le payement par un mandat qui ne peut être qu'au nom du receveur de l'Hôpital de Vichy attendu l'Ordonnance royale qui permet l'acceptation.

« Je vous prie, Monsieur le Préfet, de vouloir bien ordonnancer par la même occasion une somme de 524 fr. 93 pour 6 mois et 9 jours de mon traitement pour le temps qui s'est écoulé depuis le 21 juin 1833 jusqu'au dernier décembre même année.

« Je vous serais obligé de joindre à ce même mandat celui du traitement échu pour les six premiers mois de l'exercice 1835.

« Cette dépense étant invariable et établie sur des fonds qui le sont aussi, il semble qu'elle devrait être ordonnancée par trimestre ou semestre et sans que j'eusse besoin de le réclamer ; l'usage est tel du moins, pour tous les salaires que l'Etat acquitte.

« Je vous prie, Monsieur le Préfet, d'agréer l'assurance de ma plus haute et plus respectueuse considération.

« *Le médecin-inspecteur*

« PRUNELLE ».

L'Exploitation de l'Etablissement Thermal de Vichy, du 1er janvier 1833 au 1er janvier 1842.

L'inspecteur, en conséquence, est chargé de veiller à la conservation des Etablissements et des sources, ainsi qu'à la propreté de ces dernières. Il assure, surveille et ordonne toutes les parties du service médical et sanitaire.

Art. 2

Le médecin-inspecteur a sous ses ordres les divers agents du service médical et sanitaire, ainsi que les jardiniers, gardes et autres employés à la conservation et à l'entretien de l'établissement ou de quelqu'une de ses parties.

Tous ces divers agents sont nommés par le préfet, sur la présentation de M. l'inspecteur, qui provoque également la révocation de ceux qui donneraient lieu à des plaintes fondées de la part des malades, ou qui rempliraient mal leurs devoirs.

Art. 3

Le médecin-inspecteur tient un registre où sont inscrits les noms des malades qui se présentent aux eaux, avec l'indication de leur pays et de leur maladie.

Il tient également un registre où sont contenues les principales observations qu'il a pu faire sur les effets produits par l'emploi des eaux.

Ces deux registres demeurent la propriété de l'Etablissement.

Art. 4

L'inspecteur ne peut rien exiger des malades dont il ne dirige pas le traitement et auxquels il ne donne pas des soins particuliers. Il fait gratuitement le service de l'hôpital pour les malades envoyés aux eaux et donne également des soins gratuits aux indigents qui les réclament.

Art. 5

Les malades qui veulent faire usage des bains ou douches en préviennent le médecin-inspecteur, qui assigne l'heure à laquelle les bains ou douches leur sont administrés. Aucun malade ne peut être admis aux bains ou douches sans avoir rempli cette formalité.

Le médecin-inspecteur avise aux moyens qu'il juge les plus convenables pour que chaque malade reçoive à son tour, et à l'exclusion de toute préférence, les bains ou douches à l'heure qui lui a été assignée, et sans que l'ordre arrêté puisse être interverti autrement que par la santé ou par la volonté du malade.

Les personnes qui ne veulent ou qui ne peuvent prendre leurs bains ou douches aux heures fixées doivent attendre que toutes celles qui sont inscrites après elles soient servies ou qu'il y ait un cabinet vacant.

Art. 6

Le service des bains commence aux heures qui sont fixées par le médecin-inspecteur. Les premières heures sont employées au service des douches, de manière à ce que ce service reçoive les soins de tous les agents de l'Etablissement. Les heures suivantes sont consacrées au service des bains suivant l'ordre qui est réglé par l'inspecteur.

ART. 7

Nul ne peut s'introduire dans les cabinets aux heures consacrées à l'administration des bains ou douches, excepté le médecin-inspecteur qui doit surveiller le service des baigneurs ou baigneuses, et les médecins particuliers des malades qui en auraient un et qui voudraient être accompagnés par eux.

Les malades qui désirent avoir auprès d'eux des personnes autres que celles désignées dans le paragraphe précédent, doivent en demander l'autorisation au médecin-inspecteur.

ART. 8

En attendant que des piscines soient établies, des heures particulières sont réservées aux indigents qui sont admis à recevoir les eaux gratuitement sur la présentation d'un certificat d'indigence délivré par le maire de leur commune.

ART. 9

Les malades, en sus des prix fixés au tarif, doivent, pour la durée de la saison, une rétribution de deux francs, aux baigneurs ou baigneuses attachés au service de l'Etablissement.

ART. 10

Toutes les contestations entre les malades et le fermier, ou les ouvriers employés des Etablissements thermaux sont décidées, provisoirement, par le médecin-inspecteur, sauf le recours au préfet, auquel il est directement rendu compte et qui prononce définitivement.

ART. 11

Le présent règlement sera soumis à l'approbation de M. le Ministre du Commerce, mais, vu l'urgence, il sera provisoirement mis à exécution et publié et affiché partout ou besoin sera.

Fait en préfecture à Moulins, le 16 juin 1834.

Le préfet de l'Allier,
Signé : Comte DE SAINTE-HERMINE.

Pour expédition certifiée conforme,
Le conseiller de préfecture, secrétaire général,
A. PETIT.

Vu et approuvé par nous, Ministre du Commerce
Paris, le 30 juin 1834,
A. DUCHATEL [1].

1. *Archives départementales de l'Allier* : X, 388. n° 1032 du registre.

L'Exploitation de l'Etablissement Thermal de Vichy du 1er janvier 1833 au 1er janvier 1842.

Les fermiers de l'Etablissement thermal de Vichy étaient trop prévenus contre Prunelle pour ne pas sentir, dès qu'ils eurent connaissance de ce nouveau règlement, qu'il était entièrement dirigé contre eux et contre leur ami, le Docteur Charles Petit, médecin-inspecteur-adjoint. Aussi, profitant de ce que ce règlement ne leur avait pas été régulièrement signifié par la préfecture, ils s'opposèrent formellement à son application immédiate et donnèrent des ordres en conséquence.

Le 29 juin 1834, en effet, Prunelle écrivait au maire de Vichy la lettre suivante :

MONSIEUR LE MAIRE,

J'ai l'honneur de vous adresser deux exemplaires en placards et deux exemplaires in-8° du règlement arrêté par M. le Préfet de l'Allier pour l'Etablissement thermal de Vichy.

Je vous prie de faire déposer deux exemplaires de ce règlement dans les archives de votre mairie, où nous eussions dûs, de même que dans les papiers de l'inspection, retrouver le règlement arrêté en l'an X et dont celui-ci ne fait que renouveler les dispositions principales.

Vous verrez dans l'article XI dudit règlement que ce règlement doit *être publié et affiché partout où besoin sera.*

En conséquence, j'avais remis, ce matin, au baigneur en chef du grand établissement quatre placards semblables à ceux que j'ai l'honneur de vous faire parvenir. Ces placards ont été affichés.

Brosson, l'un des fermiers, a enlevé l'un de ces placards, a défendu au chef-baigneur d'en appliquer de nouveau, ainsi que d'exécuter aucune des dispositions contenues audit règlement.

Je viens vous demander, Monsieur le maire, de vouloir bien faire constater ce fait le plus tôt possible par un procès-verbal, de faire apposer, en même temps, de nouveaux placards en votre présence et de constater cet affichage de la même façon, afin que M. le Préfet puisse être instruit officiellement, et par témoignages irrécusables, de ce qui s'est passé.

Veuillez agréer, Monsieur le Maire, l'assurance de ma plus haute considération.

L'inspecteur des eaux de Vichy,
PRUNELLE.

Cette lettre, en l'absence du maire Théodose-Christophe

Bulot, fut remise à l'adjoint Ramin-Prêtre qui, déférant à la demande du médecin-inspecteur, se rendit sur le champ à l'Etablissement thermal pour procéder à l'affichage demandé et à la constatation des faits dénoncés. Il y trouva François Brosson qui ne s'opposa pas à ce qu'il venait faire, mais lui remit toutefois la virulente protestation qui suit :

Nous avons l'honneur d'observer à Monsieur l'adjoint que c'est gratuitement et pour montrer sa *force* que M. l'inspecteur Prunelle emploie le ministère de l'autorité municipale pour faire afficher le règlement qu'il a sollicité pour nuire à nos intérêts et se donner le doux privilège de s'introduire dans les cabinets de bains sans y être appelé ;

Que ce matin les affiches ont été posées à notre insu, ce qui ne devait pas avoir lieu, car on ne peut pas faire ni mettre à exécution un règlement qui détruit la prospérité de l'Etablissement et blesse nos intérêts, et qu'ainsi nous attendons que ce règlement nous soit légalement notifié de la part de la préfecture pour le reconnaître ; que jusque là nous croyons, sans manquer de respect non à l'inspecteur, mais à M. le Préfet, pouvoir nous abstenir de nous y conformer.

Pour les accusations d'avoir déchiré ou enlevé les affiches apposées sans droit, elles sont calomnieuses et dignes en tout de leur auteur.

Nous sommes prêts à rendre compte de notre conduite, mais nous ne souffrirons jamais que la cupidité cherche à nous dépouiller.

Nous répétons à M. l'adjoint que ce règlement doit nous être notifié, et qu'il ne devait le faire afficher que par ordre de M. le Préfet ; mais, comme nous respectons sa personne et son autorité, nous ne voulons pas employer de violence pour nous opposer à ce que le règlement soit affiché.

A Vichy, le 29 juin 1834.

BROSSON frères.

Je ne saurais mieux dire quelle était, vis-à-vis de l'Etat, la situation financière de l'Etablissement thermal de Vichy, en 1834, c'est-à-dire à l'époque des premières années du bail Brosson frères, qu'en donnant ci-après une reproduction in-extenso du budget des recettes et dépenses de cet Etablissement pour l'exercice 1834 :

DÉPARTEMENT DE L'ALLIER
—
ARRONDISSEMENT DE LAPALISSE
—
VILLE DE VICHY

ÉTABLISSEMENT THERMAL DE VICHY

L'Exploitation de l'Etablissement Thermal de Vichy, du 1er janvier 1833 au 1er janvier 1842.

Budget des Recettes et Dépenses de l'exercice 1834

Nos des articles	NATURE DES RECETTES	SOMMES PROPOSÉES par le médecin inspecteur	SOMMES PROPOSÉES par le prefet	SOMMES ADMISES PAR LE MINISTRE	OBSERVATIONS

TITRE Ier. — RECETTES

CHAPITRE Ier. — *Recettes ordinaires*

Nos des articles	NATURE DES RECETTES	par le médecin inspecteur	par le prefet	Sommes admises par le ministre	Observations
1	Produit de la ferme des Eaux thermales de l'Etablissement	26.600 »	26.600 »	26.600 »	
2	Loyer de l'enclos des Capucins cédé aux fermiers des dites eaux	500 »	500 »	500 »	
	Total du chapitre 1er	27.100 »	27.100 »	27.100 »	

CHAPITRE II. — *Recettes extraordinaires*

Nos des articles	NATURE DES RECETTES	par le médecin inspecteur	par le prefet	Sommes admises par le ministre	Observations
1	Allocation faite par le ministre du commerce et des travaux publics, d'après une ordonnance de délégation du 19 février 1834. d'une somme de 9.068 fr. 70, dont 8.400 fr. pour 1er terme payable en 1834 des sommes avancées par M. Lucas, ancien médecin-inspecteur des eaux de Vichy, pour l'acquisition de l'ancien couvent des Capucins destiné à l'agrandissement de l'établissement thermal, pour réparation à la maison de l'inspecteur actuel du dit établissement	9.068 70	9.068 70	9.068 70	
2	Allocation promise par M. le ministre du commerce et des travaux publics, pour l'établissement d'une nouvelle conduite d'eau douce (lettre du 3 mars 1834)	13.000 »	13.000 »	13.000 »	
	Total du chapitre 2	22.068 70	22.068 70	22.068 70	

Récapitulation

		par le médecin inspecteur	par le prefet	Sommes admises par le ministre	Observations
	Chapitre 1er : Recettes ordinaires	27.100 »	27.100 »	27.100 »	
	Chapitre 2 : Recettes extraordinaires	22.068 70	22.068 70	22.068 70	
	TOTAL GÉNÉRAL DES RECETTES	49.168 70	49.168 70	49.168 70	

Nos des articles	NATURE DES DÉPENSES	Sommes proposées par le médecin inspecteur	Sommes proposées par le préfet	Sommes admises par le ministre	Observations

TITRE II. — DÉPENSES

Chapitre Ier. — *Dépenses ordinaires*

Nos des articles	Nature des dépenses	Par le médecin inspecteur	Par le préfet	Admises par le ministre
1	Traitement des employés de l'établissement..	4.090 »	4.000 »	4.090 »
2	Contributions foncières des portes et fenêtres.	1.491 42	1.491 42	1.491 42
3	Remises du receveur des établissements thermaux par le produit de la ferme des eaux.	798 »	798 »	798 »
4	Subvention du 1/3 du produit de la dite ferme accordée à l'hospice de Vichy............	8.866 66	8.866 66	8.866 66
5	Entretien et réparation du bâtiment thermal, du chemin de Mesdames, du jardin, des places, des fontaines, des bassins et des conduites d'eau minérale..................	1.847 »	1.847 »	1.847 »
6	Dépenses imprévues.........................	369 82	369 82	369 82
	Total du chapitre 1er.............	17.462 90	17.462 90	17.462 90

Chapitre II. — *Dépenses extraordinaires*

Nos des articles	Nature des dépenses	Par le médecin inspecteur	Par le préfet	Admises par le ministre
1	Aux entrepreneurs, pour solde des travaux approuvés et exécutés par suite de la 1re adjudication..............................	485 48	485 48	485 48
2	Acompte id. pour id. id., par suite de la seconde adjudication.....................	4.114 52	4.114 52	4.114 52
3	Réparations à faire à la maison actuelle du médecin-inspecteur.......................	668 70	668 70	668 70
4	Conduites en plomb avec robinets en cuivre pour baignoire............................	» »	» »	» »
5	Acquisition d'une nouvelle conduite d'eau douce dans l'établissement................	13.000 »	13.000 »	13.000 »
6	Acompte sur la somme revenant aux héritiers de M. Lucas, ancien médecin-inspecteur des eaux thermales de Vichy, pour les sommes qu'il a avancées pour l'acquisition de l'enclos des Capucins..........................	8.400 »	8.400 »	8.400 »
7	Fournitures de bouteilles faites à l'établissement par les srs Pierron pour l'année 1833.	5.037 10	5.037 10	5.037 10
	Total du chapitre 2............	31.705 80	31.705 80	31.705 80

Récapitulation

		Par le médecin inspecteur	Par le préfet	Admises par le ministre
	Chapitre 1er : Dépenses ordinaires..........	17.462 90	17.462 90	17.462 90
	Chapitre 2 : Dépenses extraordinaires.......	31.705 80	31.705 80	31.705 80
	Total général des Dépenses....	49.168 70	49.168 70	49.168 70

Récapitulation générale

L'Exploitation de l'Etablissement Thermal de Vichy du 1er janvier 1833 au 1er janvier 1842.

	Suivant les propositions du médecin inspecteur	Suivant les propositions du préfet	Suivant la décision du ministre
Recettes	49.168 70	49.168 70	49.168 70
Dépenses	49.168 70	49.168 70	49.168 70
Résultat — En excédent	» »	» »	» »
Résultat — En déficit	» »	» »	» »

Présenté par nous, Médecin Inspecteur de l'Etablissement thermal de Vichy.

A Paris, le 20 mars 1834.

Signé : PRUNELLE.

Vu et présenté par nous, Préfet du département de l'Allier, conformément aux sommes portées dans la deuxième colonne.

A Moulins, le 26 mars 1834.

Signé : Le comte DE SAINT-HERMINE.

Vu et arrêté par nous, Ministre secrétaire d'Etat au département du commerce et des travaux publics, conformément aux sommes portées dans la troisième colonne.

Paris, le 4 avril 1834.

Signé : THIERS.

La location de l'enclos des Capucins qui forme l'article 2 du chapitre 1er des recettes ordinaires n'avait pas, en effet, été comprise dans les objets affermés par le bail du 25 avril 1833. Le 29 mars 1834, l'addition suivante à ce bail était signée par le préfet de l'Allier et acceptée par les fermiers de l'Etablissement Thermal de Vichy :

Nous préfet du département de l'Allier ;

Vu la demande formée par MM. Brosson frères, fermiers des eaux minérales de Vichy, à l'effet d'être mis en possession, selon l'engagement qu'en a contracté l'Etat lorsqu'ils se sont rendus adjudicataires de la ferme de ces eaux, des bâtimens, enclos et dépendances de l'ancien couvent des Capucins appartenant au Gouvernement, pour y former un établissement industriel ;

Vu la lettre en date du 3 de ce mois par laquelle M. le ministre du commerce et des travaux publics, en accédant à la demande de MM. Brosson, nous autorise à comprendre par un acte additionnel dans la ferme de l'établissement thermal, les bâtimens et terrains dont il s'agit moyennant un supplément de loyer de cinq cents francs par an, offerts par les dits sieurs Brosson, en se réservant toutefois la portion de l'enclos, où l'on se propose d'établir plus tard, une pépinière et une promenade :

Concédons à titre de bail à loyer, aux sieurs Brosson frères, fermiers des eaux minérales de Vichy, moyennant la somme annuelle de cinq cents francs, les bâtimens, enclos et dépendances de l'ancien couvent des Capucins, aux clauses et conditions suivantes :

1° Les dits fermiers abandonneront à l'administration la partie de l'enclos qui sera reconnue nécessaire pour l'établissement ultérieur d'une pépinière et d'une promenade, ainsi qu'un local destiné à renfermer momentanément les bois, planches, croisées et autres pièces de menuiseries, provenant des démolitions de l'ancien établissement thermal.

2° Ils ne pourront, par quel motif que ce puisse être, exercer, dans le local qui sera mis à leur disposition, une industrie de nature à nuire à la propriété de l'établissement thermal ; en conséquence, les fermiers Brosson devront se conformer aux lois et règlemens sur les établissements incommodes et insalubres. Dans le cas, où il serait reconnu que la fabrication à laquelle ils se livreront devrait occasionner, soit un bruit, soit des exhalaisons, sinon dangereuses, au moins désagréables pour les baigneurs, il leur sera expresssément interdit de continuer leurs travaux pendant la saison des eaux.

3° La durée du présent bail sera de sept ans et neuf mois, qui commenceront le premier avril 1834, pour finir le premier janvier 1842.

4° Les sieurs Brosson payeront, en déduction du prix de la présente ferme, les contributions assises sur les bâtimens, enclos et dépendances du dit ancien couvent des Capucins, ainsi que les nouvelles impositions qui pourraient y être établies par la suite, et pendant le cours de leur bail, à l'exception toutefois de la contribution des portes et fenêtres qui reste à leur charge.

5° Le prix de la présente ferme sera payable en deux termes égaux, qui écherront à l'expiration de chaque semestre.

6° Les réparations locatives seront à la charge des fermiers ; en conséquence il sera dressé contradictoirement entre eux et l'administration, à leur entrée en jouissance, un état des lieux.

L'Exploitation de l'Etablissement Thermal de Vichy du 1er janvier 1833 au 1er janvier 1842.

7° Les frais d'enregistrement du présent bail, dont il sera fourni une expédition au Médecin-inspecteur, par les soins de l'administration, seront supportés par les sieurs Brosson, fermiers.

Fait en préfecture, à Moulins, le 27 mars 1834.

Signé : Le Cte de SAINTE-HERMINE.

Nous, soussignés, fermiers de l'établissement thermal de Vichy, déclarons accepter, et nous soumettre à l'exécution de toutes les clauses et conditions de l'arrêté de M. le Préfet du département de l'Allier ci-dessus et d'autre part, et qui a pour objet de nous céder à titre de bail, les bâtimens et terrains des Capucins, situés à Vichy, promettant l'exécuter dans toute sa forme et teneur.

Paris, le trente un mars 1834.

Signé : BROSSON frère, BROSSON frère.

Enregistré à Moulins, le onze avril 1834, f. 182 B. 1. 8. Bail sept francs soixante seize centimes et pour décime, soixante dix huit centimes.

Signé : PALISOT.

Du chiffre de 5.037 fr. 10, dû à la maison Pierron de Souvigny, pour fournitures de bouteilles en 1833, on peut déduire, et je le note en passant, que, pendant le cours de cette année 1833, il avait été vendu au moins *21.000 bouteilles* d'eaux minérales des différentes sources de Vichy, étant donné que le cent de ces bouteilles vides coûtait alors 24 francs rendu franco à Vichy.

En 1836, les frères Brosson adressèrent au gouvernement une demande de prolongation de leur bail. Cette demande fut rejetée après avis de M. le préfet de l'Allier et de l'inspecteur des eaux de Vichy. La longue lettre de Prunelle à ce sujet est trop intéressante pour que je ne la cite pas dans son entier. La voici reproduite *in-extenso :*

Paris, 9 mai 1836.

MONSIEUR LE MINISTRE,

Vous me faites l'honneur de me demander mon avis sur la demande qui vous est faite par M. Brosson jeune, de la prorogation du bail passé à sa maison de commerce pour la ferme des eaux de Vichy, et de la concession emphytéotique de l'enclos dit des Capucins, dépendant du même établissement.

Ces deux propositions, quoique connexes dans la demande de M. Brosson, méritent d'être examinées séparément, ainsi que le fait très bien remarquer M. le préfet de l'Allier.

J'aborde la première proposition :

L'emploi des Eaux thermales est devenu beaucoup plus fréquent en médecine, depuis environ 40 ans, et la réputation, plus qu'européenne, de celles de Vichy, y attirait, depuis nombre d'années, une telle affluence, que le gouvernement s'était décidé, depuis environ 18 ans, à faire une dépense très considérable, pour en améliorer et en accroître les établissements thermaux.

Les travaux projetés ne sont point parachevés, et, cette année même, il en a été entrepris de très urgents et de très importants ; mais, depuis 5 à 6 ans, le nombre des cabinets de bains et de douches s'était augmenté de manière à accroître aussi le nombre des malades, qui venaient en faire usage. On ne pouvait pas prévoir, néanmoins, la progression suivant laquelle cette augmentation aurait lieu, ni calculer par avance la différence qui s'établirait entre les anciennes recettes de l'Etablissement et les recettes nouvelles. Il semble qu'avant de mettre un revenu en ferme, on doit en connaître les éléments ; il semble aussi, que lorsque ce revenu est assis sur des travaux à exécuter, ces travaux doivent être terminés avant de passer un bail à ferme. On a procédé par la méthode inverse ; les intérêts de l'Etat, ainsi que ceux des adjudicataires pouvaient être compromis ; la chance a, heureusement, tourné en faveur des derniers.

En effet, pendant les années 1834 et 1835, ces Messieurs ont obtenu une recette d'environ 60.000 francs, tant pour les bains administrés à Vichy, que pour les eaux vendues au dehors. Ces recettes grandirent encore cette année, d'environ 4.000 francs, par suite de la modification apportée au cahier des charges, modification qui fixe à 1 franc le prix des bains d'eau minérale pure, établi d'abord à 75 centimes, par le chef d'adjudication. On fait disparaître, ainsi, dans le prix des bains, une différence qui embarrassait la comptabilité des fermiers, et je regretterais vivement que cette différence, tout à l'avantage des classes peu aisées, eût disparu, si l'établissement nouveau des piscines n'assurait, à ces mêmes classes, des avantages au moins égaux.

Les adjudicataires de la ferme des eaux payent donc à l'Etat une rente de 27.100 francs, pour 60.000 francs environ qu'ils reçoivent, et ils n'ont à leur charge aucun frais d'exploitation, aucune dépense d'entretien des bâtiments. Toutes ces dépenses se font au compte de l'Etat, qui acquitte même les dépenses locatives, que le cahier des charges mettait au compte des fermiers. Sans cette mesure, aucune de ces dépenses n'eût été faite, ou du moins, elle l'eût été de manière à ne satisfaire, ni à ce qu'exige le bien-être des malades, ni à ce que prescrit la conservation d'une propriété importante de l'Etat.

L'Exploitation de l'Etablissement Thermal de Vichy du 1er janvier 1833 au 1er janvier 1842.

De cette façon, les bénéfices de la ferme des Eaux de Vichy sont donc considérables, et je trouve tout naturel que MM. les fermiers tâchent de se les assurer pour 27 ans de plus, avant que le public, et vous, Monsieur le ministre, soyez mieux édifiés sur les profits de cette entreprise.

Au nombre de ces profits, je me garde de compter ceux qui ont pu être faits sur les pastilles de bi-carbonate de soude dites de Vichy, et sur les eaux gazeuses acidulées, dont la fabrication est du fait de M. Brosson, le jeune. Cette industrie est loin, cependant, *d'avoir donné à l'Etablissement de Vichy une prospérité toujours croissante,* ainsi que l'affirme M. Brosson dans son mémoire.

C'est à vous, Monsieur le ministre, qu'il appartient de décider s'il convient d'abandonner pour 27 ans de plus, non seulement les bénéfices actuels, mais encore ceux qui résulteront de l'emploi de 30 à 40.000 francs nécessaires, encore, pour terminer les travaux de Vichy. Mais il est de mon devoir de vous rappeler que l'Etat n'est pas seul intéressé dans la question ; l'hôpital de Vichy a droit à une part dans le revenu des eaux, et cette part a été fixée à un tiers du prix de ferme. Je ne vois donc pas comment il serait possible de décider quelque chose, sans l'intervention de la Commission administrative de l'hôpital de Vichy, sauf à lui imposer la réception gratuite d'un plus grand nombre d'indigents, et ce, pendant toute la durée de la saison des eaux.

M. le préfet de l'Allier trouve, dans la prorogation du bail à ferme, des inconvénients qu'il a sagement appréciés ; il parle de ce qu'exigent et le soin des malades et les découvertes que la science peut faire.

En effet, si je comprends bien M. le Préfet, il désire que l'Etat demeure toujours libre de faire, dans les Etablissements thermaux, les changements que commandent les progrès de la science, et les besoins des malades ; il craint que ces établissements se dénaturent, en prenant une direction trop industrielle ; il pense qu'un long bail changerait trop le but de l'exploitation. M. le préfet songeait, sans doute, à ces annonces fastueuses par lesquelles les établissements privés cherchent à se faire valoir, les uns aux dépens des autres, et qui deviennent au moins inconvenantes, lorsque ces établissements sont la propriété de l'Etat.

Mais j'avoue que je ne conçois pas la raison pour laquelle

M. le préfet juge dangereuse la concession du trop plein des eaux dites du *grand Puits quarré*. Il est certain qu'on trouverait l'emploi d'une quantité plus grande d'eau, si la source fournissait cette quantité; mais au sortir de l'établissement, nulle difficulté ne se présenterait, pour donner aux eaux non employées, un usage nouveau, et surtout pendant huit mois de l'année. Je n'ai trouvé également, aucun inconvénient à ce que MM. Brosson employassent maintenant, à la fabrication des eaux gazeuses, le *courant* de gaz acide carbonique, qui se dégage de la même source ; cependant, il faudrait bien se garder, et dès à présent même, d'autoriser l'exploitation du gaz par le moyen qui en donnerait la plus grande quantité.

Je n'approuve pas plus que M. le préfet l'idée d'établir une *magnanerie* au centre des Etablissements thermaux ; l'éducation des vers à soie s'achève dans le mois le plus favorable à l'administration des eaux ; une magnanerie est un établissement insalubre ; mais M. le préfet est dans l'erreur ; il existe des mûriers dans le département de l'Allier, et j'ai vu, moi-même, la soie qui en est provenue. L'idée de M. Brosson est fort bonne, en ce que le mûrier réussirait, je crois, à merveille dans le bassin de l'Allier.

M. Brosson est moins heureux, je crois, dans son projet pour l'incubation artificielle des poulets ; il n'a songé qu'aux besoins du pays, où la volaille est de mauvaise qualité, pendant les premiers mois de la saison des eaux, et il ne s'est pas souvenu que, si rien n'est aussi facile que de faire éclore des poulets, rien n'est plus difficile que de les conserver par une température froide et humide.

Quant à la seconde proposition de M. Brosson, on ne peut disconvenir qu'il ne fût avantageux, pour les personnes qui viennent à Vichy, d'y trouver des logements plus commodes et moins chers. Cependant la situation des choses n'est pas tout à fait telle que la présente M. Brosson, telle que la croit être M. le préfet.

Je m'élève, d'abord, contre cette prétention de vouloir assimiler tous les établissements thermaux de France aux établissements du même genre que possède l'Allemagne. On ne veut pas faire attention que la prospérité de ces derniers tient essentiellement à ce que la division de l'Allemagne en plusieurs petits états fait des eaux minérales les plus célèbres, une sorte de rendez-vous d'été, pour toutes les illustrations du pays. Baden, Pyrmont, Tœplitz, fonctionnent, à cet égard, comme autant de capitales et comme des capitales placées dans un pays neutre. Aix en Savoye, qui avait pris un si grand développement sous le gouvernement impérial, a vu tripler le nombre de ses visiteurs depuis que cette ville est rentrée sous la domination sarde.

L'Exploitation de l'Etablissement Thermal de Vichy du 1er janvier 1833 au 1er janvier 1842.

Remarquons, aussi, que la situation pittoresque d'une contrée fait beaucoup pour le succès d'un établissement d'eaux minérales ; sous ce rapport, les Pyrénées ne laissent rien à désirer ; mais Vichy, mais le Mont-d'Or ne peuvent être, s'il est permis de s'exprimer ainsi, que des *officines de santé* et non des *officines de plaisirs.*

J'ajoute, cependant, en ce qui concerne Vichy, qu'on est bien loin d'y avoir profité des ressources que pourrait offrir le pays et même l'établissement tel qu'il a été conçu. Ainsi, les salons de ce dernier ne répondent point au luxe apporté dans leur construction ; l'ameublement de ces salons est mesquin et fort incomplet ; en les comprenant mal à propos dans la ferme des eaux, on en a fait, naturellement, un objet de rente et non un sujet de dépenses pour les fermiers, de qui l'on ne peut pas exiger, en bonne conscience, les frais que nécessiteraient l'établissement et la conservation d'un mobilier convenable, l'entretien d'un orchestre pour les bals et concerts, l'abonnement à un plus grand nombre de journaux politiques ou littéraires, etc., etc.

Les fermiers peuvent d'autant moins faire les frais nécessaires pour achalander les salons de l'établissement, que non seulement ces frais ne sont pas couverts par les recettes, mais que les salons se présentent sous un point de vue politique qui leur est tout à fait étranger. En effet ces salons, ayant pour but de réunir toutes les personnes qui fréquentent les eaux, mettent nécessairement en contact les opinions politiques les plus opposées et tendent, ainsi, à les tempérer, à les réconcilier ; les salons particuliers des hôtels de Vichy ne peuvent, au contraire, que créer des coteries qui se déchirent mutuellement, et qui, tôt ou tard, exerceront une influence funeste sur le sort de Vichy. Loin de chercher à retirer un produit de ces salons, on devrait donc en faire un objet de dépenses, et cette dépense serait, de toutes façons, très productive. Quand on les a soustraits à la direction du Médecin-inspecteur, on paraissait avoir principalement en vue de contrarier M. le docteur Lucas, qui avait cependant rendu assez de services à Vichy, pour mériter de l'administration de l'époque autre chose que des contrariétés.

Je vous signale ces faits, Monsieur le Ministre, parce qu'ils me paraissent très importants. M. Brosson ne traite pas la question dans son mémoire, mais, il est tout à fait de mon avis sur ce point, et consentirait même à voir retirer de son bail l'exploitation des salons, moyennant une réduction convenable de son prix de ferme.

Mais, quand M. Brosson avance que les logements sont insuffisants à Vichy, et que *cette insuffisance ne s'oppose pas seulement à l'extension de l'établissement, mais en provoque la ruine,* je ne puis pas être de son avis. M. le préfet, qui a su combien les logements avaient été recherchés en 1835, partage à peu près l'opinion de M. Brosson, et il pense qu'il serait avantageux de libérer les malades du *monopole* que les logeurs de Vichy exercent à leur égard. M. le préfet n'a pas fait attention que l'année 1835 est toute exceptionnelle ; qu'il n'y avait presque personne à Vichy, en juin, et que tout le monde était arrivé à la fois, dans les premiers jours de juillet. M. le préfet a été induit dans l'erreur la plus complète, quand on lui a dit que *des voyageurs n'avaient pu être reçus dans les hôtels de Vichy. qu'en montrant des rouleaux d'or, et que ses bains, par la dépense qu'ils occasionnent, étaient devenus inaccessibles aux fortunes modestes.*

Voici quelques détails qui répondent à ces allégations : Les cinq hôtels principaux de Vichy peuvent recevoir ensemble 250 personnes. Plusieurs maisons particulières, tant dans le *vieux* que dans le *nouveau* Vichy, peuvent encore loger environ 600 personnes ; je ne compte pas les logements qui se payent de 50 centimes à 1 franc par jour. Or, dans le *plus fort* de la saison, qui dure dix à douze jours, on administre 300 bains au grand Etablissement, 60 bains à l'hôpital, non compris les bains doubles, c'est-à-dire pris par la même personne. Trois cent soixante malades supposent un nombre presque égal de parents qui les accompagnent, en sus de leurs domestiques. Vichy a donc ordinairement à loger, pendant 10 à 12 jours de juillet, 720 étrangers auxquels on peut offrir environ 850 chambres dont 250 à 300 sont, il est vrai, très peu *confortables.*

Maintenant, est-il exact de dire, avec M. le préfet, *que les bains de Vichy ne sont pas à la portée des fortunes modestes ?* Le prix des hôtels est de 7 et de 8 francs par jour ; ce prix a été élevé d'un franc en 1835, non pas à cause de la rareté des logements, mais à cause de la cherté des subsistances ; et ce prix comprend celui d'une chambre non point élégante, mais propre, et de deux repas à une bonne table d'hôte. Dans les maisons particulières, les logements seuls, se payent depuis 2 francs jusqu'à 15 francs par jour, suivant la différence de l'ameublement et du nombre de pièces.

L'opération, proposée par M. Brosson, par des constructions nouvelles, considérée isolément de la prolongation de son bail, serait, à mon avis, mauvaise et j'ai dû lui en faire l'observation lorsqu'il m'a communiqué son projet. Il est difficile de penser autrement, quand on sait que les trois principaux hôtels de Vichy représentent, chacun, pour leurs propriétaires, un capital de 150.000 francs, employé tant enconstruction qu'en mobilier. Ces hôtels, ne peuvent compter que deux mois d'une location à peu près complète, à 50 personnes par jour, et cela dans ce qu'on est convenu de nommer les meilleures années ; ce qui fait un produit de 24.000 francs, duquel il faut soustraire au moins 15.000 francs pour frais de nourriture à 5 francs par jour. Reste donc 9.000 francs pour la location, l'industrie, l'indemnité des années mauvaises, etc. Assurément c'est peu de chose, et les recettes montent rarement à ce taux. Ces maîtres d'hôtels sont loin d'être à leur aise ; plusieurs ont emprunté pour bâtir et sont encore sous le faix de leurs premiers emprunts. M. Lucas, qui prévoyait la marche ascendante que prendrait Vichy, par l'effet des nouveaux établissements, avait encouragé la création de deux hôtels, les plus grands ; il y aurait donc peu de justice à voir l'Etat entrer en concurrence avec une industrie particulière qu'il aurait encouragée, et tant que celle-ci n'aurait pas amorti au moins une grande partie du capital employé en frais de premier établissement.

L'Exploitation de l'Etablissement Thermal de Vichy du 1er janvier 1833 au 1er janvier 1842.

Aussitôt que les bénéfices de ces premiers hôtels seront bien constatés, vous pouvez être assuré, Monsieur le Ministre, qu'une concurrence leur sera opposée ; le pays est riche, la petite ville de Cusset. à un quart de lieue de Vichy, voit élever, chaque année de belles maisons, et ces maisons, n'y donnent pas une forte rente.

On objecte, encore, avec raison que les logements pourraient être plus confortables à Vichy ; mais alors, il faudrait les payer plus cher, et l'affluence qui se manifeste à ces eaux, n'est plus produite par les classes riches de la société, qui seules les fréquentaient autrefois, mais bien par les classes moyennes, par les classes peu aisées qui doivent s'y loger en raison de la modicité de leur fortune.

La construction projetée par M. Brosson se présenterait avec un autre désavantage, s'il était vrai que le clos des Capucins présentât la même insalubrité que tout ce côté de Vichy où les fièvres d'automne arrivent, au moins, quinze jours plus tôt que dans le côté opposé. Je ne prétends pas que ce côté ne puisse être assaini par des travaux convenables ; mais, dans l'intérêt des malades, comme dans celui des constructeurs, je préfèrerais voir élever les constructions destinées aux malades, à l'est du Parc, où il existe encore plusieurs arpens de terrains très propres à bâtir.

Maintenant, Monsieur le Ministre, vous me demanderez, peut-être, à quel usage M. Lucas destinait le clos des Capucins, quand il s'est hâté d'en faire l'acquisition pour le compte de l'Etat ? Ce clos devait être planté et réuni au Parc actuel, de manière à donner aux promeneurs, la vue du cours de l'Allier et des coteaux situés sur la rive gauche de cette rivière. On supposait que le pont de Vichy serait établi dans la direction de la route tendant de Cusset à Gannat ; cette route eût traversé le clos des Capucins ; un bois de peupliers appartenant à la commune, devait aussi se prolonger jusqu'à la route susdite, et toutes ces dispositions réunies à celles qui existent déjà, eussent constitué un vrai cours (corso) pour les promenades en voiture, qui sont presque impossibles maintenant à Vichy. Enfin, on eût trouvé dans le bâtiment des Capucins, au moyen d'une dépense de 4 à 5.000 francs, un petit théâtre, où la troupe de Clermont-Ferrand serait venue, chaque année, passer 20 à 25 jours, au lieu d'aller donner quelques représentations à Cusset, dans une mauvaise grange. Un établissement auquel j'aurais tenu davantage, eût été celui d'écuries, qui eussent été concédées gratuitement, à quelque éleveur de chevaux de l'Auvergne, où depuis 25 à 30 ans, quelques races nobles se sont implantées. Je ne parle pas de l'avantage qu'y aurait trouvé l'agriculture ; je n'ai à m'occuper, ici, que d'un puissant auxiliaire de la cure des eaux, dans un pays que l'on ne peut le plus souvent parcourir qu'à cheval, et qui ne présente pour toute monture que des ânes, avec lesquels on ne peut atteindre les belles forêts qui avoisinent Vichy.

Je me suis étendu longuement, sur toutes les propositions de M. Brosson jeune, parce qu'elles m'ont paru mériter un examen sérieux. Vous me faites l'honneur de me demander si la concession du trop plein des eaux minérales et de l'acide carbonique qui se dégage du grand Puits quarré peut avoir des inconvénients et entraîner les conflits que redoute M. le préfet ; j'ai répondu, déjà, qu'il n'y avait aucun inconvénient à employer à une industrie quelconque, les eaux minérales à leur sortie de l'établissement ; j'ai dit, aussi, que dans l'état actuel de la science, rien ne s'oppose à utiliser l'acide carbonique qui se dégage sous la simple pression atmosphérique, mais que si cette pression pouvait être changée par des moyens mécaniques, et de manière à empêcher le dégagement du gaz, qui opère la dissolution des sels minéralisateurs, il ne faudrait pas s'interdire l'emploi d'un moyen qui, le cas échéant, pourrait accroître les vertus médicamenteuses des eaux.

Sans contredit, Monsieur le Ministre, si vous jugez qu'il y a lieu d'accorder la prolongation demandée, des modifications importantes devraient être apportées dans le cahier des charges ;car il y a eu conflit entre le fermier et l'hôpital, conflit entre le fermier et l'administration, conflit même avec les buveurs d'eau, et tous ces conflits ne contribuent pas à la prospérité de l'établissement ; il y a eu même conflit, ou au moins désaccord, entre les deux associés dont se compose la maison Brosson frères.

L'Exploitation de l'Etablissement Thermal de Vichy du 1er janvier 1833 au 1er janvier 1842.

Cette maison est, je crois, sur le point d'être dissoute. Il y aurait donc lieu d'attendre que la dissolution fût prononcée régulièrement, car je pense, qu'en tout état de cause, la première condition d'un nouveau bail à ferme sera d'exiger que la ferme soit placée sous le nom d'un gérant unique. Je ne trouverais nulle difficulté à ce que ce gérant fût M. Brosson jeune, qui est un industriel éclairé, et un négociant trop habile, pour sacrifier ses vrais intérêts, et ceux de ses entreprises à des passions politiques.

Il est bien facile de voir que l'avantage principal que M. Brosson jeune entrevoit dans l'exécution de ses projets, existe dans la prolongation de son bail. Mais, si vous adoptez, Monsieur le Ministre, ainsi que je suis disposé à le penser, l'opinion de M. le préfet, sur le danger de réunir l'exploitation d'un établissement thermal à une exploitation d'hôtels garnis, etc., je crois que M. Brosson abandonnera son projet. Dans le cas contraire, je n'ai rien à ajouter aux précautions sages, dont M. le préfet conseille l'emploi dans l'éventualité d'une acceptation réciproque.

Je vous prie, Monsieur le Ministre, d'agréer l'assurance de ma plus haute et plus respectueuse considération.

Le Médecin-Inspecteur des Eaux de Vichy,
PRUNELLE.

Le médecin-inspecteur de Vichy fut plus précis encore, plus soucieux des intérêts des malades, et de ceux de l'Etat, dans la lettre suivante qu'il écrivit au ministre du Commerce, à propos d'une récidive des frères Brosson, qui en 1839, demandèrent à l'Etat, la concession pour 90 ans, des trois Etablissements thermaux de l'Allier, qui lui appartenaient, c'est-à-dire des Etablissements thermaux de Bourbon-l'Archambault, de Néris et de Vichy :

Vichy, le 24 août 1839.

MONSIEUR LE MINISTRE,

Vous me faites l'honneur de réclamer mon avis sur la proposition qui vous est faite par MM. Brosson frères à l'effet d'obtenir pour 90 ans, la concession des trois établissements thermaux que possède l'Etat dans le département de l'Allier.

Je commence par vous dire que cette concession amènerait un changement complet dans la nature de ces établissements et que c'est toujours une chose grave de changer la nature d'une propriété consacréé au service public. La nécessité seule autorise la concession des propriétés de l'Etat, qui accorde des péages sur des routes, des ponts, des canaux, etc., là où il n'y avait rien auparavant, et où les ressources du Trésor public ne permettaient d'établir ni routes, ni ponts, ni canaux.

Mais dans le cas présent, les Etablissements dont MM. Brosson frères réclament la concession sont des propriétés en pleine valeur, donnant un revenu de 120 à 130.000 francs au moins. Y a-t-il nécessité pour l'Etat à aliéner ces propriétés? Le public y gagnera-t-il quelque chose? C'est ce que je vais chercher à examiner.

L'évaluation que je donne aux recettes faites dans ces établissements est bien différente de celle que supposent MM. Brosson frères, en portant à 46.987 francs les produits des trois établissements réunis. J'admets, si l'on veut, que Bourbon et Néris ne rendent, ensemble, que 18.000 francs, quoique Néris à lui seul doive rendre plus que cette somme; mais je ne puis admettre les produits assignés à Vichy; car voici l'état exact des recettes effectuées dans nos établissements en 1838 et 1839 :

	Année 1838	Année 1839
Bains et douches du grand Etablissement.	33.332 »	34.622 »
Bains et douches de l'Etablissement de l'Hôpital	6.825 »	6.932 »
Bénéfice sur le linge fourni pour les bains et douches susdits (25 °/₀ de la recette)	9.889 »	10.265 »
Expédition de 99.054 bouteilles d'eau minérale à 0,40 centimes l'une, et déduction faite des frais de verre, bouchons, emballage, du 1er janvier 1838 au 16 septembre même année — 8 mois et demi	39 621 »	»
Expédition de 122.140 bouteilles d'eau minérale à 0,40 centimes l'une *ut suprà*, ce depuis le 16 septembre 1838 jusqu'au 16 septembre 1839, douze mois.	»	48.856 »
Location des salons	2.400 »	3.000 »
Total	92.067 »	103.675 »

On voit que je ne comprends dans cet état aucun des profits de la vente des Eaux, à Paris, non plus que les profits provenant de la fabrication du bicarbonate de soude en flacons et du bicarbonate de soude en pastilles; ces profits sont en dehors de la ferme des eaux.

L'Exploitation de l'Etablissement Thermal de Vichy du 1er janvier 1833 au 1er janvier 1842.

Ce qui appartient à la ferme, c'est le produit des eaux vendues aux personnes qui fournissent le verre destiné à les contenir, c'est le bénéfice que font les fermiers sur les trente centimes accordés dans les tarifs pour frais de bouteilles et d'emballage ; c'est, enfin, le produit des sous-locations exercées dans les bâtiments et enclos des Capucins. Tous ces produits divers dont je ne puis pas donner le chiffre exact, ne peuvent pas s'élever à moins de 8 à 9.000 francs et ces 8.000 francs je ne les ai point compris dans l'état ci-dessus.

MM. Brosson frères, qui ne veulent pas avoir l'air de demander pour rien des propriétés donnant un revenu semblable, offrent, moyennant la concession demandée, de dépenser un million à des constructions dans les propriétés susdites. Les constructions indiquées par MM. Brosson n'absorberaient pas cette somme ; il m'est permis, d'ailleurs, de douter que la dépense se fit en totalite, après avoir été le témoin de la manière dont s'exécutent les clauses onéreuses du bail à ferme passé à MM. Brosson frères, en 1833. Cette dépense ne se ferait pas, du moins, sans que l'administration supérieure eût à subir des difficultés sans nombre et sur les changements à introduire dans les devis, et sur le choix des architectes et des entrepreneurs, et sur l'exécution et la réception des travaux. Ce n'est pas tout : après avoir offert un chiffre d'un million, on userait de tous les moyens pour en obtenir la réduction ; on dirait que les travaux de Néris s'achéveront avec moins de 350.000 francs, et que les réparations indiquées pour Vichy peuvent se faire sans dépasser 250.000 francs : on objecterait qu'en proposant pour Bourbon-l'Archambault une dépense de 450.000 francs on n'avait songé qu'au volume énorme et qu'à la température de ces eaux qui comportent, en effet, l'établissement le plus vaste ; mais que, mieux informé sur les propriétés médicamenteuses des sources de Bourbon, on a vu que ces eaux avaient, en France, un trop grand nombre d'analogues, pour que les 450.000 francs employés à l'établissement susdit donnassent jamais plus d'un et demi à deux pour cent d'intérêts de ce capital, etc., etc. Toutes raisons qui, étant fondées sur des faits, devraient émouvoir nécessairement l'autorité supérieure.

Mais je suppose que toutes les clauses imposées par la concession fussent rigoureusement exécutées et que pour obliger les concessionnaires on exigeât d'eux un cautionnement plus sérieux que celui qui a été accepté lors du bail de 1833, il en résulterait encore que, paiement fait des intérêts du million avancé, et sans tenir aucun compte de la plus-value donnée par cette dépense, la somme à consacrer à l'amortissement, sur le restant des produits, pourrait être telle, chaque année, que le million susdit serait remboursé avant 1853.

A cette époque, donc, la concession faite à MM. Brosson frères, pour obtenir d'eux l'avance d'un million pendant les années 1842, 1843, 1844, assurerait aux concessionnaires ou à leurs ayant-droits un revenu de plus de 100.000 francs pendant 77 ans ; c'est-à-dire un capital d'environ 16.000.000 de francs. Je dis les ayants-droit de MM. Brosson, car on sait bien que ce n'est pas eux qui avanceront le million offert et qu'ils n'obtiendront une somme de cette importance qu'en sacrifiant, d'une manière ou de l'autre, la plus grande partie du bénéfice de cette affaire.

MM. Brosson frères, qui ont diminué le revenu de Vichy en ne le portant qu'à 28.937 francs, exagèrent, ensuite, nos frais d'entretien qu'ils portent à 28.344 francs, non compris le traitement du médecin-inspecteur et le salaire des gens à gages dont ils ne donnent pas le chiffre, faisant entendre par là que les traitements et salaires font encore une grosse somme.

Or, voici nos frais tels qu'ils sont portés au budget de l'établissement de Vichy pour l'année 1838 :

Entretien des Etablissements..................	3.000
Employés permanents et gens à gages	4.960
Subvention à l'hôpital de Vichy..................	8.866
TOTAL.......	16.826

Je ferai remarquer que les dépenses d'entretien qui ne se sont jamais élevées au dessus de 3.000 francs, eussent été réduites de moitié, au moins, si l'on eût pu obtenir de MM. Brosson frères qu'ils fissent les réparations locatives auxquelles ils sont tenus par l'article de leur bail à ferme.

Relativement aux gages des baigneurs, ces gages devaient, naturellement, être portés au compte des fermiers et ne pas tomber à la charge de l'Etat : le cahier des charges ayant passé cet objet sous silence, la difficulté n'a pas été élevée.

Quant aux 8.866 francs alloués à l'hôpital de Vichy par le bail à ferme de 1833, MM. Brosson proposent, en outre, de s'en charger ; mais, le cas échéant, l'administration de l'Hôpital aurait des sûretés à prendre pour ne pas voir renouveler toutes les difficultés, tous les délais que MM. Brosson frères ont apportés au paiement de cette subvention.

Il conviendrait d'ajouter aux 16.826 francs ci-dessus, payés par l'Etat, les dépenses propres aux fermiers et qui s'élèvent à :

1.800 francs pour achat de charbon et de houille ;
2.400 francs pour frais de recette, lessivage du linge, etc., etc.

TOTAL : 4.200 francs, ce qui ne compléterait pas encore les 28.344 francs.

L'Exploitation de l'Etablissement Thermal de Vichy du 1er janvier 1833 au 1er janvier 1842.

que MM. Brosson frères disent être employés à l'unique entretien des Etablissements thermaux de Vichy.

Je ne puis pas donner les recettes de la ferme pendant les années antérieures à 1838, parce que le baigneur chef de cette époque, intimidé ou gagné par les fermiers, ne me rendait que des comptes inexacts[1]. Quoi qu'il en soit, on voit que le produit des années 1838 et 1839 aura payé, à très peu près, les prix de ferme de neuf années du bail en laissant pour bénéfice net le revenu de sept années. On peut bien croire que, si la Chambre avait su que les eaux de Vichy rendaient annuellement plus de 100.000 francs au trésor public, elle n'eût fait aucune difficulté d'accorder le crédit demandé pour l'achèvement de Néris, circonstance sur laquelle MM. Brosson frères ne manquent pas d'étayer leur demande.

Je n'ai pas à insister davantage sur la question financière qui n'est, ici, après tout, que très secondaire. Pour juger de cette question, ainsi que de toutes celles qui se rapportent à la proposition de MM. Brosson frères, il faut commencer par se faire une idée bien juste de la nature d'un établissement d'eaux minérales et du but que l'Etat se proposait lorsqu'à une certaine époque il achetait les eaux minérales que certains particuliers possédaient sur leur sol, et que, plus tard, il a créé de vastes établissements auprès des eaux dont les propriétés médicamenteuses avaient été les mieux appréciées.

Quelques personnes peu instruites ou mal informées ont pu considérer les établissements d'eaux minérales comme de simples lieux de rendez-vous où les riches oisifs viennent goûter, pendant les grandes chaleurs de l'été, les plaisirs du jeu, de la table et des distractions de tout genre. Cinq ou six établissements d'eaux minérales, en Allemagne, peuvent se présenter sous cet aspect. En France, rien de semblable n'existe; nos eaux ne sont fréquentées que par des malades atteints d'affections chroniques plus ou moins graves et contre lesquelles, pour l'ordinaire, d'autres traitements ont été employés vainement.

Ces affections chroniques ne sont pas seulement l'apanage des classes aisées de la société. Les causes qui produisent ces maladies

1. Lorsque les frères Brosson prirent possession de la ferme de l'établissement thermal de Vichy, André-François Féaux, qui était, sous M. Lucas, régisseur et baigneur chef, perdit son titre et sa fonction de régisseur, mais resta baigneur chef. Il était du parti de Petit et des fermiers, par conséquent du parti opposé à l'inspecteur Prunelle. Il fut donc tenu en suspicion, dès 1833, par le médecin-inspecteur, qui parvint à l'obliger à abandonner sa place à partir du 1er janvier 1838. Il fut alors remplacé comme baigneur chef par Emilaud Jarry, simple baigneur, tout dévoué à Prunelle et dont la femme, née Philiberthe Blevêque, devint, du même coup, première baigneuse.

agissent bien plus énergiquement, bien plus fréquemment encore sur les classes pauvres et laborieuses. En effet, les affections rhumatismales n'attaquent-elles pas, de préférence, les hommes qui ont à supporter toutes les vicissitudes de l'atmosphère? Les maladies des voies digestives ne sont-elles pas, surtout, communes chez les hommes qui souffrent de la mauvaise qualité, du défaut des aliments ? N'est-ce pas, surtout, chez ces hommes-là que l'on observe les excès dans le régime alimentaire qui amènent les mêmes résultats que la privation d'aliments et de boissons fortifiantes?

Le traitement ordinaire des maladies chroniques est dispendieux et long ; ces maladies durent moins chez le pauvre que chez le riche, parce que le premier est sans ressources pour guérir ou soulager ses douleurs. On traite peu ou point de maladies chroniques dans les hôpitaux ordinaires ; et l'on comprend que les secours à domicile ne peuvent pas être continués assez longtemps pour obtenir des guérisons.

Le traitement des maladies chroniques par les eaux minérales qui est, à la fois, le plus actif, le plus énergique, est aussi le moins coûteux en raison de son peu de durée et de la facilité qu'il donne à l'homme laborieux, de reprendre plus tôt son travail. Il en résulte que le traitement par les eaux minérales est, en quelque sorte, le seul auquel puissent recourir les classes pauvres et laborieuses dans la guérison des maladies chroniques.

Les malades appartenant à ces classes de la société affluent donc toujours auprès des établissements thermaux. Ces malades sont : ou de vrais indigents qui ne subsistent, aux eaux, qu'avec les secours de la charité publique et privée, ou des ouvriers qui vivaient de leur travail, joint quelquefois à un revenu modique, avant que la durée de la maladie les eût réduits à une position tellement gênée, que le payement seul des eaux devient pour eux une énorme dépense.

Les premiers malades apportent un certificat d'indigence, au moyen duquel le Médecin-inspecteur des eaux contraint, au besoin, le spéculateur qui les tient en ferme, à les délivrer gratuitement. C'est ici un service de charité.

Mais de bons laboureurs, d'honnêtes artisans, réduits à la misère par le fait seul de la maladie, rougiraient de réclamer un certificat d'indigence que souvent même on leur refuserait ; ils ne viennent, aux eaux, que dans les cas extrêmes, et lorsqu'ils y viennent, les frais de voyage, de séjour, le payement des eaux ont bien vite absorbé leurs dernières ressources. Cependant une guérison, même temporaire, un simple soulagement à leurs douleurs, eussent pu apporter un grand changement dans la position des malheureux ; quelques années, même quelques mois de travail de plus, pourraient conduire leurs enfants à l'époque où ils seraient eux-mêmes en état de gagner leur vie. Lorsque la bienfaisance de l'Etat s'étend à ce genre de malades, il y a production d'une plus grande somme de travail, production, par conséquent, de nouveaux moyens de subsistance et par suite accroissement réel de la richesse publique. On comprend aisément que cette classe de malades qui, sans contredit, est la plus essentielle à secourir dans l'intérêt le mieux entendu de l'Etat, ne peut l'être que dans les établissements qui lui appartiennent et qui sont régis à son compte. C'est ce qui a lieu, non seulement en France, mais dans les pays étrangers.

L'Exploitation de l'Etablissement Thermal de Vichy du 1er janvier 1833 au 1er janvier 1842.

Combien n'ai-je pas vu d'hommes, haut placés dans le gouvernement, gémir sur la manière peu libérale dont cette question avait été entendue, à Vichy, lorsque l'administration avait mis en ferme et pour un prix si modique des établissements que l'intérêt de la santé publique avait fait élever à si grands frais ! ! !

Que les malades pauvres soient traités dans les hôpitaux établis auprès des eaux minérales, ou que ces malades se contentent de recevoir gratuitement les eaux, on n'en doit pas moins considérer les Etablissements d'eaux minérales, comme de vrais hôpitaux et même comme les seuls hôpitaux qui puissent exister pour le traitement des maladies chroniques. Il n'est donc pas si ridicule que le prétendent MM. Brosson frères, de voir l'Etat se faire *entrepreneur d'eaux minérales.*

C'est pour avoir des hôpitaux de ce genre que l'Etat a acquis, dans le temps, les sources minérales les plus célèbres ; Vichy est de ce nombre. Les particuliers qui possèdent des eaux les exploitent, sans doute, mais uniquement dans des vues d'intérêt privé ; lorsque le gouvernement, au contraire, entretient un établissement thermal, c'est dans l'intérêt le plus général de ses administrés ; il n'en fait pas un objet de lucre. Les Etablissements thermaux appartenant à l'Etat ne rempliraient pas leur destination, s'ils étaient régis de la même manière que les Etablissements thermaux appartenant à des personnes privées.

Or, que demandent MM. Brosson frères ? De changer, dans leur *intérêt privé,* la nature de trois établissements que l'Etat a formés à grands frais dans des vues d'*intérêt public ?*

Ces Messieurs ne prennent pas même la peine de déguiser leur pensée ; car ils commencent par *se plaindre de ce que les piscines destinées aux indigents ont été établies au milieu de l'Etablissement thermal de Vichy, et ne sont pas à leur place ; d'autant plus,* ajoutent-ils, *que les indigents sont obligés pour s'y rendre de traverser l'établissement ou les promenades.* Ils proposent, en conséquence, *de transporter ces piscines près des sources Lucas pour établir, à leur place actuelle, douze cabinets nouveaux,* où, bien entendu, les bains ne seront pas donnés gratuitement.

Je ne puis, d'abord, m'empêcher de relever dans cet exposé une assertion toute mensongère : il est faux que les piscines soient *établies au milieu de l'Etablissement thermal ;* elles sont placées sur les deux côtés du portique sud, qui termine l'édifice et dans l'indépendance la plus complète du service des malades payans ; les indigents n'ont donc pas à traverser l'Etablissement thermal pour se rendre aux piscines.

Les personnes qui ont fait leur éducation libérale ailleurs que dans le journal *la Tribune,* dans *le Patriote* de Trélat et autres gazettes *ejusdem farinæ,* savent que la maladie commence, pour l'homme, cette égalité qui ne se consomme qu'à la mort, et ne comprendraient pas que l'on pût, sérieusement, proposer d'interdire aux indigents l'abord des promenades publiques qui ne doivent être fermées qu'aux mendiants ! MM. Brosson frères, qui prétendent si bien connaître les établissements thermaux de l'Allemagne, n'ont donc pas vu, dans les jardins de Pyrmont et de Bade, toute la haute noblesse allemande, des princes souverains mêmes, se promener au milieu de la foule ; MM. Brosson voudraient-ils rétablir, à Vichy, les privilèges dont jouissaient les seuls patriciens, sur la place Saint-Marc, à Venise ?

Mais ce n'est rien, encore, que de vouloir priver les indigents malades de la faculté de traverser une promenade ; les prétentions de MM. Brosson frères vont plus loin ; ils veulent priver les indigents du bienfait curatif des eaux de Vichy, en reléguant ces malades aux sources Lucas, dont les propriétés médicamenteuses, sont loin d'être constatées. Ces sources, qui ne donnent ensemble que treize mètres cubes d'eau dans les vingt-quatre heures, ne pourraient pas fournir la moitié des bains nécessaires aux indigents. La température des sources Lucas ne s'élève qu'à 27 degrés ; il faudrait donc les chauffer. Ce chauffage aurait-il lieu sans altérer les propriétés médicamenteuses des eaux ? Aux frais de qui pourrait-il se faire ? A ceux des concessionnaires ? On plaindrait les pauvres malades !

Ce système de MM. Brosson frères n'a rien qui doive surprendre ! En 1835, ils réclamèrent et obtinrent, contre le texte formel de leur cahier des charges, une augmentation de 25 centimes par chaque bain mi-partie d'eau minérale et d'eau douce, et par chaque bain d'eau minérale pure.

Cette augmentation a fait entrer, annuellement, dans leur caisse, une somme de 6 à 7.000 francs, dont le débours ne pèse que sur les

L'Exploitation de l'Etablissement Thermal de Vichy, du 1er janvier 1833 au 1er janvier 1842.

malades peu aisés. Plus tard, MM. Brosson frères ont privé les malades de la banlieue de Vichy de l'avantage de boire les eaux à domicile au prix de 15 centimes le litre, avantage qui remontait à des siècles, et que les rédacteurs du cahier des charges avaient évidemment l'intention de conserver.

Ce que je dis, ici, n'a point pour but d'élever des récriminations désormais inutiles. Personne, plus que moi, ne respecte la chose jugée ! Je veux seulement faire voir ce que les classes peu aisées ont à espérer d'une exploitation confiée à MM. Brosson frères, pendant 90 ans, tandis qu'un bail de 9 ans a suffi pour les dépouiller des avantages que ce bail semblait leur avoir assurés.

La concession demandée aurait donc pour premier résultat de mettre les malades peu aisés à la merci d'un spéculateur, et de priver les indigents d'un remède précieux, que la Providence semble leur avoir libéralement départi. On enlèverait, ainsi, à une foule de malheureux, le moyen de guérir ou au moins de soulager plus promptement, et à frais moindres, les maladies les plus aggravantes, parce que la durée en est la plus longue. Car aucune autre méthode curative ne réunit, au même degré, les conditions de célérité et d'économie, qui sont les premières à considérer dans l'administration des secours publics aux malades.

Mais la concession sera, sans doute, plus utile aux riches, dont MM. Brosson frères, ont dû essentiellement soigner les intérêts, car les riches font les profits du spéculateur, tandis qu'il n'a rien à gagner avec les pauvres. Je dirai plus : il est dans l'intérêt des pauvres que les eaux minérales soient fréquentées par les classes les plus aisées de la société. Sans la présence des riches, un établissement thermal ne prospérerait qu'avec d'énormes frais. Cette présence active la production de tous les objets nécessaires à la vie et les fait livrer au prix le plus bas . elle fait construire des logements somptueux, à l'usage des riches, qui, dès lors, abandonnent aux pauvres, des logements plus modestes, et non moins salubres. L'indigent qui arrive aux eaux, dépourvu de tous moyens d'existence, trouve des secours incessants dans la bienfaisance du riche ; enfin, l'Etat, qui pensait n'avoir créé qu'un établissement purement philanthropique, se trouve indemnisé de ses frais par l'accroissement du produit des impôts de tout genre.

Il est donc dans l'intérêt de tous d'attirer, dans les établissements thermaux, les personnes appartenant aux classes riches. C'est un second but à se proposer et, pour cela, il faut se pénétrer de cette idée : c'est que le riche a des besoins plus étendus que le pauvre et que tous ces besoins, tant physiques que moraux, doivent être également satisfaits.

Le riche, venant rétablir sa santé auprès d'un établissement d'eaux minérales, doit y être entouré de tous les soins hygiéniques les plus délicats et trouver, autour de lui, toutes les distractions qui peuvent faire diversion à ses souffrances.

Ce serait à procurer ces soins et ces distractions que l'industrie privée devrait tendre pour obtenir la prééminence dont parlent MM. Brosson frères, dans leur mémoire. En place de ces lieux communs et usés sur la préférence à donner à l'intérêt privé dans l'exploitation des eaux minérales, j'aurais désiré que MM. Brosson frères voulussent bien descendre aux détails et nous dire pourquoi les malades ont tant à se louer des soins, qu'ils trouvent dans les établissements thermaux qui, tels que Plombières, le Mont-Dore, Néris, sont régis au compte de l'Etat ; pourquoi ces malades se plaignent si généralement de l'exploitation de Vichy dont les eaux ont cependant MM. Brosson frères pour fermiers depuis 1833.

Ce que MM. Brosson n'ont pu dire, tout le monde le sent. Comme spéculateurs, ils ne peuvent voir autre chose que les profits qu'ils attendent de leur entreprise. Un gouvernement, une administration départementale, même, sont trop haut placés pour chercher des profits dans une exploitation d'eaux minérales. L'intérêt privé veut de l'argent et le plus d'argent possible ; l'intérêt public, qui est celui de l'Etat lui-même, aspire à quelque chose de plus noble, de plus généreux. Qu'on ne s'étonne donc pas qu'avec des buts si différents, les résultats de l'exploitation par la ferme et de l'exploitation par la régie, ne puissent pas être les mêmes.

Je ne veux rien dire de désobligeant pour Messieurs les fermiers de Vichy, mais je suis obligé de prendre, dans leur question même, les preuves de ce que je viens d'avancer. Ainsi, ils sont chargés de l'entretien des cuves à bains qui sont encore à Vichy en douelles de sapins cerclées en fer. En 1833 et 1834, ces cuves, alors presque neuves, ne perdaient presque pas d'eau ; presque toutes, aujourd'hui ont des fuites, parce qu'elles ne sont ni réparées, ni renouvelées convenablement ; il en résulte que le malade qui ne veut pas remplacer son bain d'eau minérale, par un bain d'air, se voit forcé de tenir les robinets ouverts et le bain, qui devait être à une chaleur donnée et ne contenir l'eau minérale que dans certaines proportions, n'a plus ni la température ni la composition prescrites. Lorsque la proportion de l'eau minérale doit être faible dans ce bain, on y ajoute de l'eau douce chaude ; les fermiers sont tenus aux frais de ce chauffage ; souvent l'eau douce chaude manque, l'eau douce froide vient la remplacer et le malade prend un rhume, et même la fièvre ; ou bien, s'il craint de prendre un rhume, il ajoute l'eau minérale dans une proportion trop grande, et le bain l'excite trop vivement. Le linge payé fort chèrement aux fermiers est grossier; souvent malpropre et puant; on voit même, quelquefois, les fonds de bains encore empreints de résidus excrémentitiels parce que le linge n'est que rincé et lessivé très rarement; les peignoirs, les fonds de bains sont trop courts et souvent percés de grands trous. Si les malades, pour éviter tous ces inconvénients, apportent leur linge, ce sont des discussions continuelles pour le chauffer et les fermiers ne s'en tiennent pas au tarif du chauffage. Enfin, le mobilier plus que modeste des cabinets à bains étant usé, les fermiers ne le remplacent point, ou s'ils l'entretiennent, c'est en substituant des planchettes en sapin, aux planchettes en liège, sur lesquelles les malades posent les pieds en sortant du bain. Les malades n'auraient plus une chaise à porteurs dans laquelle ils puissent entrer sans danger, si je n'en avais fourni une, depuis plusieurs années. Quant aux égards de simple politesse, je n'en parle point. Cent fois par an, il y a des plaintes sur ce point; je ne les juge pas. Le ministre doit en être informé lui-même, et, cette année encore, il a dû en recevoir.

L'Exploitation de l'Etablissement Thermal de Vichy du 1er janvier 1833 au 1er janvier 1842.

Il est donc assez naturel, que les malades de Vichy se plaignent de ce genre de soins hygiéniques! Sont-ils mieux traités, sous le rapport des plaisirs et des distractions, qui leur sont offerts? On va le voir.

Le premier et le plus utile des plaisirs, que l'on goûte aux eaux est celui de la promenade. Souvent, la nature en a fait tous les frais, et c'est ce qui arrive dans les nombreux établissements thermaux des Pyrénées. A Vichy, et dans tous les pays de plaine, où la culture est avancée et le terrain cher, il ne peut pas en être de même. Entre autres services, les eaux de Vichy doivent à mon prédécesseur, M. Lucas, un superbe jardin, qui fut acquis pièce à pièce et planté par ses soins, il y a 34 ans. Ce même inspecteur fit convertir en une belle avenue de peupliers, qui s'étend de Vichy à Cusset, un sentier existant sur les bords du Sichon, et connu sous le nom de chemin de *Mesdames de France;* d'autres avenues de peupliers furent plantées également aux frais de l'Etat, le long de quelques chemins vicinaux. Ce jardin, ces chemins sont sablés tous les ans, gardés et entretenus aux frais de l'Etat qui dépense en moyenne une somme de 1.500 francs à ce service. Cependant, ce système de promenades est encore incomplet, surtout du côté de l'Allier, où des avenues doivent aboutir en traversant l'enclos des Capucins acquis principalement à cet effet, au prix d'environ 30.000 francs, pendant la dernière année de l'administration de M. Lucas.

MM. Brosson, qui n'avaient pas de recettes à faire sur les

promeneurs, n'ont pas demandé, naturellement, l'adjonction des promenades de Vichy à leur ferme ; mais comme le bâtiment et l'enclos des Capucins leur étaient commodes pour leurs magasins, leur logement et pour les manufactures, qu'ils se proposaient d'établir à Vichy, ils se sont fait adjuger cette propriété, pour un loyer annuel de 500 francs, et l'administration a renoncé, ainsi, pendant neuf ans, aux améliorations, et surtout aux plantations qui devraient être faites dans l'enclos des Capucins, pour obtenir un intérêt d'environ 1 et 1/2 p. °/o du capital avancé, capital qu'on eût au moins doublé par la revente de la propriété. MM. Brosson ne méritent pas de reproches ; ils ont agi conformément à leurs intérêts ; ils ont fait leur métier !

Le désœuvrement, qui tourmente les malades pendant leur séjour aux eaux, a fait établir, auprès des établissements thermaux les plus fréquentés, des salons ou maisons de conversation, ainsi qu'on le dit en Allemagne ; ces salons ont, en outre, le but de rompre les coteries qui se forment, souvent, entre les habitants d'une même maison, coteries d'autant plus fâcheuses que la maison a plus d'habitants. Dans le moment actuel, les salons que l'Etat a construits à grands frais à Vichy seraient devenus quelque chose de plus, savoir : un moyen de rapprochement et de fusion entre les hommes de partis politiques différents qui fréquentent les eaux.

Un salon, une maison de conversation, auprès d'un établissement thermal très fréquenté, ont donc plus d'importance qu'on n'est disposé à le croire au premier aspect. Cette importance est plus encore d'intérêt public, que d'intérêt privé ; aussi, les salons mis en ferme ne prospèrent nulle part. Je ne parle pas des maisons de conversation de Baden, de Wiesbaden, de Pyrmont, etc., qui sont alimentées par le jeu, et par tous les moyens qui peuvent attirer et faire des joueurs. La France, sous ce rapport, comme sous tant d'autres, ne ressemble heureusement pas à l'Allemagne.

Mon prédécesseur, M. Lucas, savait très bien tout cela et il s'était opposé à la réunion des salons de Vichy avec la ferme des Eaux. On a fait le contraire ; qu'en est-il arrivé ? Les adjudicataires ont considéré les salons comme un objet de recettes ; ils les ont sous-loués au prix le plus haut ; les sous-fermiers qu'ils ont choisis, non seulement n'ont fait aucune dépense pour attirer les étrangers, mais ceux-ci (et cette année même encore, M. le comte de Tascher) ont reçu des impertinences ; les artistes étrangers qui veulent donner des concerts, les sociétés qui demandent les salons pour des bals privés, ont été pressurés par le prix de location de la salle. Qu'en arriva-t-il ? C'est que les salons sont abandonnés ; c'est que le sous-fermier actuel me demandait, cette année, l'autorisation d'y établir un estaminet ; l'année prochaine, il ne fera pas ses frais.

L'Exploitation de l'Etablissement Thermal de Vichy du 1er janvier 1833 au 1er janvier 1842.

Cependant, il serait possible de ramener, encore, la société dans les salons de Vichy, au moyen d'une excellente musique, telle qu'il en existe à Baden, à Aix-en-Savoie et ailleurs ; mais les frais de cette musique s'élèveraient au moins à la somme que produisent les abonnements. Un fermier ne peut pas faire une dépense de ce genre et d'autant moins que les bénéfices qui en résulteraient seraient encore plus au profit des logeurs et du fermier des eaux qu'à son bénéfice propre ; car les logeurs et le fermier des eaux ont, à retenir, longtemps, les étrangers, un intérêt que ne partage pas le fermier des salons.

Tout au moins, les salons de Vichy eussent-ils pu devenir une buvette, un café de bon ton ! On s'est toujours plaint de la qualité des rafraîchissements qu'on y prépare. Cette année, il y a des plaintes d'une autre espèce ; le sous-fermier de MM. Brosson s'est refusé à livrer de la glace sous le prétexte d'éviter la concurrence. A Vichy, il n'existe qu'une glacière ; cette glacière appartient à l'Etablissement ; elle n'était pas comprise dans la ferme des eaux ; elle a été concédée gratuitement à MM. Brosson frères en 1834 ; ils l'ont louée 600 francs en 1838. On se dispose, en conséquence, à construire d'autres glacières à Vichy, tout comme on a déjà construit des salons, en concurrence avec les salons publics.

Il est donc bien évident que MM. Brosson frères ne peuvent pas ajouter à leurs autres prétentions, celles d'être les *Bénazet* de Vichy. On voudra bien remarquer que, cette fois, MM. Brosson demandent, pour 90 ans, une concession générale, absolue, parce qu'il n'y a plus les mêmes frais à faire dans les promenades, que 8.000 arbres y ont été plantés, qu'en les élaguant tous les ans on aura beaucoup de fagots à vendre, qu'il y a dans ces 8.000 arbres près de 6.000 peupliers qui, dans vingt ou trente ans, seront sur le retour ; qu'alors il faudra les couper et que ces arbres appartiendront au concessionnaire qui en retirera 140 à 180.000 francs.

Concluons donc que les classes riches ne se trouvent pas mieux que les classes pauvres du système de l'industrie privée appliquée à l'exploitation des Etablissements thermaux ; soins d'hygiène, soins d'agrément, tout fait également défaut dans ce système.

Cependant, MM. Brosson frères s'étonnent de ce que le gouvernement se fasse entrepreneur d'eaux minérales et de ce qu'il n'abandonne pas à la spéculation cette branche importante de la médecine pratique. L'opinion de MM. Brosson s'explique : ils font leur fortune dans la ferme des eaux de Vichy ; cette ferme, ils veulent la continuer sans risquer les enchères de l'adjudication publique et l'obtenir pour 90 ans ! ! ! Rien de plus naturel.

Pour moi, qui ne suis ni un spéculateur, ni un industriel, je suis forcé, dans l'intérêt de mon art, de prendre précisément le contre-pied de la proposition de MM. Brosson frères et je dis : Il a été fort heureux, pour la médecine et pour les malades riches ou pauvres, que les gouvernements se soient faits entrepreneurs d'eaux minérales : ce qu'ils ont fait, ils doivent le faire encore ; et je motive ma pensée. Sans les établissements gérés aux frais du public, les eaux minérales n'eussent jamais été l'objet d'une étude consciencieuse et désintéressée ; on ignorerait aussi bien les cas où les eaux minérales sont nécessaires que les cas où il faut en interdire l'usage ; les eaux minérales ne seraient qu'un remède de charlatan que chaque propriétaire vanterait à l'envi. Les efforts des médecins placés par le gouvernement auprès des eaux minérales n'arrêteraient pas ce désordre ; les médecins, quand ils auraient de l'instruction et de la probité, seraient obligés de céder aux exigences des spéculateurs ou d'abandonner le poste à des confrères moins instruits ou moins délicats.

Que se passe-t-il, en effet, dans les établissements thermaux qui appartiennent à des particuliers ? Ces derniers ne prétendent-ils pas tous imposer leurs opinions médicales aux médecins-inspecteurs qu'ils n'ont pas eu la liberté de choisir ? Qu'est devenue l'influence du médecin-inspecteur, à Uriage, dont le propriétaire, honnête homme s'il en fut, repousse toute idée de spéculation mercantile dans l'exploitation d'un établissement qui est sa chose propre ? On parlera, sans doute, de la concurrence qui s'établira entre les divers propriétaires ; mais la concurrence du gouvernement avec ces derniers n'est-elle pas autrement énergique ? J'ajoute que tout n'est pas encore connu ni dans les propriétés, ni dans le mode d'administrer les eaux minérales et qu'avec le système de MM. Brosson frères, il faut renoncer à toute amélioration qui ne donne pas immédiatement un profit. Cependant, à Vichy, comme ailleurs, il y a, dans le moment, des améliorations à opérer et le besoin de ces améliorations est vivement senti. J'en ferai l'énumération plus bas et je dis d'avance que l'intérêt privé ne se livrerait pas à des améliorations de cette espèce, parce qu'il n'y a pour le spéculateur d'autres améliorations que celles qui se convertissent promptement en argent.

MM. Brosson frères n'attachent, du reste, et ne doivent pas attacher d'autre sens à ce mot *amélioration* qui n'est et ne doit être pour eux qu'un moyen de bénéficier davantage. Le mot a une autre valeur lorsqu'il est employé par les médecins ou par le gouvernement agissant

L'Exploitation de l'Etablissement Thermal de Vichy du 1er janvier 1833 au 1er janvier 1842.

dans l'intérêt public, sous une impulsion toute scientifique, toute bienfaisante. L'Etat n'a pas eu d'autres vues lorsqu'il a entrepris des améliorations considérables à Vichy depuis la mise en ferme des eaux. En 1833, on ne pouvait donner que 350 ou 380 bains par jour au grand Etablissement. En 1834 et 1835, les réservoirs ont été agrandis de manière à ce qu'au besoin, pas une goutte d'eau ne se perde des 180 mètres cubes que fournit la source du Grand-Puits quarré et qu'on puisse donner maintenant jusqu'à 750 bains. Cependant MM. Brosson frères affirment, imperturbablement, qu'il y a, chaque nuit, une perte de cette eau égale à 35 mètres cubes, ce qui est tellement faux que, cette année, l'eau a manqué plusieurs fois aux piscines. La facilité du service a été augmentée encore en conduisant dans l'établissement une quantité suffisante d'eau douce pour mitiger l'eau minérale. Les bains accordés aux indigents pouvant gêner le service, on a construit, à leur usage, des piscines que, maintenant, MM. Brosson frères veulent détruire, et au moyen desquelles il n'est plus donné, dans les cabinets à bains, qu'un nombre infiniment petit de bains gratuits. On a amélioré les douches à percussion ; on a établi, dans l'établissement de l'Hôpital, des douches ascendantes qui n'existaient pas et qui donnent, chaque année à la ferme, un revenu de 7 à 800 francs ; enfin les malades qui n'avaient point de salle d'attente en possèdent maintenant une superbe qui sert de promenade dans les jours de pluie. Tous ces travaux et quelques autres ont coûté plus de 120.000 francs à l'Etat, qui n'avait pris aucun engagement à cet égard et MM. Brosson ne se sont occupés d'autre chose que de retirer le produit de ces améliorations, produit qui a été fort considérable.

Cependant ces Messieurs, qui n'ont même pas fait dans les Etablissements thermaux, les réparations auxquelles ils étaient tenus par leur bail, s'attribuent modestement la prospérité actuelle des eaux de Vichy. S'il est prouvé qu'ils n'ont pas dépensé un centime en améliorations, ils auront du moins publié sur les eaux des ouvrages qui en auront mieux fait connaître les propriétés médicamenteuses. Il est possible que MM. Brosson frères soient entrés pour quelque chose dans les frais de certaines publications qui ont été faites gratuitement et par milliers d'exemplaires ; ils ne s'en vantent point et je ne le rechercherai point. Ce n'est pas là le genre de publicité avec laquelle ils prétendent faire valoir les eaux de Vichy. Il ne s'agit pour eux que de la publicité à 50 centimes, à 1 franc la ligne, publicité qui a fait la fortune du Sirop de Le Roy, de la Pâte pectorale de Regnault et à laquelle recourent, chaque jour, tous les charlatans qui n'ont pas d'autre moyen de tromper le public. On trouvera singulier, peut-être, que, d'une part, le gouvernement fasse poursuivre les charlatans et que, de l'autre, on ose se faire un mérite auprès de lui d'avoir vanté, à la manière des charlatans, un remède qui est la propriété de l'Etat ! ! !

Que MM. Brosson frères ne s'imaginent pas, au reste, que cette publicité à tant la ligne amène beaucoup de malades à Vichy. On n'entreprend pas un voyage aux eaux avec la même facilité qu'on achète une boîte de véritables pastilles de Vichy ou une once de moutarde blanche. Les malades vont aux eaux sur l'avis d'un médecin éclairé, et l'opinion des médecins ne se forme pas avec les annonces qui s'impriment au bas des gazettes politiques. Néanmoins, quelques malades crédules et séduits par ces pompeuses promesses, peuvent bien, quelquefois, prendre leur résolution d'eux-mêmes, sans, et souvent, contre l'avis de leur médecin. Mais ces malades avaient des maladies que les eaux de Vichy ne guérissent pas plus que tout autre moyen ; ils prendront les eaux sans succès, souvent elles aggraveront leurs maux. Ces malades font le bénéfice d'un fermier qui est pressé de jouir ou dont le bail n'est pas de longue durée ; ils donnent un profit momentané à quelques hôtels garnis ; ils finissent par nuire beaucoup à la réputation des eaux. Car, après avoir accordé des propriétés imaginaires sur la foi de prospectus mensongers, ils nient les propriétés les mieux établies et se citent en preuve du mal que produit un remède qu'ils se sont administrés eux-mêmes sur la recommandation d'une gazette !

Je n'ai donc pas une grande foi dans le succès permanent de cette publicité dont MM. Brosson frères font tant de bruit. Ma position m'oblige d'ajouter que ce moyen est tout à fait inconvenant, lorsqu'il s'agit de faire valoir une propriété de l'Etat ; car le moyen est peu délicat et ne voit-on pas, tous les jours, qu'il déshonore les gens de l'art qui y ont recours ?

Quant aux services nombreux rendus aux eaux de Vichy par MM. Brosson frères, en voici l'énumératiou d'après leurs dires propres. Ils ont monté, à Paris, quai Saint-Savin, n° 20, une fabrique de pastilles de Bi-carbonate de soude qu'ils vendent sous le nom de *Véritables Pastilles de Vichy;* ils vendent, de plus, sous le nom de *Sels de Vichy*, du Bi-carbonate de soude que l'on obtiendrait partout à 2 fr. 50 le kilogramme et qu'ils ont le mérite de vendre 6 francs. La soude de ces préparations est fournie par les salines de Valduc, dans le département des Bouches-du-Rhône ; l'acide carbonique est fourni, suivant M. Brosson jeune, par les sources d'Hauterive. On trompe donc le public en donnant le nom de Vichy à ces préparations ; si la tromperie est peu délicate, elle est, du moins, fort innocente.

MM. Brosson disent, en outre, qu'ils préparent, très bien, les boissons d'agrément ; alors pourquoi ne tiennent-ils pas la buvette des Salons de l'Etablissement ?

L'Exploitation de l'Etablissement Thermal de Vichy du 1er janvier 1833 au 1er janvier 1842.

Je serai plus juste envers MM. Brosson frères, qu'ils ne le sont eux-mêmes et je dirai que, selon moi, ils ont rendu, aux eaux de Vichy, un vrai et unique service dont ils ne parlent point cependant et pour cause : c'est d'avoir à peu près doublé l'exportation des eaux de Vichy à l'aide de leurs dépôts et de leur commerce de pastilles. Et la plus grande consommation de ces eaux a, sans contredit, amené plus de malades sur les sources mêmes.

Mais il y a loin de là, à dire que la prospérité des eaux de Vichy, soit l'ouvrage de MM. Brosson frères, ainsi qu'ils osent l'avancer. Tous les établissements d'eaux minérales sont en progrès ; le Mont-Dore aussi bien que Vichy ; Luchon aussi bien que le Mont-Dore ; l'augmentation de l'aisance générale, la facilité des communications, les progrès de l'art de bâtir, tout a concouru aux succès des Etablissements thermaux. Pour Vichy, en particulier, rappelons-nous que si le grand Etablissement thermal a été ouvert en 1824, il n'a été terminé qu'en 1835, que les malades ne pouvaient pas venir avant de savoir s'ils trouveraient les secours qu'on leur prescrirait d'employer, et qu'il fallait laisser arriver les malades avant de se livrer à des constructions continues pour les loger. Tout ce qui s'est passé, tout ce qui se passe à l'égard des eaux minérales, est le fait du mouvement ascendant de la société ; MM. Brosson frères, n'y sont pour rien ou du moins pour bien peu de chose ! ! !

Ainsi, *les preuves que MM. Brosson frères ont données de leur savoir-faire à Vichy* seraient, à mon avis, l'un des motifs les plus puissants, pour ne pas recourir à *l'action énergique de l'industrie privée afin d'étendre et de consolider la prospérité des Etablissements thermaux de l'Allier ;* je me sers textuellement des expressions employées par MM. Brosson frères.

Si, néanmoins, l'on pensait devoir recourir à cette *action énergique de l'industrie privée* pour faire prospérer un véritable hospice, il ne faudrait pas concéder les Etablissements thermaux pour rien ; il faudrait les vendre et étendre la mesure à tous ceux que possède l'Etat. MM. Brosson frères pourraient les acheter tous ; leur monopole, alors, ne rencontrerait plus d'obstacles !

Je ne puis pas terminer cette réponse, déjà si volumineuse, aux propositions de MM. Brosson frères, sans dire quelque chose des améliorations à faire à Vichy, et dont ils ont indiqué quelques-unes.

Ces améliorations se divisent, naturellement, d'après ce que nous avons dit, en améliorations sanitaires et en améliorations d'agrément. Il est naturel que MM. Brosson ne se soient occupés que des améliorations sanitaires, qui peuvent se réaliser promptement en argent :

1° Le nouvel établissement à construire près des sources de l'Hôpital est d'une urgence extrême ; l'établissement actuel construit, comme essai, par mon prédécesseur, est à la fois impuissant à consommer les produits de la source et à satisfaire les besoins des malades. Plusieurs plans ont déjà été étudiés ; je vais soumettre le résultat de cette étude, dont les assertions de MM. Brosson frères prouvent qu'ils n'ont même pas d'idées.

2° Ces Messieurs disent qu'il faut déplacer les douches *parce que leur position à trois mètres au-dessous du niveau du sol les rend incommodes et insalubres, par l'accumulation d'une grande quantité d'acide carbonique.* Ces douches ont été construites de manière à n'avoir rien à craindre de l'accumulation du gaz acide carbonique. On peut être bien sûr que MM. Brosson frères n'exécuteraient jamais les travaux qu'ils proposent pour établir de nouvelles douches ; ces travaux seraient à la fois trop coûteux et trop absurdes.

3° Ce qu'il faut joindre aux douches ce sont des cabinets à vapeurs, oubliés, je ne sais pourquoi, dans le plan de M. Lucas ; c'est un service de porteurs, dont MM. Brosson ne parlent pas parce que ce service ne leur rendrait rien, mais qu'ils veulent remplacer par des lits que l'on payerait fort cher et qui seraient tenus plus propres qu'ils ne tiennent le linge employé à sécher les malades.

4° Le gaz des sources de Vichy est impropre, au dire de M. Brosson jeune, à la fabrication du bi-carbonate de soude qui peut se préparer partout ; mais les volumes énormes du gaz qui s'échappent des diverses sources peuvent être employés à des douches à gaz, moyen nouveau et très énergique dans certaines affections très rebelles, et point assez communes pour qu'un spéculateur fît les frais d'un pareil établissement

5° Je ne parle point de la succursale à établir, dans le clos des Capucins, pour utiliser les eaux du puits Chomel et de la Grande-Grille ; que les cuves à bains tiennent l'eau, et l'on pourra donner, chaque jour, 120 à 140 bains de plus.

6° Ce sont donc ces cuves, qu'il est urgent de changer ; des essais ont déjà été faits dans cette intention ; il en faut de nouveaux avant de savoir si l'on se décidera pour la lave, le plomb, le zinc et même le bois dur.

7° L'expédition des eaux se fait mal ; les bouteilles sont mal bouchées ; il faut essayer de remplacer les bouchons en liège par des bouchons en verre. On gagnerait moins dans la vente de ces eaux, le prix en est trop élevé ; en le baissant on n'y perdra pas, la consommation deviendra plus forte.

L'Exploitation de l'Etablissement Thermal de Vichy du 1er janvier 1833 au 1er janvier 1842.

8° Une amélioration, à laquelle MM. Brosson ne souscriraient pas, consiste à rendre, aux malades du voisinage de Vichy la faculté d'en boire à raison de 15 centimes le litre en fournissant le verre.

9° Une souscription a été ouverte pour établir dans l'hôpital de Vichy, une salle propre à recevoir les sœurs hospitalières qui viennent prendre les eaux de Vichy. S. A. R. Mme Adélaïde a souscrit pour une somme de 2.000 francs. J'ai donné moi-même 1.000 francs pour cet objet. Ce n'est pas tout : il faut appeler aux eaux de Vichy, par l'établissement de deux salles militaires, l'une pour les officiers, l'autre pour les soldats, les militaires chez lesquels le ciel dévorant de l'Algérie décide un si grand nombre de maladies dans les voies digestives. Cet établissement est réclamé par les officiers généraux chargés des inspections.

On comprend aisément que toutes ces améliorations, qui ne sont que sanitaires, ne seraient pas faites par MM. Brosson, et qu'ils mettraient même une forte opposition à la dernière. Ils feront bien moins encore les améliorations de pur agrément.

Ces améliorations dernières consistent essentiellement à terminer les promenades à peu près telles qu'elles ont été conçues dans le plan primitif. Pour cela, la dépense à faire consiste presque uniquement en achats de terrain. MM. Brosson frères, qui voulurent se faire concéder, en 1833, l'enclos des Capucins pour y bâtir des hôtels garnis, demandent maintenant que cet enclos soit planté pour augmenter les promenades, et (ce qu'ils ne disent pas), pour donner plus de valeur à un terrain qu'ils ont acquis tout auprès. En plantant l'enclos, on ne manquera pas de démolir l'ancien claustral des Capucins, qui masque le bâtiment thermal de la manière la plus ignoble.

On peut considérer aussi, comme une dépense d'agrément et même comme une dépense de gouvernement, l'achèvement de la façade nord du grand bâtiment thermal pour y établir un appartement royal, ainsi qu'il en existe au Mont-Dore, à Plombières. Cet appartement recevrait les membres de la famille royale qui pourraient se rendre à Vichy, ainsi que cela est arrivé maintes fois avant et depuis 1789. En leur absence, MM. les préfets de l'Allier pourraient l'occuper chaque saison, pendant quelques jours et travailler, par les réunions qu'ils y établiraient à opérer de plus en plus cette fusion dont j'ai déjà parlé et qu'avaient commencée les salons publics de l'établissement.

On comprend que l'exécution d'un semblable projet est impossible avec l'aliénation que réclament MM. Brosson frères.

RÉSUMÉ

Il résulte de tous les faits contenus dans cet écrit :

1° Que MM. Brosson frères n'ont accusé, au vrai, ni les recettes, ni les dépenses de l'Etablissement de Vichy, puisqu'ils portent les recettes à 27.000 francs au lieu de 100.000 qui entrent effectivement dans leur caisse, et qu'ils exagèrent les dépenses des trois quarts au moins, ainsi qu'il a été démontré ; qu'ainsi se détruit tout cet échafaudage de calculs par lesquels MM. Brosson frères tâchent d'établir que la dépense des trois établissements thermaux de l'Allier excède la recette de plus de 50.000 francs, et qu'il y a, pour l'Etat, un bénéfice annuel de plus de 102.000 francs à se dépouiller ;

2° Que l'adoption du projet de MM. Brosson frères changerait complètement la nature des Etablissements thermaux appartenant à l'Etat ; que ces Etablissements ne pourraient plus être des hospices pour les malheureux atteints de maladies chroniques ; qu'ils ne présenteraient plus au malade riche les secours qu'il vient chercher auprès des eaux minérales dont la thérapeutique perdrait dès lors, tout espoir de progrès, qui ne serait pas de nature à être promptement réalisé en argent ; que toute action de l'autorité supérieure par la voix des médecins-inspecteurs deviendrait, dès lors, complètement illusoire ;

3° Que sans entrer dans la question de la préférence à donner à la régie, sur la ferme dans l'exploitation des Etablissements thermaux, il reste démontré, par la gestion même de MM. Brosson frères, que le régime de la ferme sert à merveille les intérêts pécuniaires des fermiers en compromettant, de la manière la plus complète, les intérêts des malades ; que du reste le Médecin-inspecteur de Vichy, aurait, le cas échéant, à proposer un système de régie qui, par un contrôle efficace, garantirait à la fois les intérêts du trésor et les intérêt des malades ;

4° Que les eaux de Vichy doivent leur prospérité actuelle à une foule de circonstances indépendantes du système de la ferme, et que les moyens de succès, tant vantés par MM. Brosson frères, ne sont pas de l'exercice de la médecine à l'usage des gens qui se respectent ;

5° Que, s'il y avait lieu, contre tout ce qui a été dit, d'adopter le système de l'industrie privée pour l'exploitation des eaux thermales appartenant à l'Etat, celui-ci aurait à vendre sa propriété pour en retirer quelque chose, au lieu de la concéder à titre gratuit :

6° Que la plupart des améliorations à introduire à Vichy, comme ailleurs, ne sont pas le fait de l'industrie privée qui n'y trouverait pas des bénéfices assez prompts, mais celui d'une administration qui voit les choses d'un point plus élevé.

PRUNELLE.

Le 23 mai 1840, M. de Brouville[1], puissamment soutenu par le Ministre de l'agriculture et du commerce, Cunin-Gridaine, est nommé surveillant général de l'Etablissement thermal de Vichy, pendant le bail en cours.

L'Exploitation de l'Etablissement Thermal de Vichy du 1er janvier 1833 au 1er janvier 1842.

L'exploitation des frères Brosson donna lieu, le 5 juin 1840, lors de la discussion du budget, à la Chambre des députés, à une intervention à la tribune de M. Mermilliod, député du Havre, qui est ainsi rapportée par le *Moniteur Universel* :

M. MERMILLIOD. — Messieurs, on vous occupe depuis quelques jours des moyens de dépenser le mieux possible l'argent des contribuables ; je me permettrai de vous entretenir un moment des moyens d'obtenir une recette de quelque importance à l'occasion des établissements thermaux.

Je ne m'étendrai pas sur ces établissements en général, mais je vous dirai quelques mots de l'un d'entre eux, que j'ai été malheureusement condamné à visiter ; je veux parler de celui de Vichy.

L'établissement thermal de Vichy a été affermé, il y a sept à huit ans, je crois, moyennant un loyer de 27.000 francs ; depuis cette époque, le nombre des baigneurs s'est immensément accru, et, si je suis bien informé, les produits, tant des bains que de la vente des eaux, ne donneraient pas aux fermiers un bénéfice net de moins de 100 à 120.000 francs.

Vous voyez, Messieurs, que c'est un avantage assez considérable que d'obtenir une somme pareille pour un prix de bail de 27.000 francs.

1. Jean de Brouville, né à Clermont (Haute-Marne), le 7 juillet 1787, de Pierre-Eugène de Brouville, maréchal des logis de la gendarmerie royale, et de Magdeleine Ragot, s'engagea dès 1805, dans la cavalerie. Il fit donc toutes les guerres du premier Empire, et lorsque, le 26 décembre 1815, il épousa à Bourbonne-les-Bains, Mme Marie-Louise Chaudron, veuve de M. Jean Jolv, il était capitaine de cuirassiers et chevalier de la Légion d'honneur. Mis en demi-solde sous la Restauration, il se retira à Bourbonne où il s'occupa activement des affaires publiques. Elu conseiller général de la Haute-Marne, sous la monarchie de Juillet, il abandonna, en 1840, la politique pour venir à Vichy. Régisseur de l'Etablissement thermal de cette ville, à partir du 1er janvier 1842, il fut suspendu de cette fonction en 1845. Le 16 avril 1845, Mme de Brouville mourait à Vichy. Son mari se retira alors à Paris, avec son fils, ingénieur civil. Ce fils, Charles-Nicolas-Eugène de Brouville, né à Bourbonne-les-Bains, le 3 janvier 1817, épousa, à Moulins, le 30 novembre 1846, Mlle Marguerite-Lucile Barnichon, fille de M. Elie Barnichon, avoué près le tribunal de première instance de Moulins, et petite-fille de Jean Barnichon, ancien régisseur et baigneur chef de l'Etablissement thermal de Vichy.

Ce bail va finir l'année prochaine, et je pense que l'administration prendra en considération les circonstances actuelles pour imposer à l'adjudicataire des conditions beaucoup plus élevées et surtout pour se préoccuper un peu du sort des baigneurs qui, je dois le dire, malgré l'immensité des bénéfices réalisés par l'adjudicataire, sont on ne peut plus mal traités dans cet établissement. Ainsi le matériel est dans un état déplorable. Il n'est pas renouvelé convenablement, et, avant la fin de la saison, on peut dire qu'il n'existe plus ou que sa détérioration le rend presque impropre à sa destination. D'une autre part, il existe un abus condamnable et pour la répression duquel j'obtiendrai, je crois, les sympathies complètes de la Chambre. A une certaine heure, quelles que soient les prescriptions des médecins, les grilles des sources se trouvent fermées, de sorte que les malades ne peuvent suivre les conditions exactes de leur traitement ; cependant, l'adjudicataire ou l'administration doit avoir là constamment des préposés pour satisfaire aux conditions du cahier des charges. On oppose que, les eaux étant affermées, le produit des sources appartenant à l'adjudicataire, il est nécessaire de fermer les grilles de peur que l'on ne vienne puiser à la dérobée quelques bouteilles d'eau ! *(Mouvement.)*

J'avoue qu'il y a dans un tel motif quelque chose d'odieux. Il est exorbitant qu'une chose donnée par la nature, et que la Providence semble offrir comme un bienfait à l'homme qui souffre, lui soit inhumainement ravie, et que les malheureux ne puissent puiser quelques bouteilles d'eau dans ces sources salutaires qui coulent à leurs pieds ! *(Vive approbation sur plusieurs bancs.)*

Une voix. — Mais si les eaux sont affermées !

M. MERMILLIOD. — Eh bien ! Elles sont affermées dans des conditions sur lesquelles je demande que l'administration veuille bien réfléchir ; s'il existe un cahier des charges qui permette un pareil état de choses, il serait important que, dans les clauses du prochain bail, on empêchât le retour d'un pareil régime. *(Approbation.)*

Il convient sans doute que le prix nouveau soit plus élevé, mais peut-être vaut-il mieux encore s'imposer quelques sacrifices compensés largement par l'augmentation du fermage, pour que la population indigente puisse au moins profiter des bienfaits que la nature semble lui offrir et que les hommes veulent lui retirer. *(Approbation générale.)* Car plusieurs de mes honorables collègues, que je pourrais invoquer, ont été révoltés comme moi de voir tant de malheureux déshérités des biens que la Providence a mis à leur portée et que le monopole confisque sous leurs yeux.

Je dirai qu'il y a beaucoup à faire relativement à l'établissement de

Vichy en particulier. Ainsi vous avez là des médecins-inspecteurs. Je sais qu'en France et à l'Etranger des établissements de ce genre que j'ai pu rencontrer sont l'objet d'une surveillance sérieuse et efficace ; mais à Vichy, il y a des inspecteurs qui n'inspectent rien. *(Réclamations.)*

L'Exploitation de l'Etablissement Thermal de Vichy du 1er janvier 1833 au 1er janvier 1842.

M. DE VATRY. — Donnez-leur du pouvoir sur les adjudicataires et soyez sûrs que tout ira bien.

M. MERMILLIOD. — Du moment que l'administration reste chargée de ce soin, il faut qu'elle le remplisse. Le matériel, je le répète, est dans un état déplorable, et cependant on ne s'occupe pas de le renouveler ; de sorte qu'on se trouve privé des choses les plus nécessaires et que je ne veux pas détailler, et qu'en retour de son argent, on est privé même des ressources qui se rencontrent dans les établissements privés de l'ordre le plus infime !

Mais il est inutile de prolonger la discussion sur ce point. Ma conclusion tend à ce que le Gouvernement impose des conditions plus satisfaisantes pour les intérêts publics à des adjudicataires qui peuvent réaliser d'aussi grands bénéfices ; et si, par une générosité que jamais je ne blâmerai pour mon compte, l'administration voulait renoncer à tout ou partie de l'élévation du fermage, que ce soit pour stipuler, en faveur des populations et en faveur des malheureux surtout, des avantages qui, en vertu du monopole actuel, leur sont précisément refusés. *(Très bien.)*

M. AMILHAU. — Je ne viens pas contredire ce qu'a dit notre honorable collègue, M. Mermilliod ; je veux seulement y ajouter deux observations, et je prie M. le ministre de vouloir bien y répondre, car elles ont une grande importance.

Dans l'état actuel, les eaux minérales qui sont une des sources de notre richesse nationale, qui attirent les étrangers et les nationaux, se trouvent être sous l'empire d'une législation qui permet de les détourner et de les corrompre. Il y a là un premier abus qui exige que la législation y pourvoie, et j'appelle l'attention de M. le ministre sur ce point.

Sous un autre rapport, les inspections, au lieu d'être un moyen de haute surveillance pour la conservation des eaux thermales, sont dans certains établissements la source d'une foule d'abus et de vexations.

Par la loi de l'an VII, on a accordé au médecin le droit de surveiller la délivrance des heures ; et au lieu de surveiller il fixe lui-même les heures selon son caprice et aussi selon les rétributions qu'il reçoit. Des conseils municipaux ont, au nom de leurs communes, fait parvenir leurs plaintes au ministère du commerce. Heureusement que cette conduite est dans les exceptions, mais il faut détruire jusqu'à la possi-

IX.

bilité d'un pareil abus. Les eaux appartiennent au public et le droit de chacun, pauvre ou riche, naît à l'instant où il se présente.

Il convient de ne pas placer les médecins eux-mêmes dans cette position. M. le ministre du commerce peut avoir reçu à ce sujet de nombreuses réclamations. Je le prie de vouloir bien prendre des mesures pour empêcher le renouvellement de ces abus qui sont une des causes qui éloignent les étrangers de nos eaux, tout aussi bien que le mauvais état de certains bâtiments dont on vous parle.

M. Cunin-Gridaine. — L'établissement de Vichy est un des plus considérables ; lorsqu'il a été affermé, on a imposé au fermier des conditions qui ne sont peut-être pas aussi exactement remplies qu'on peut le désirer, et qui ont déjà donné lieu de la part du ministre du commerce à des observations très vives adressées au fermier.

Il a été fait aux inspecteurs un reproche que je ne puis, pour mon compte, laisser passer sans réponse. J'ai eu le malheur, comme l'honorable M. Mermilliod, d'aller à Vichy ; ma santé va me forcer encore de m'y rendre, et tout ce que j'ai vu ne peut laisser supposer que MM. les inspecteurs ne remplissent pas exactement leur devoir. J'ai remarqué, au contraire, que M. l'inspecteur en chef s'en acquittait avec la plus grande exactitude ; il suffit d'ailleurs de citer le nom de l'honorable M. Prunelle, notre ancien collègue, pour être complètement rassuré. M. Prunelle est très exigeant envers les fermiers ; il a besoin de l'être, afin de faire exécuter les conditions de leur bail. Non seulement il est sévère, il apporte tous les soins possibles à faire... *(Interruption.)* Messieurs, il ne faut pas accuser ceux qui sont absents ; il ne faut pas accuser ceux qui remplissent leur devoir et qui sont adorés dans le pays.

M. Auguis. — M. Prunelle est un des hommes les plus savants de l'Europe.

M. de Vatry. — C'est vrai, c'est vrai !

M. Mermilliod. — La science n'empêche pas l'inaction.

M. Cunin-Gridaine. — M. Prunelle, et cela est à la connaissance des étrangers et de tous les habitants, se distingue autant par sa science que par ses actes d'humanité. Son zèle, enfin, égale son désintéressement, et l'administration, j'en suis sûr, confirmera la justice que je me plais à lui rendre. *(Très bien.)*

M. Mermilliod. — Je ne veux pas aigrir le débat, mais je demanderai à répondre.

M. Gouin, ministre de l'Agriculture et du Commerce. — J'ai été interpellé par les deux orateurs qui ont précédé à cette tribune l'hono-

L'Exploitation de l'Etablissement Thermal de Vichy, du 1er janvier 1833 au 1er janvier 1842.

rable M. Cunin-Gridaine. Il est donc de mon devoir de leur répondre. Je le ferai en peu de mots, afin de ne pas abuser de l'attention de la Chambre. Le bail de la ferme de Vichy expire à la fin de 1841 ; le Gouvernement saisira cette occasion pour introduire, soit en continuant le système de fermage, soit par la voie de régie, si ce dernier mode lui paraît préférable, toutes les améliorations qui seront jugées utiles et qui satisferont aux réclamations qui ont pu à ce sujet être fondées.

Quant à l'interpellation de l'honorable M. Amilhau, voici la réponse que j'ai à faire. Il est très vrai que des plaintes ont été adressées à l'administration sur certains abus qui semblent résulter du droit qu'ont les inspecteurs des eaux thermales de fixer eux-mêmes les heures des bains attribués aux malades. Je suis porté à croire que plusieurs de ces abus sont réels. Ils m'ont été signalés plus particulièrement à Bagnères-de-Luchon. Je n'ai pas cru devoir y faire droit immédiatement, attendu que le système actuel de l'inspection des eaux thermales est fondé sur une législation qui remonte à l'an VII, et qui depuis lors a été confirmée par une ordonnance de 1823. Avant de modifier cette législation, j'ai besoin d'obtenir de nouveaux éclaircissements qui me permettront alors d'agir d'une manière uniforme pour tous les établissements de cette nature. Si, comme je suis disposé à le croire, l'ancienne législation peut être améliorée, je ferai en sorte que ce changement puisse être appliqué aux règlements qui seront admis à la police des eaux thermales pour l'année 1841. Jusque-là, je crois devoir maintenir la législation existante.

M. Mermilliod. — Je n'ai entendu en aucune façon incriminer la conduite des deux inspecteurs ; et ce serait même fort maladroit à moi, car je vais retomber dans peu de semaines sous leur empire. *(On rit.)* Je dis que non seulement cela n'est pas entré dans mon intention, mais je reconnais que c'est par suite du monopole que j'ai blâmé, que les inspecteurs sont entravés, paralysés dans leur action. Voilà ce que j'ai voulu dire : je n'ai nullement prétendu attaquer deux personnes des soins de l'une desquelles surtout j'ai eu très grandement à me louer *(Nouvelle hilarité)*. J'ai entendu seulement critiquer la situation qu'on leur a faite et en empêcher la continuation.

M. Pascalis. — Je demande à dire un mot sur un point qui a été traité par M. Amilhau. M. le Ministre, ce me semble, n'a pas fait de réponse à cet égard.

Les établissements thermaux sont assurément des établissements d'utilité publique, soit qu'ils appartiennent à l'Etat, soit qu'ils appartiennent à des particuliers. Aussi l'Etat a-t-il l'inspection sur eux, lors même qu'ils sont la propriété de particuliers. Eh bien ! il est arrivé que des propriétaires voisins de quelques-uns de ces établissements, se sont livrés à des entreprises qui peuvent avoir pour résultat de détourner les sources, et de les détourner, non seulement au préjudice du propriétaire, mais au préjudice du public tout entier, puisqu'il serait privé de ces sources. Il me semble qu'il est important de rechercher dans la législation actuelle s'il est un moyen d'empêcher la continuation de semblables entreprises et, si la législation ne fournit pas des moyens suffisants, il serait indispensable de vous en demander.

M. le Ministre connaît, je crois, les faits qui motivent cette réclamation, et je prends la liberté de recommander ce point très important à toute sa sollicitude.

M. Gouin, ministre de l'Agriculture et du Commerce. — Je reconnais l'importance de la question qui vient d'être soulevée par l'honorable préopinant ; la Chambre doit se rappeler qu'une loi à ce sujet lui a déjà été présentée, et qu'elle ne l'a pas adoptée. Cette question offre des difficultés réelles. Néanmoins, comme je reconnais qu'elle touche à de nombreux intérêts, je m'en préoccuperai de nouveau, et je tâcherai d'être plus heureux que mes prédécesseurs en la faisant arriver à une solution.

M. le Président. — Je mets aux voix le chapitre.

(Le chapitre est adopté[1].)

Cette discussion sonnait indiscutablement le glas de l'affermage des Eaux de Vichy. Il était dès lors bien certain qu'après de telles critiques et surtout après les démonstrations répétées de Prunelle, établissant que les frères Brosson gagnaient beaucoup en exploitant les thermes de Vichy, c'était la régie de ces eaux imposée, pour ainsi dire, par la Chambre des députés, dès la fin du bail en cours. Cependant, les fermiers de l'Etablissement thermal de Vichy ne voulurent pas rester sous le coup qui les atteignait terriblement. Ils profitèrent de la présence à Vichy du député Mermilliod pour lui adresser la lettre suivante :

Vichy, le 12 juillet 1840.

Monsieur,

Nous avons attendu votre arrivée pour répondre aux faits que vous avez articulés contre nous, comme fermiers de l'Etablissement thermal de Vichy, à la Chambre des députés (séance du 5 juin dernier), car,

1. *Moniteur universel*, 2e supplément au n° 158, du samedi 6 juin 1840 (page 1.305).

L'Exploitation de l'Etablissement Thermal de Vichy du 1er janvier 1833 au 1er janvier 1842.

avant tout, nous désirions que la vérité fût connue et que vous pussiez vous assurer personnellement de l'exactitude des renseignements qui vous avaient été fournis.

Avant de vous occuper du matériel et de l'administration de l'Etablissement, vous avez donné la *priorité* à la question d'*argent* et établi avec une *grande exactitude* les *produits* et les *bénéfices* que vous nous attribuez, et que nous acceptons avec reconnaissance, sauf à vérifier le tout, alors que l'établissement sera administré en régie, par les soins de M. l'inspecteur actuel ; nous nous bornons à vous faire connaître qu'avant notre ferme, l'Etablissement, alors entre les mains de la régie, n'avait jamais produit 18.000 francs.

Pour le matériel, nous vous proposons de visiter l'établissement, de lire le cahier des charges, et de comparer l'inventaire du mobilier, dressé à l'époque de notre entrée en jouissance, avec le matériel actuel ; vous vous assurerez que nous avons fait bien au delà de ce qui est prescrit, et vous reconnaîtrez, de plus, que nous n'avons pas le droit de substituer à ce matériel un mobilier plus en rapport avec sa destination, car nous sommes obligés de nous renfermer dans le cercle des conditions qui nous sont imposées.

Nous avons fait de nombreuses demandes pour obtenir des baignoires plus convenables, un ameublement pour l'établissement et pour les salons, et des réparations d'intérieur de première nécessité ; nous avons sollicité l'établissement d'un plus grand nombre de cabinets de bains et offert de les faire construire à nos frais, pour être remboursés à fin de bail ; pas une de ces demandes n'a été accueillie.

Nous remettons à un autre temps l'exposé général de tous les faits, et la publication de documents officiels, sur tout ce qui se rapporte à notre gestion et à nos rapports avec M. l'inspecteur ; aujourd'hui nous désirons vous faire connaître la part qui peut nous être attribuée, dans ce qui provoque les plaintes incessantes dont l'Etablissement de Vichy est l'objet.

1° FONTAINE :

Les fontaines sont toutes au pouvoir de l'inspecteur. C'est lui qui place près de chacune d'elles un préposé sur lequel nous n'avons aucun droit, et qui est entièrement indépendant de nous. Tout ce qui est payé à ces préposés par les buveurs, est à la disposition de l'inspecteur et ne fait pas partie de nos recettes.

Ainsi, les fontaines sont placées spécialement sous l'administration de l'inspecteur, qui fait et dispose selon son bon vouloir.

2° LE SERVICE :

Tous les agents de service, hommes et femmes, sont nommés par l'inspecteur et payés par le gouvernement ; que le service soit bien ou mal fait, nous n'avons aucune inspection, aucun moyen d'intervention. Les agents de cette régie prennent le linge au chauffoir et le distribuent dans les cabinets.

3° Série d'ordre :

Les registres d'ordre tenus aux deux entrées de l'établissement, pour la fixation des séries, sont uniquement l'œuvre de la régie. Il nous est même refusé de faire la vérification nécessaire pour reconnaître si les articles 3, 6 et 7 sont exécutés [1].

4° Eau minérale :

Les bouteilles d'eau, qui s'exportent en toute saison, sont *rincées, emplies, bouchées, goudronnées et cachetées* par les agents de la régie ; nous n'y coopérons en rien ; et si les bouteilles d'eau sont refusées, par la raison qu'elles sont malpropres, mal bouchées, ou pour toute autre cause, nous ne pouvons faire aucune réclamation. Le pouvoir de l'inspecteur, qu'on trouve insuffisant, suffit cependant pour nous imposer des pertes considérables.

5° Chaises a porteur :

M. l'inspecteur a toujours disposé de la chaise à porteur et exige deux francs par course. Cette perception vient augmenter la somme perçue aux fontaines, sans augmenter le budget de l'Etat.

Vous voyez, monsieur, que nous ne sommes pas les administrateurs de l'Etablissement ; que, fermiers du tout, nous ne sommes en possession que d'une partie, et que M. l'inspecteur a sa petite recette et sa grande administration.

Il est pénible de parler de soi pour rappeler des actes de bienfai-

1. « Art. 5. — Les malades auxquels des bains de plus d'une heure seraient prescrits auront à s'inscrire dans les deux séries successives, et paieront, en conséquence, double bain.

« Art. 6. — Les malades qui, par une cause quelconque, se trouveraient dans l'impossibilité de prendre leur bain à l'heure qui leur est assignée, en feront prévenir le baigneur-chef, autant que possible la veille, ou au moins au commencement du service de la journée, et celui-ci, après avoir pris note de ces avertissements, disposera des cabinets, devenus ainsi libres, en faveur des malades qui le demanderont.

« Cet avertissement pourra être reçu pendant deux jours de suite, passé lesquels le tour d'inscription sera perdu.

« Art. 7. — A défaut des avertissements susdits et dans le cas de vacance des cabinets à l'heure où ils auraient dû être occupés, les fermiers pourront exiger le paiement du bain qui n'a pas été pris. Ce paiement ne sera exigible que sur le bordereau qui en sera dressé par l'agent supérieur de surveillance, d'après les notes fournies par les baigneurs-chefs et les commis d'ordre ; ce bordereau devra toujours être certifié par le médecin-inspecteur. »

sance ; mais nous devons la vérité et nous pouvons dire hautement que nous donnons aux malheureux et les bains et les eaux, qu'ils aient ou non le certificat exigé ; que toutes les dames religieuses reçoivent les bains gratis ; qu'il en est de même pour tous les réfugiés ; que les hospices des localités voisines, et qui font prendre quelquefois des voitures d'eau, la reçoivent toujours gratuitement. Enfin, nous en appelons avec confiance et aux autorités du pays et à la mémoire du pauvre ; au besoin même, aux nombreuses lettres de remercîments dont nous sommes possesseurs.

L'Exploitation de l'Etablissement Thermal de Vichy du 1er janvier 1833 au 1er janvier 1842.

Si, comme nous devons le croire, vous avez été mu par un sentiment philanthropique, comment se fait-il que vous n'ayez porté aucune attention sur le traitement médical que les pauvres étrangers reçoivent à Vichy ? Nous vous prions de prendre à cet égard des informations.

Nous avons longtemps sollicité la nomination d'un agent supérieur, chargé de diriger l'administration de l'établissement, et nous voyons avec grand plaisir qu'enfin il a été fait droit à notre demande.

Après vous avoir donné les explications que vous pouviez attendre de nous, nous pensons qu'il ne restera rien dans votre esprit des préventions qui avaient pu résulter contre nous d'une connaissance imparfaite des choses. Votre loyauté nous est un sûr garant que vous ne nous auriez pas rendus responsables des nombreuses plaintes que l'administration de l'établissement de Vichy n'a cessé de susciter, si la vérité vous eût été connue.

Nous avons l'honneur d'être, monsieur, vos très humbles serviteurs,

Brosson frères.

A cette lettre des plus courtoises, le député du Havre répondit ainsi qu'il suit :

Vichy, le 15 juillet 1840.

A Messieurs Brosson frères, à Vichy.

Messieurs,

Vous m'avez fait l'honneur de me soumettre quelques explications par votre lettre du 14 courant, relativement aux faits qui avaient motivé mes reproches contre l'établissement de Vichy, dans la séance de la Chambre des députés du 5 juin dernier. La convenance parfaite des rapports qui ont eu lieu entre nous à cette occasion me permet de faire à ces observations une réponse qu'autrement j'eusse cru devoir à ma dignité de refuser péremptoirement.

Vous reconnaissez que l'établissement de Vichy a maintes fois provoqué des plaintes analogues aux miennes; mais vous désirez avec raison repousser la part qui ne doit pas vous en être attribuée, et vous exprimez, en finissant, la pensée que vos observations ne laisseront rien dans mon esprit des préventions qui avaient pu résulter d'une connaissance incomplète des faits.

En se reportant au compte rendu de la séance du 5 juin, il est facile de voir que mes critiques portaient principalement sur le système d'adjudication des eaux thermales. Ce système a pour résultat, en effet, de créer un privilège exclusif en faveur de l'adjudicataire, qui doit dès lors naturellement tenir la main à la conservation de ses droits, et mettre obstacle à tout ce qui pourrait tendre directement ou indirectement à réduire les avantages de son *monopole*. Ainsi, par exemple, j'avais signalé la fermeture anticipée des fontaines, dans la soirée, contrairement aux exigences du traitement de certains malades; vous expliquez, et votre cahier des charges confirme que le médecin-inspecteur étant exclusivement chargé de la police des eaux, doit rester seul aussi responsable de cette mesure. J'en conviens avec d'autant plus d'empressement que le prétexte peu philanthropique donné pour la justifier, s'accorde mal avec le désintéressement notoire que vous apportez dans vos concessions gratuites d'eaux et de bains.

Il n'en est pas moins vrai, toutefois, que lorsque je réclamai, l'an dernier, contre un tel état de choses, les préposés m'objectèrent la nécessité d'empêcher qu'on ne vînt à la dérobée puiser de l'eau au préjudice de vos intérêts. Je sais bien que ces employés ne dépendent aucunement de vous (ce qui est absurde), et je suis porté à croire que dans cette circonstance ils ont été au delà de ce que vous eussiez désiré vous-mêmes; mais tout cela n'affaiblit pas le fond de mes critiques contre un mode d'exploitation qui autorise et légitime des précautions si incommodes pour les malades, si rigoureuses pour les malheureux.

Je ne m'occuperai pas de quelques autres points de détail que révèle votre lettre, et que confirment les documents à l'appui. Il est fâcheux qu'ils soient généralement ignorés, et que le public vous attribue à cet égard une responsabilité qui ne doit pas vous atteindre. Tout ce que je puis dire, c'est qu'il est difficile de rencontrer un acte administratif dont la rédaction présente autant d'anomalies que le cahier des charges du bail de Vichy, et que l'incohérence de ses dispositions me paraît la principale cause des plaintes trop réelles que, de votre aveu, cet établissement n'a cessé de provoquer.

Ma seconde observation à la Chambre portait sur l'état du matériel mobilier; vous répondez qu'il est supérieur à celui qui vous a été livré sur inventaire, et que vous devez représenter à fin de bail. Je n'en disconviens pas ; mais la question n'est point là : l'article 22 du cahier, en vous chargeant en compte de la valeur du mobilier existant lors de votre entrée en jouissance, avait pour but seulement de fixer le chiffre de votre débet à cet égard. Il ne peut s'interpréter en ce sens que vous n'êtes point tenus de donner à ce matériel toute l'extension que nécessiteraient les circonstances ; et, en effet, comment tomberait-il sous le sens que vous pussiez satisfaire aux besoins de 1840, par exemple, avec le mobilier qui suffisait en 1833 ?

L'Exploitation de l'Etablissement Thermal de Vichy du 1er janvier 1883 au 1er janvier 1842

Je persiste donc à penser qu'il entre dans vos charges de proportionner constamment le matériel aux développements que l'établissement a pris depuis votre adjudication, et que, sous ce rapport, les malades ont été précédemment fondés à se plaindre. Je citerai, comme étant à ma connaissance personnelle, que, l'an dernier, au commencement du mois d'août, certains articles du mobilier étaient dans un état de détérioration et d'insuffisance tel, que le bien-être des baigneurs en souffrait réellement. Or, si l'on considère que les malades ont droit à la même sollicitude, à la fin comme au début de la saison des eaux, on ne peut trouver étrange les plaintes élevées contre le défaut de renouvellement de la partie du mobilier devenue impropre au service. J'ajoute qu'en ce point des améliorations importantes paraissent avoir été introduites cette année dans le régime de l'établissement.

En vous remerciant, messieurs, des communications obligeantes que vous avez bien voulu me soumettre sur divers points mal appréciés dans le public, je ne saurais trop vous répéter combien il vous importe également d'éclairer l'opinion prévenue contre vous, ne fût-ce que dans l'intérêt de la vérité, et je vous prie de me croire

Votre très obéissant serviteur,

MERMILLIOD

Dès lors, le sort en est jeté. L'Etablissement thermal de Vichy sera exploité en régie à partir du 1er janvier 1842. Du reste, prévoyant cette solution qu'ils devaient, surtout, à l'hostilité persistante de Prunelle, les frères Brosson avaient pris, dès 1836, leurs précautions ; ils avaient acquis, le 13 novembre 1836, par fermage interposé, deux sources d'eaux minérales à Hauterive ; et, à l'Exposition des Champs-Elysées de 1839, ils avaient exposé, à côté des produits de Vichy qu'ils fabriquaient et exploitaient depuis 1833, des bouteilles d'eaux minérales étiquetées : *Source d'Hauterive-Vichy*.

IX. Prunelle ne connut qu'en 1840 seulement, cette manœuvre commerciale des frères Brosson, manœuvre commerciale qui était absolument contraire à l'intérêt public, et qui, en 1841, prenait corps et commençait à s'affirmer comme un danger futur pour la vente, hors de Vichy, des bouteilles des eaux minérales de l'Etat. Aussi, le 27 mai 1841, le médecin-inspecteur crut-il de son devoir de la dénoncer au ministre par la lettre suivante :

Depuis plus d'un an, MM. Brosson, comprenant que le bail de la ferme de Vichy ne sera pas renouvelé en leur faveur, cherchent à donner aux eaux d'une source qu'ils ont acquise dans le village d'Hauterive, à une lieue en amont de Vichy, le nom d'*Hauterive-Vichy*, et ne font annoncer les produits de Vichy que sous ce nom d'*Hauterive-Vichy*.

Ces annonces, d'abord, trompent le public qui s'imagine recevoir les produits de Vichy, quand on lui livre les produits d'Hauterive. Rien ne constate encore l'identité des propriétés médicales des sources d'Hauterive et de celles de Vichy. Si cette identité existait, il faudrait encore laisser aux malades et aux médecins la liberté du choix et ne pas les tromper par de fausses dénominations.

Le moyen employé par MM. Brosson est ensuite une lésion évidente de la propriété de l'Etat à Vichy, propriété dont on cherche à diminuer la valeur en étendant, à d'autres sources encore inconnues, la juste réputation dont les Eaux de Vichy jouissent depuis plusieurs siècles.

L'intérêt des malades et l'intérêt du trésor se réunissent donc pour que des mesures soient prises pour interdire le plus tôt possible à MM. Brosson la dénomination qu'ils ont donnée aux sources d'Hauterive, dont une seule, du reste, est leur propriété, et ces sources sont au nombre de cinq[1].

Ce cri d'alarme ne fut pas entendu et l'on ne fit rien, alors, contre les manœuvres commerciales des frères Brosson.

Ainsi naissait, déjà, du consentement tacite de l'Etat, la concurrence commerciale aux eaux minérales naturelles de Vichy par les eaux minérales du Bassin de Vichy.

C'est pendant la ferme Brosson qu'on réalisa, à Vichy,

1. Lettre inédite de Prunelle.

un progrès dans l'embouteillage des eaux minérales. Jusque-là, on avait bouché les bouteilles après leur remplissage à la source même, comme on le faisait depuis un temps immémorial, par ce procédé de la *palette*, qui consistait à faire pénétrer le bouchon mouillé dans le goulot de la bouteille en frappant sur lui soit avec une palette, soit avec un maillet de bois, soit avec tout autre objet pouvant remplacer cette palette ou ce maillet. Le serrurier François Laprugne et son père Claude Laprugne, conseillés par Prunelle, imaginèrent et construisirent, après de nombreux essais, une boucheuse mécanique spéciale qui dès lors fut employée à l'Etablissement thermal de Vichy jusqu'en 1891. Cette machine consistait en un levier de fer avec lequel on manœuvrait une crémaillière terminée par un poinçon de cuivre qui pressait sur le liège mouillé placé dans un tube de cuivre en forme de tronc de cône ouvert à ses deux extrémités dont la plus petite s'embouchait exactement dans le goulot de la bouteille.

L'Exploitation de l'Etablissement Thermal de Vichy du 1er janvier 1833 au 1er janvier 1842.

Cette boucheuse que j'ai vue servir si longtemps, pour l'embouteillage des eaux des sources minérales de Vichy et de celles du Bassin de Vichy, faisait, quand on la manœuvrait, un bruit spécial et caractéristique bien connu. Elle rendit, pendant plus d'un demi siècle, de grands services à l'exploitation des eaux minérales de Vichy ; elle méritait donc d'avoir sa place dans cette histoire.

D'après les listes officielles des étrangers, il vint à Vichy, en 1833, *cinq cent soixante-quinze baigneurs ;* en 1834, *cinq cent quinze ;* en 1835, *huit cent cinquante-trois ;* en 1836, *mille treize ;* en 1837, *treize cent quarante-deux ;* en 1838, *dix-neuf cent quarante ;* en 1839, *deux mille deux cent trente ;* en 1840, *deux mille cinq cent quarante-trois*, et, en 1841, dernière année du bail Brosson, *deux mille cinq cent soixante-treize.*

www.ingramcontent.com/pod-product-compliance
Ingram Content Group UK Ltd.
Pitfield, Milton Keynes, MK11 3LW, UK
UKHW021905260726
13966UKWH00006B/589

9 782012 888685